健康ライブラリー　イラスト版

PTSDとトラウマのすべてがわかる本

医療法人社団青山会
青木病院院長　飛鳥井 望［監修］

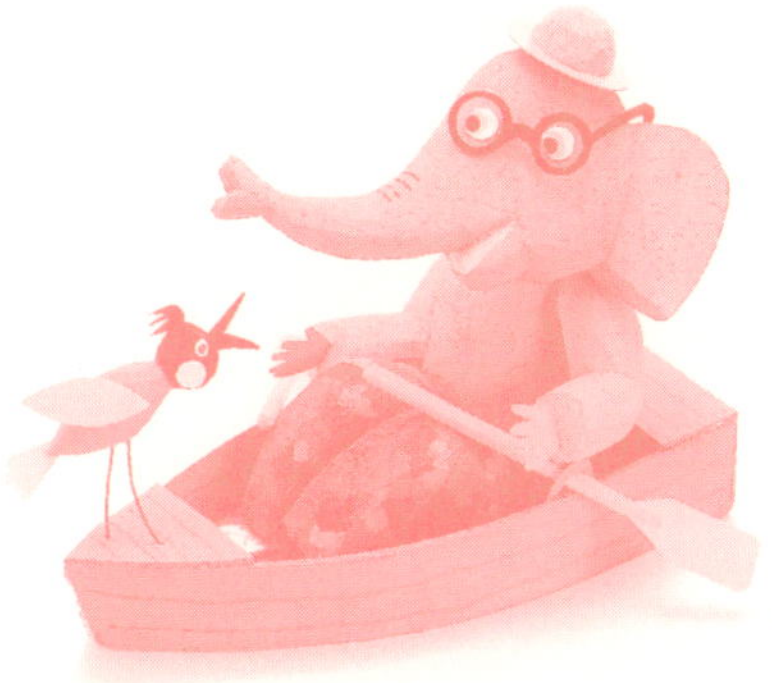

講談社

まえがき

阪神・淡路大震災や地下鉄サリン事件の被害者が心に深い傷を負い、特徴的なストレス反応を示したことをきっかけに、日本で、ＰＴＳＤ（心的外傷後《しんてきがいしょうご》ストレス障害《しょうがい》）やトラウマの研究がさかんにおこなわれるようになりました。

　新聞やテレビなどでも、トラウマの問題がとりあげられることが増え、いまでは多くの人が「ＰＴＳＤとはなにか」ということを、おおまかに理解しているのではないでしょうか。

　災害や事件、事故による甚大《じんだい》な被害は、人間の心にトラウマとなって残り、ＰＴＳＤ症状を引き起こします。

　ＰＴＳＤは、もとはアメリカで注目された考え方で、戦争体験の後遺症として研究されてきた概念です。それが日本で震災や事件にあった人にもみられることがわかり、日本でも研究されるようになったのです。

　ＰＴＳＤ、トラウマという概念は、このような経緯をへて日本社会に普及してきましたが、まだ理解は十分とはいえず、多くの誤解をともなっているようです。ＰＴＳＤ症状に苦しむ人が、周囲の誤解によって傷つき、二次的な被害を受けることも、けっして少なくありません。

　本書では、ＰＴＳＤとトラウマの基礎知識を、イラストや図を用いて、わかりやすく解説しています。随所に誤解しやすいポイントを併記してありますので、自分の理解が正しいかどうか、確認しながら読み進めることができます。

　近年は災害だけでなく、暴力や性暴力、重度の事故など、個々の事例からＰＴＳＤになる人が増え、誰もがトラウマの問題と無縁でいられなくなってきました。ぜひ本書を活用して、ＰＴＳＤやトラウマへの理解を深めてください。

※本書はＰＴＳＤの主な症状として「再体験」「回避・まひ」「過覚醒」を解説していますが、二〇一三年にアメリカ精神医学会の診断基準が改訂されて「ＤＳＭ‐５」となり、そこでは「回避・まひ」が「回避」と「認知と気分の陰性の変化」に分割されています。

医療法人社団青山会青木病院院長
飛鳥井 望

ＰＴＳＤとトラウマのすべてがわかる本

もくじ

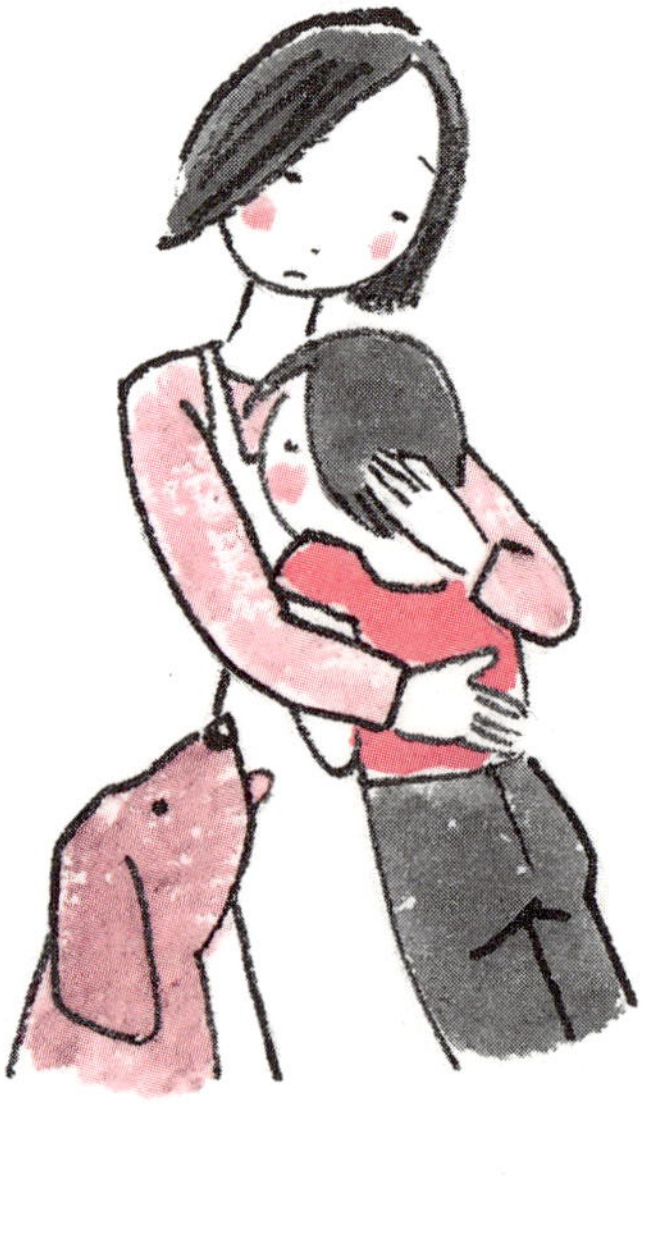

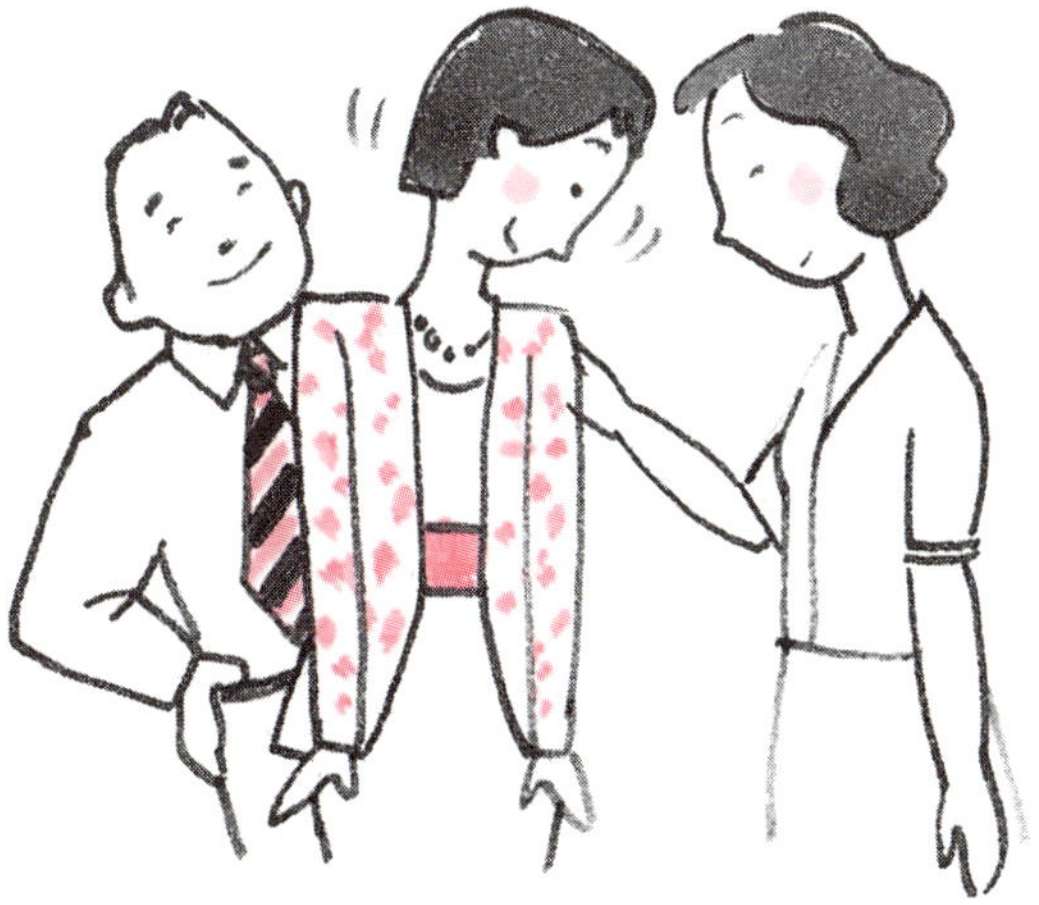

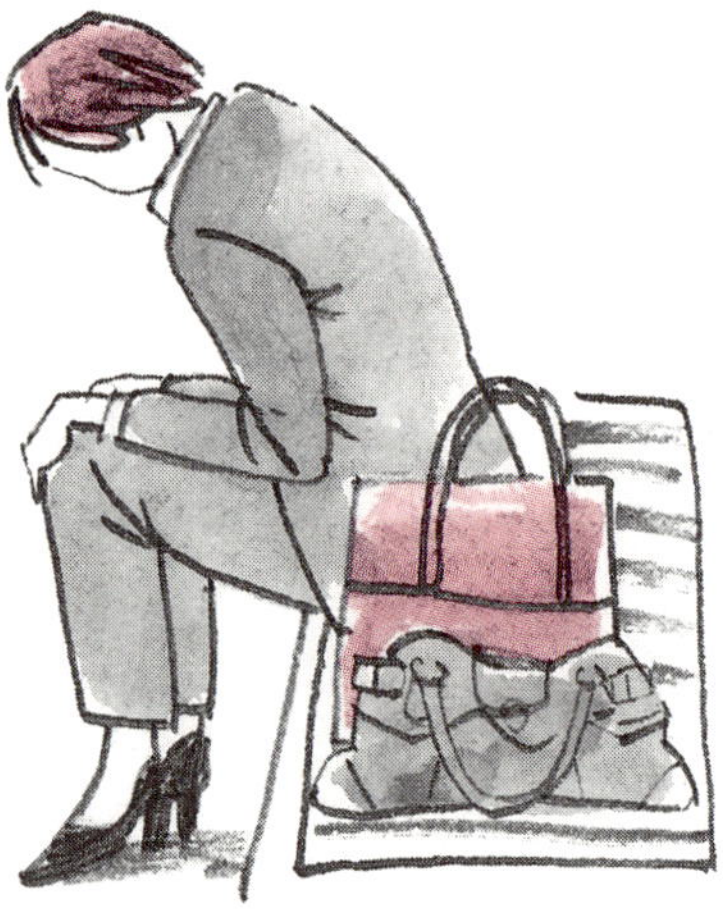

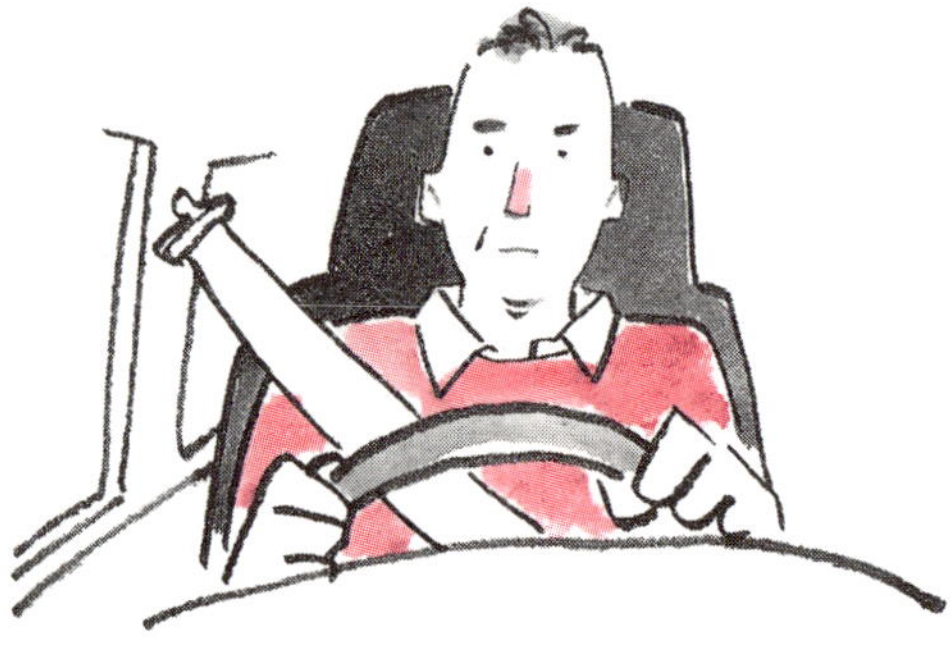

常識テスト

PTSD、トラウマを誤解していませんか？

事故や災害などの報道を通じて、ＰＴＳＤ、トラウマという言葉が、広く知られるようになりました。しかし、まだ多くの誤解があるようです。正しく理解できているかどうか、テストをしてみましょう。

1 災害が起きたら、現場では、できるだけ早くPTSDの治療をはじめるべき

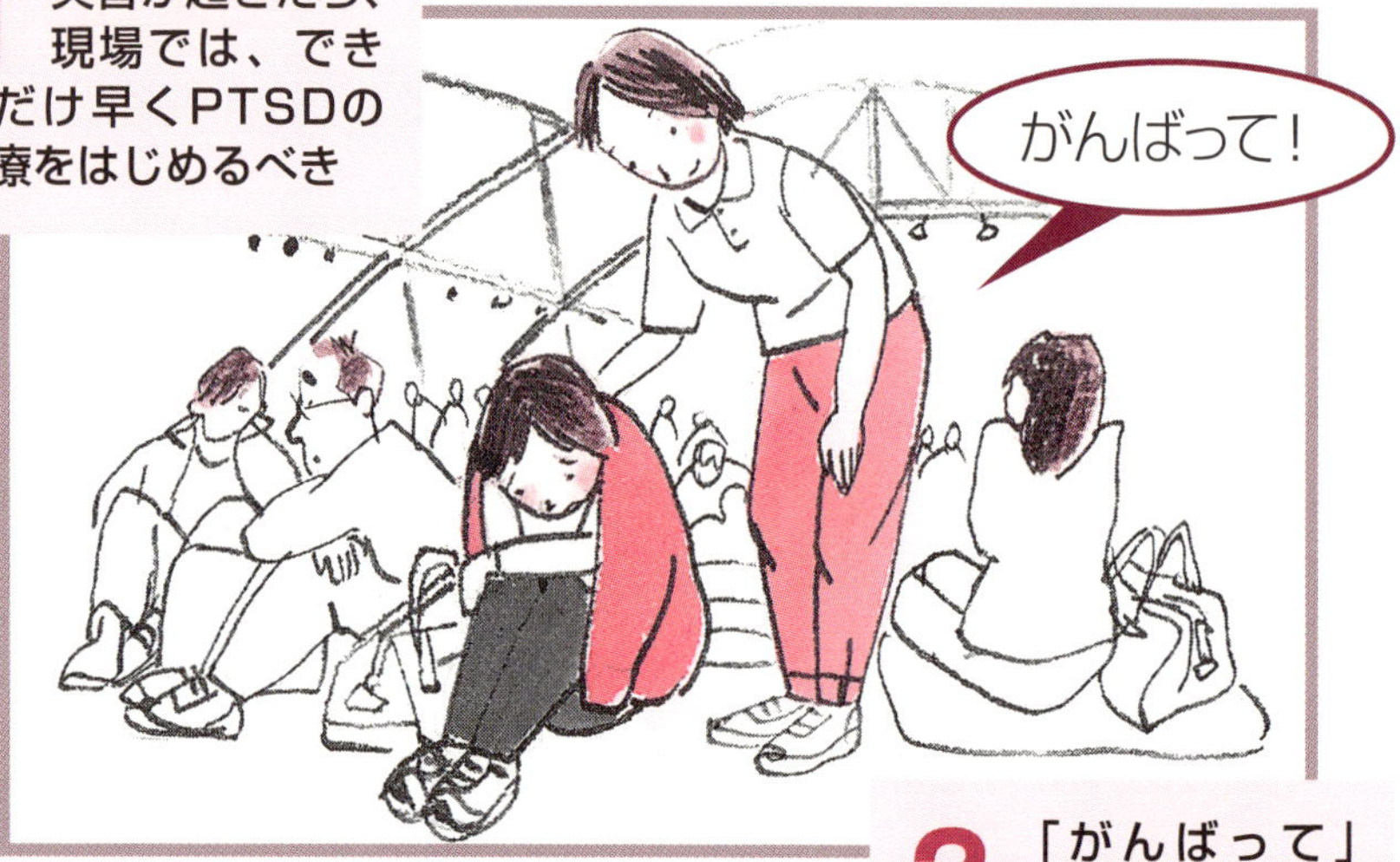
がんばって！

2 「がんばって」という励まし方では、被害者の心の負担となることがある

3 家族を亡くしたあと、連絡や葬儀をきちんとできるのは、精神的にタフな人

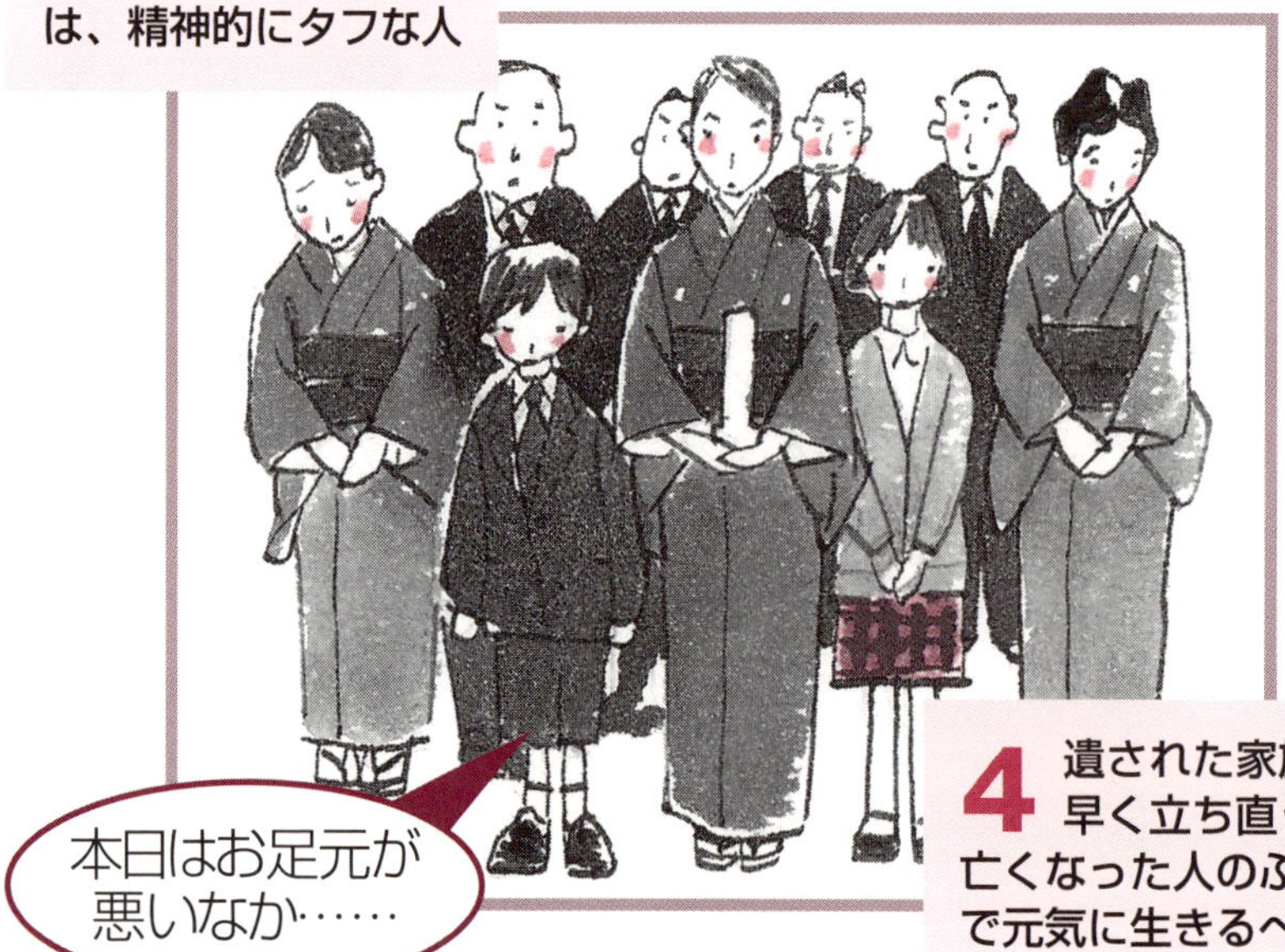
本日はお足元が悪いなか……

4 遺された家族は、早く立ち直って、亡くなった人のぶんまで元気に生きるべき

5 悪夢や不眠などのPTSD症状は、薬を飲むことによってやわらぐ場合もある

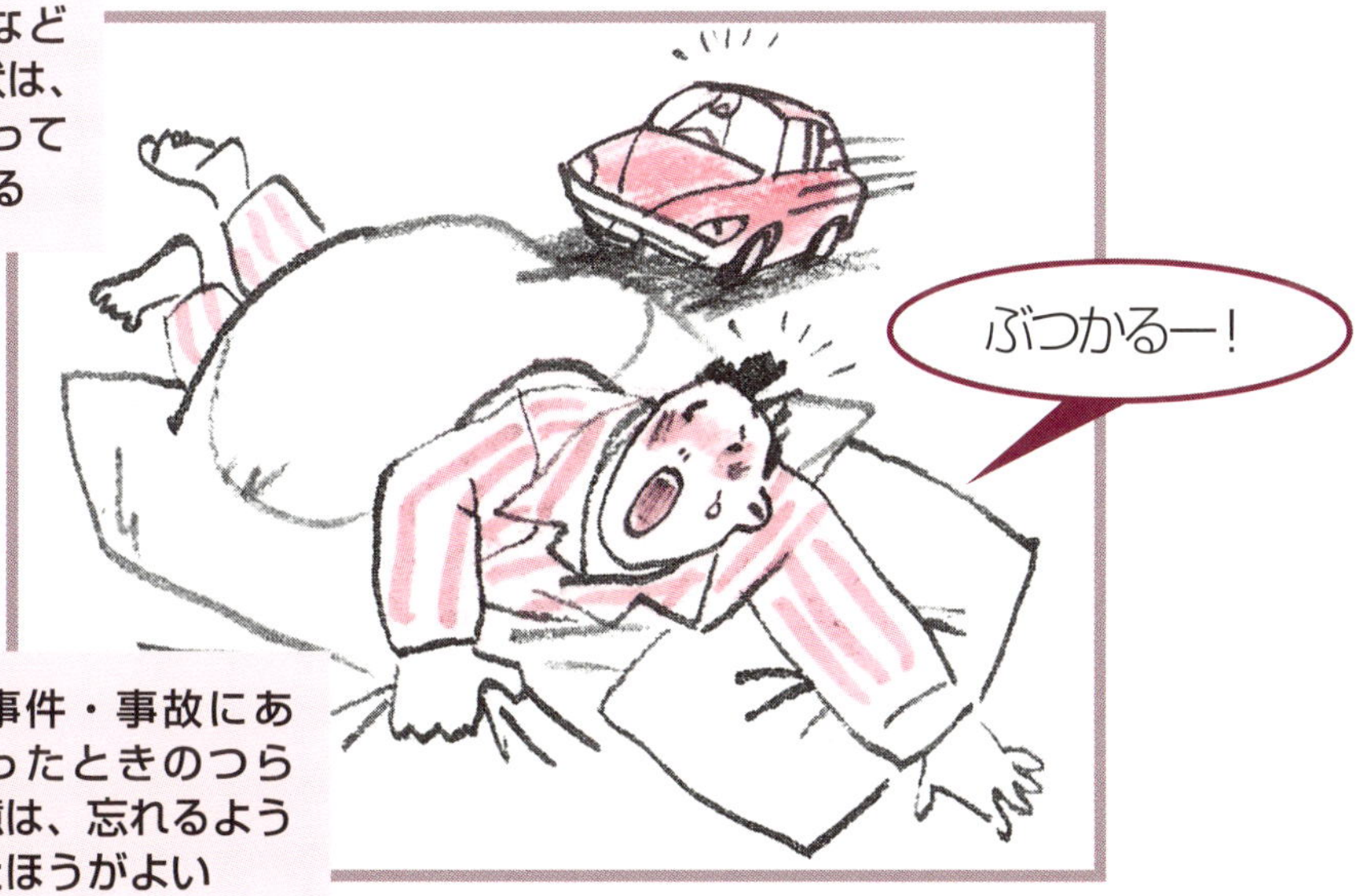
ぶつかるー！

6 事件・事故にあったときのつらい記憶は、忘れるようにしたほうがよい

7 ケガもしていないのに、暴力がトラウマとして残ることもある

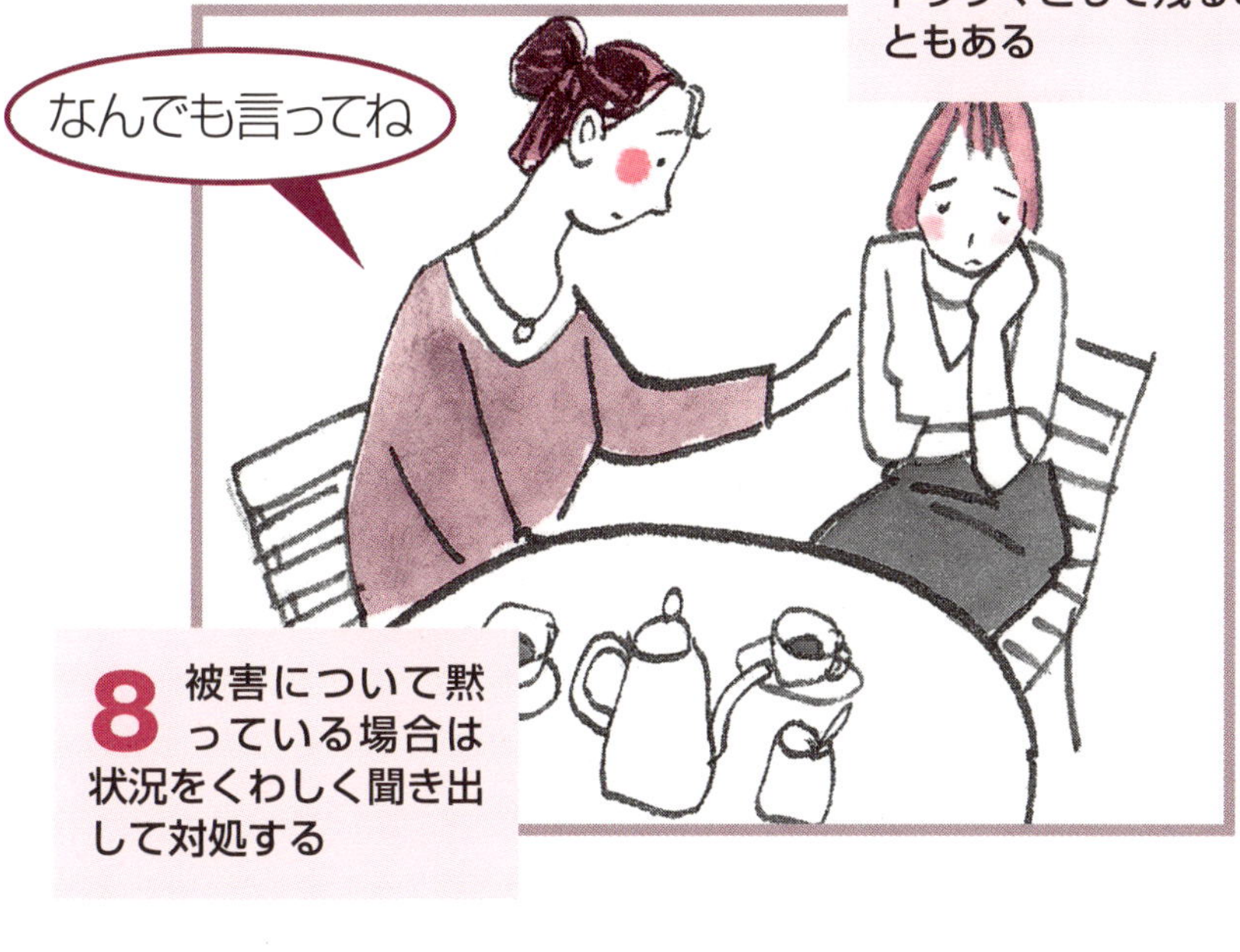
なんでも言ってね

8 被害について黙っている場合は状況をくわしく聞き出して対処する

1～8の記述について、あっているものには○、間違っているものには×をつけてください

1 □
2 □
3 □
4 □
5 □
6 □
7 □
8 □

←解答・解説は次のページ

解答・解説

トラウマによる心の傷は、そう簡単には癒えません。「根性がない」「負けないで」「もっとがんばって」などと言われるのは、被害者にとってはつらい要求です。まわりの人も被害者本人も、PTSDとトラウマを正しく理解して、対応をしていきましょう。

1 × PTSDは1ヵ月*たたないと診断できない

できるだけ早く現場にいって、支援をすることは大切です。しかし、災害の直後にPTSDと診断し、治療をすることはできません。→16ページ

2 ○ 「言われなくてもがんばっている」と反発されがち

災害に負けず、十分にがんばっている人には、それ以上「がんばる」ことはできません。それよりも「なにか困ったことは？」と、協力する姿勢を示しましょう。→84ページ

3 × 悲しみが強く、感情がまひしている場合も

作業を淡々とこなしていると、悲しみを乗り越えたのかと誤解されがちです。しかし、実際は逆。あまりにも悲しくて、感情がまひしているのです。→38ページ

4 × 立ち直るまでの早さは、人それぞれ

すぐに立ち直れたら理想的ですが、現実はそううまくはいかないものです。ゆっくりでも、自分のペースで、もとの生活に戻っていきましょう。→92ページ

5 ○ 抗うつ薬でPTSDの中核症状がやわらぐ

PTSDの主な症状である「中核症状」にはSSRIなどの抗うつ薬を使うと、症状緩和の効果が期待できます。精神療法と薬物療法を組みあわせた治療が効果的です。→60ページ

6 × 思い出すのは自然な反応、無理にふたをしないこと

ふとしたことで事件を思い出したり、夢にみたりするのは、人間として当然の反応です。トラウマ体験は、なかなか忘れられないものなのです。→30ページ

7 ○ 小さな事件・事故もトラウマのもとになる

まわりからみて小さな被害でも、本人には不快な体験となり、心の傷となることがあります。家庭内暴力がトラウマになる場合もあるのです。→22ページ

8 × 対話や相談の仕方はケースバイケース

なんでもこまかく聞き出せばよいとはかぎりません。事件・事故のことを話したがらない人もいます。被害者の心理状態によって、対応は異なります。→86ページ

＊1ヵ月はアメリカ精神医学会の基準。WHOの基準では期間が限定されていない。日本の専門家の間では、おおむねアメリカの基準が使われている。

1

PTSD、トラウマとは

大きな災害や事件にあうと、精神的にダメージを受けます。
なかでも傷が深い人は、PTSDなどのストレス反応におそわれ、
当時の恐怖を何度も思い出し、苦しみます。
トラウマによる症状は、日常の不安・恐怖とは違って、
医学的な治療を必要とする心理状態です。
日常の不安や恐怖とどのように違うのか、知ってください。

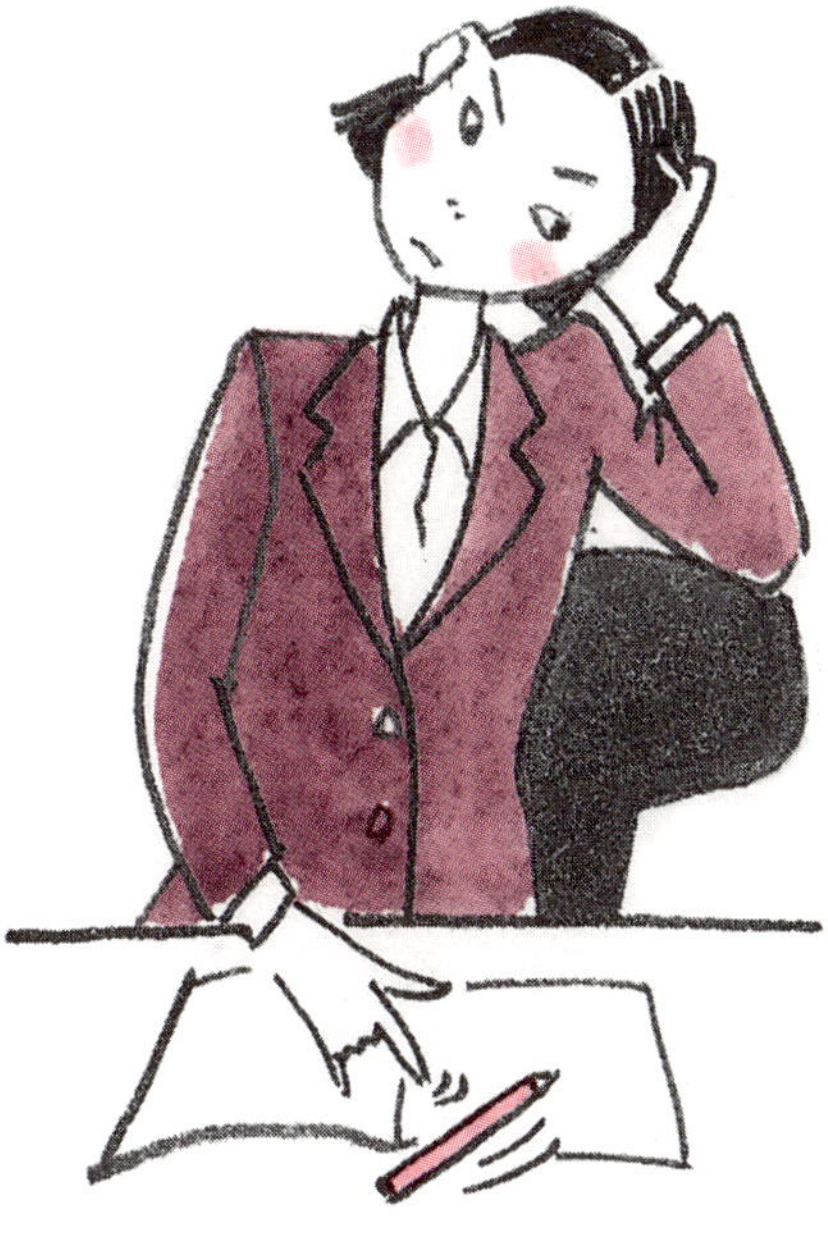

トラウマとは

日常の不安と「トラウマ」の違い

トラウマとは、簡単にいうと心の傷のことです。不安や恐怖などの一時的な感情と違って、心に傷がつき、それが残り続けることをいいます。

トラウマによる影響は長く続く

日常の不安とトラウマの最大の違いは、トラウマは時間がたっても消えないということです。不安はときとともに薄れますが、トラウマはそうではありません。

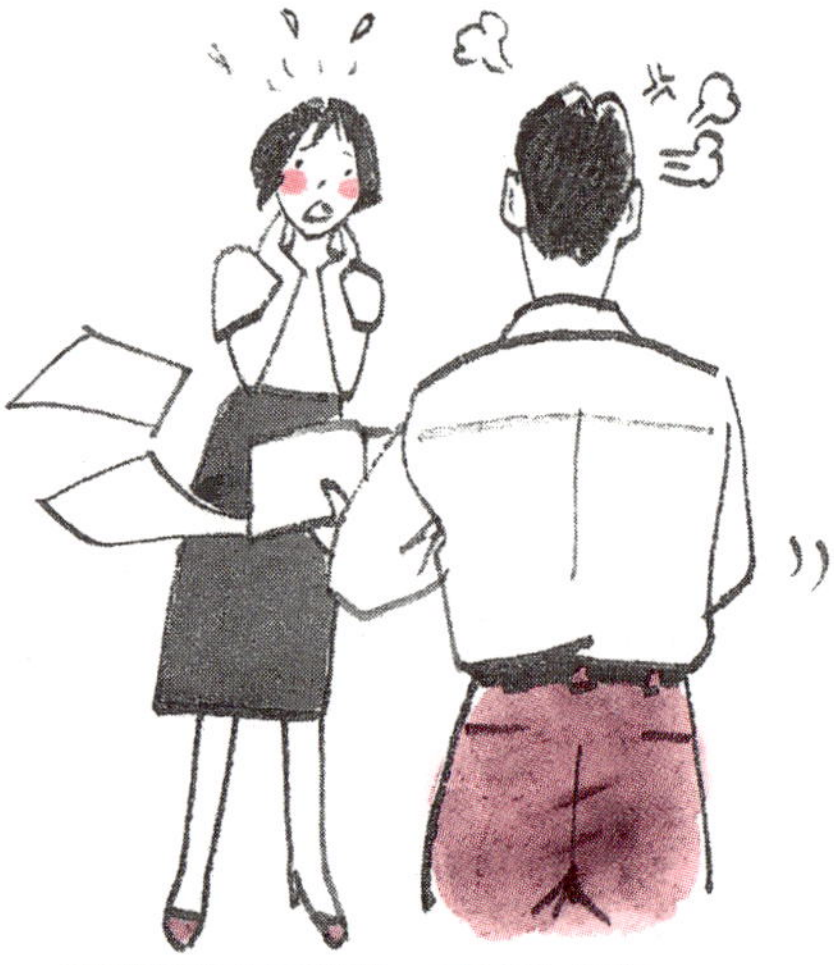

重要な仕事で失敗。不安や後悔、自分への憤りなどを感じる

事件・事故

不安・恐怖

通常の感情。心の一時的な変化であり、医学的な治療を必要としない

- 上司にしかられてこわい
- 仕事がなかなか終わらず不安

不安もトラウマも事件の直後から心に変化が出るという点では共通している

トラウマ

なんらかの出来事によって引き起こされる心の傷。医学的な治療を必要とする

- 災害や事故にあい、強い恐怖におそわれた
- 突然に暴行され、身の危険を感じた

大切なものが入ったカバンをひったくられた！　ショックが大きい

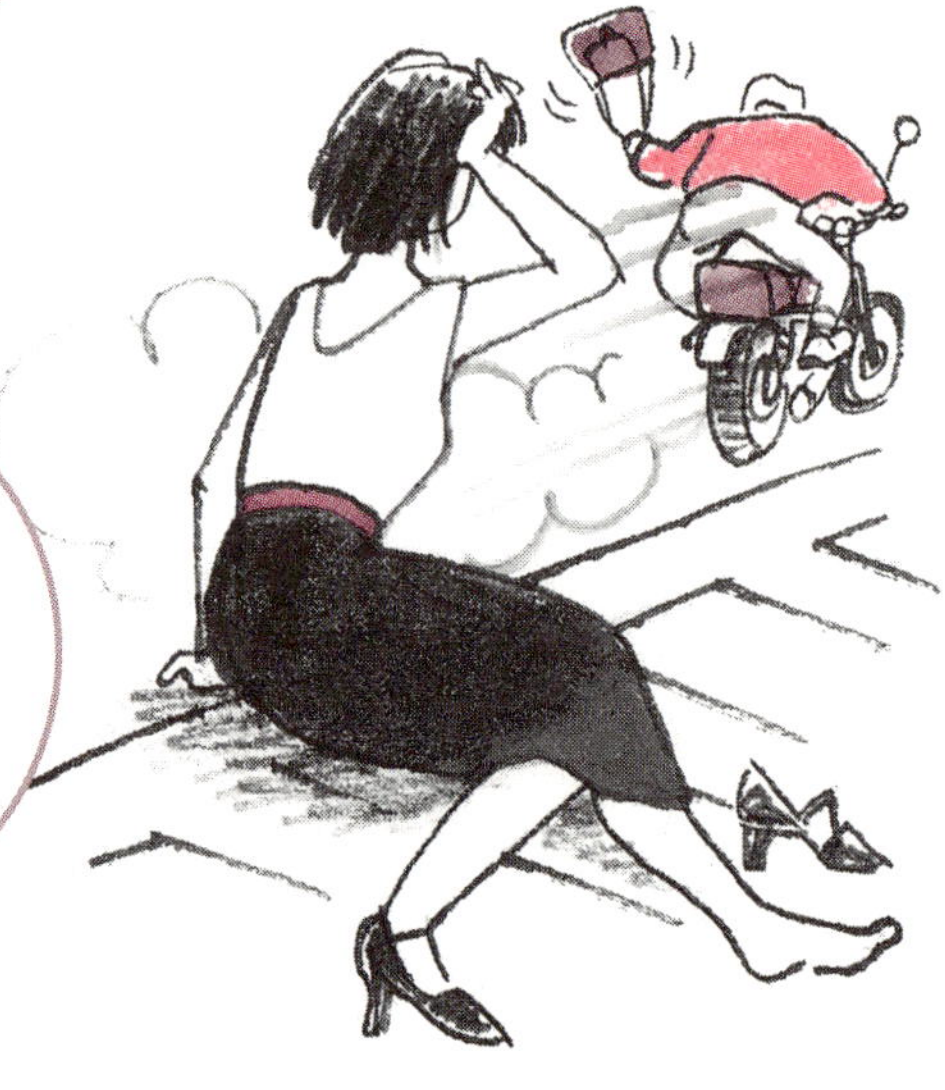

最近では気軽に使う言葉だが

トラウマという言葉は、日常でもよく使われます。たとえば、仕事での失敗を指して「あの一件がトラウマになっちゃって」などと言うことがあります。

この場合、トラウマは苦い思い出や、不快な体験を意味する言葉として使われています。確かに、トラウマにはそのような意味あいもあります。しかし、それはトラウマの一面にすぎません。

医学的な意味のトラウマはかなり深刻な状態

精神医学用語として使われるトラウマは、もっと深刻な状態のことを指しています。

事件や事故などにあってから何ヵ月も経過しているのに、その記憶を何度も思い出し、苦しみ続けている状態です。

その出来事への恐怖を克服できていないため、笑い話にすることはできません。

トラウマはほうっておけない

不安や恐怖は、一時的には強いストレスとなりますが、時間がたてば弱まり、気にならなくなるものです。いっぽうトラウマは、時間が解決してくれるというわけにはいきません。

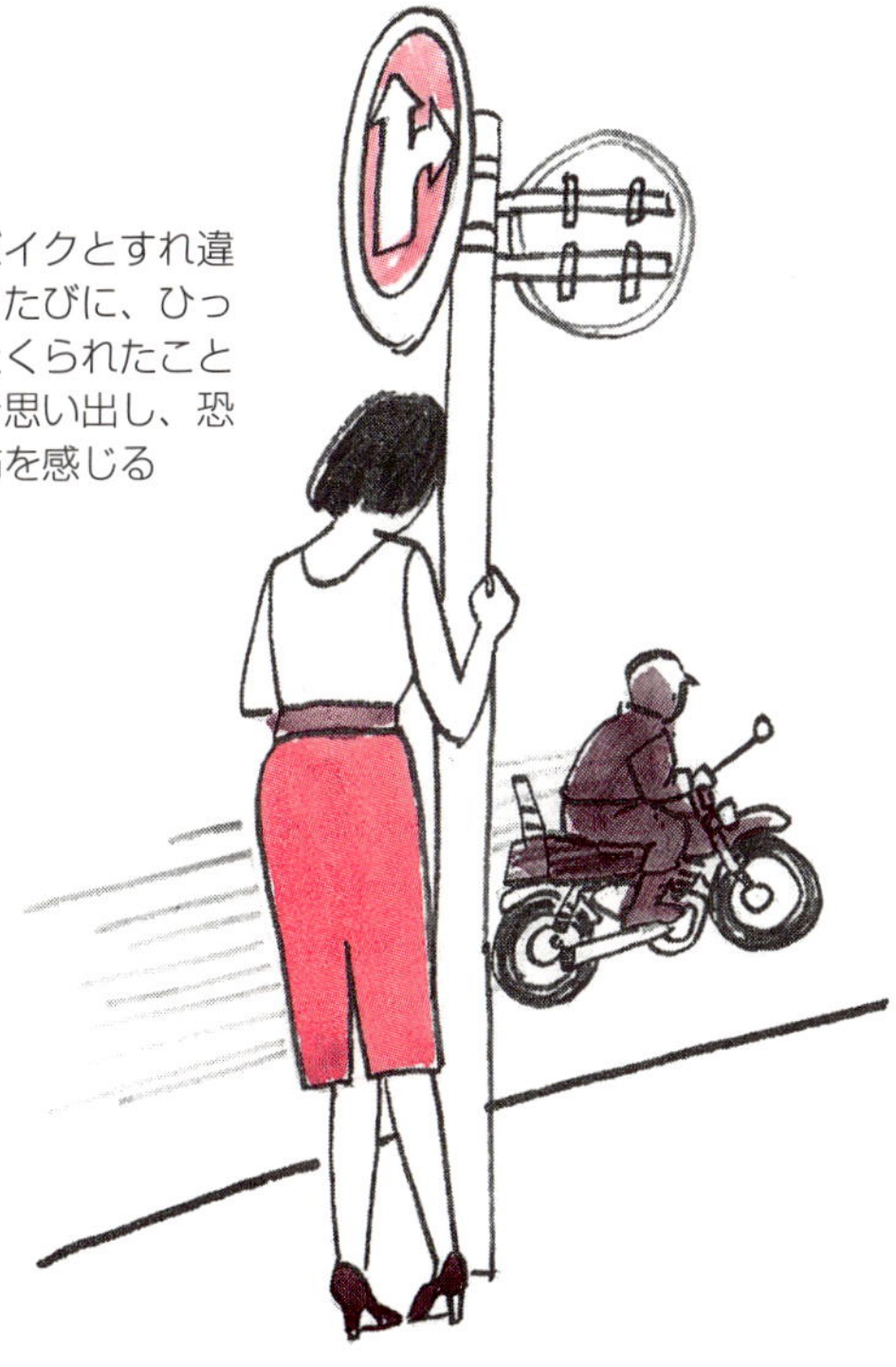

バイクとすれ違うたびに、ひったくられたことを思い出し、恐怖を感じる

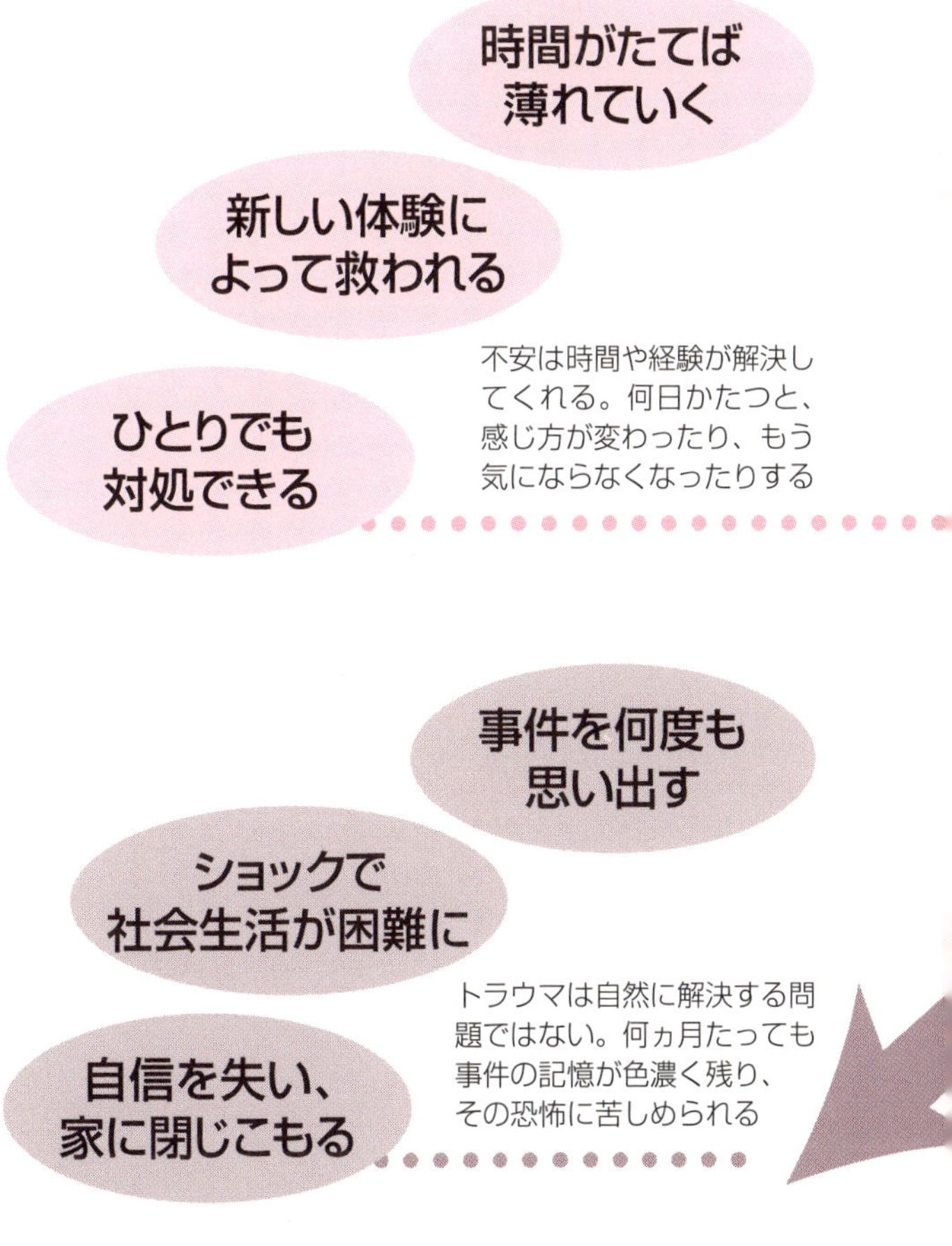
時間がたてば薄れていく
新しい体験によって救われる
ひとりでも対処できる
不安は時間や経験が解決してくれる。何日かたつと、感じ方が変わったり、もう気にならなくなったりする
事件を何度も思い出す
ショックで社会生活が困難に
自信を失い、家に閉じこもる
トラウマは自然に解決する問題ではない。何ヵ月たっても事件の記憶が色濃く残り、その恐怖に苦しめられる

トラウマの受け止め方には個人差がある

大きな自然災害が起きたとき、トラウマによる症状が出る人と、そうでない人がいます。体験の受け止め方は人それぞれに違うからです。

同じ事故でも人によって経過が違う

トラウマによって引き起こされる症状には、個人差があります。地震や火事などが起きて、多くの人が同じ被害にあったときに、その違いが顕著《けんちょ》になります。

まったく同じ状況を経験したはずなのに、症状が強く出る人、あまり影響を受けない人など、その後の経過はさまざまなのです。

これは、各個人の性格や生活環境などの違いによってうまれる差だと考えられています。

この個人差を理解しないと、トラウマ被害への対応が画一的になってしまいます。事故の規模だけにとらわれず、個々の状況もよくみて対応することが大切です。

症状が出ない人もいる

大きな災害や事故にあった人が、必ずしも全員トラウマに悩むというわけではありません。被害を受けても症状が出ず、それまでと変わらない生活をできる人もいます。

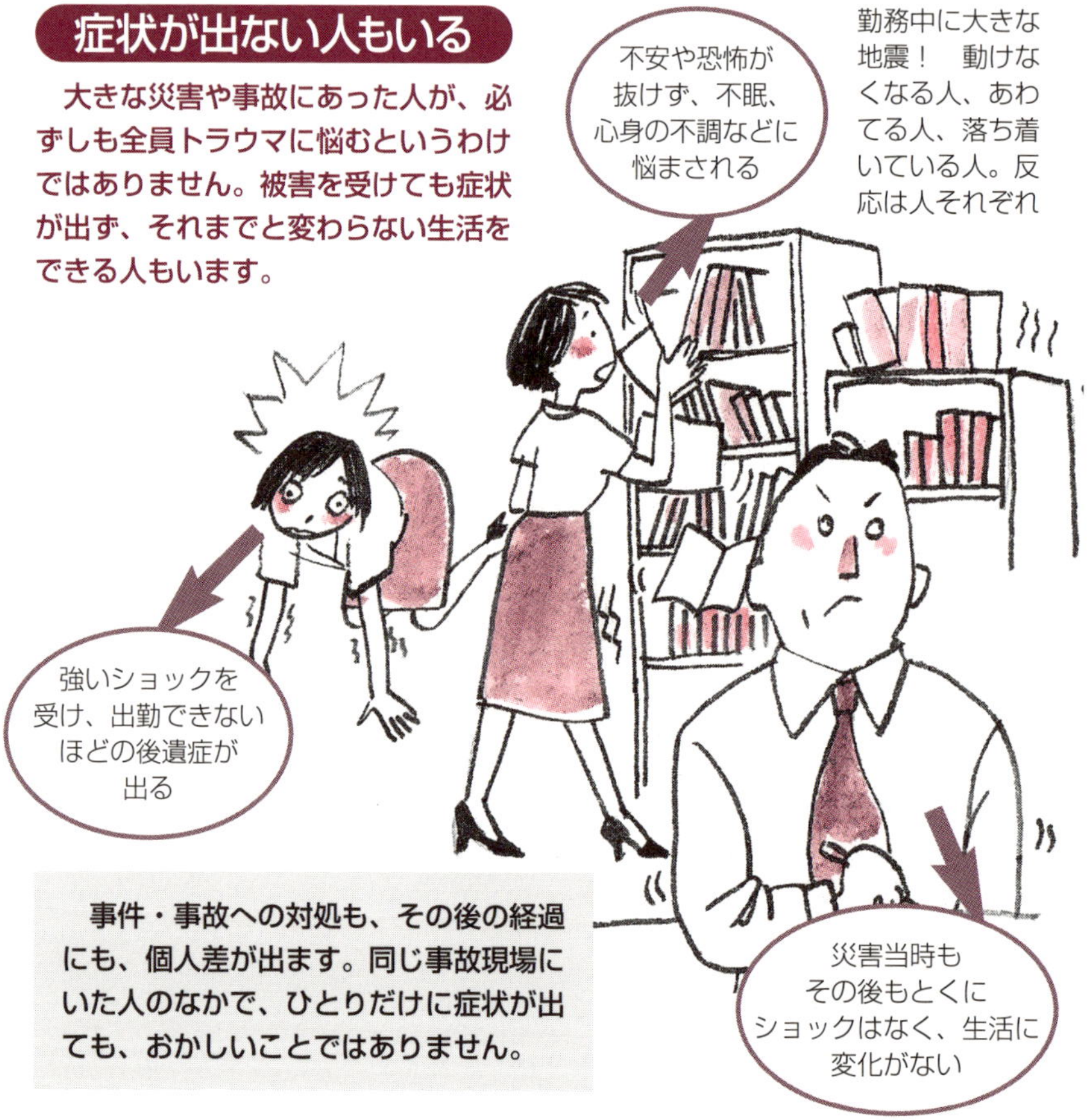
勤務中に大きな地震！ 動けなくなる人、あわてる人、落ち着いている人。反応は人それぞれ
不安や恐怖が抜けず、不眠、心身の不調などに悩まされる
強いショックを受け、出勤できないほどの後遺症が出る
災害当時もその後もとくにショックはなく、生活に変化がない

事件・事故への対処も、その後の経過にも、個人差が出ます。同じ事故現場にいた人のなかで、ひとりだけに症状が出ても、おかしいことではありません。

被害が軽くても、症状が出る人には出る

症状が出ない被災者がいる一方で、被災していないのに症状が出るという人がいます。心配や責任感がつのり、苦しむ人です。PTSD、トラウマは複雑な問題なのです。

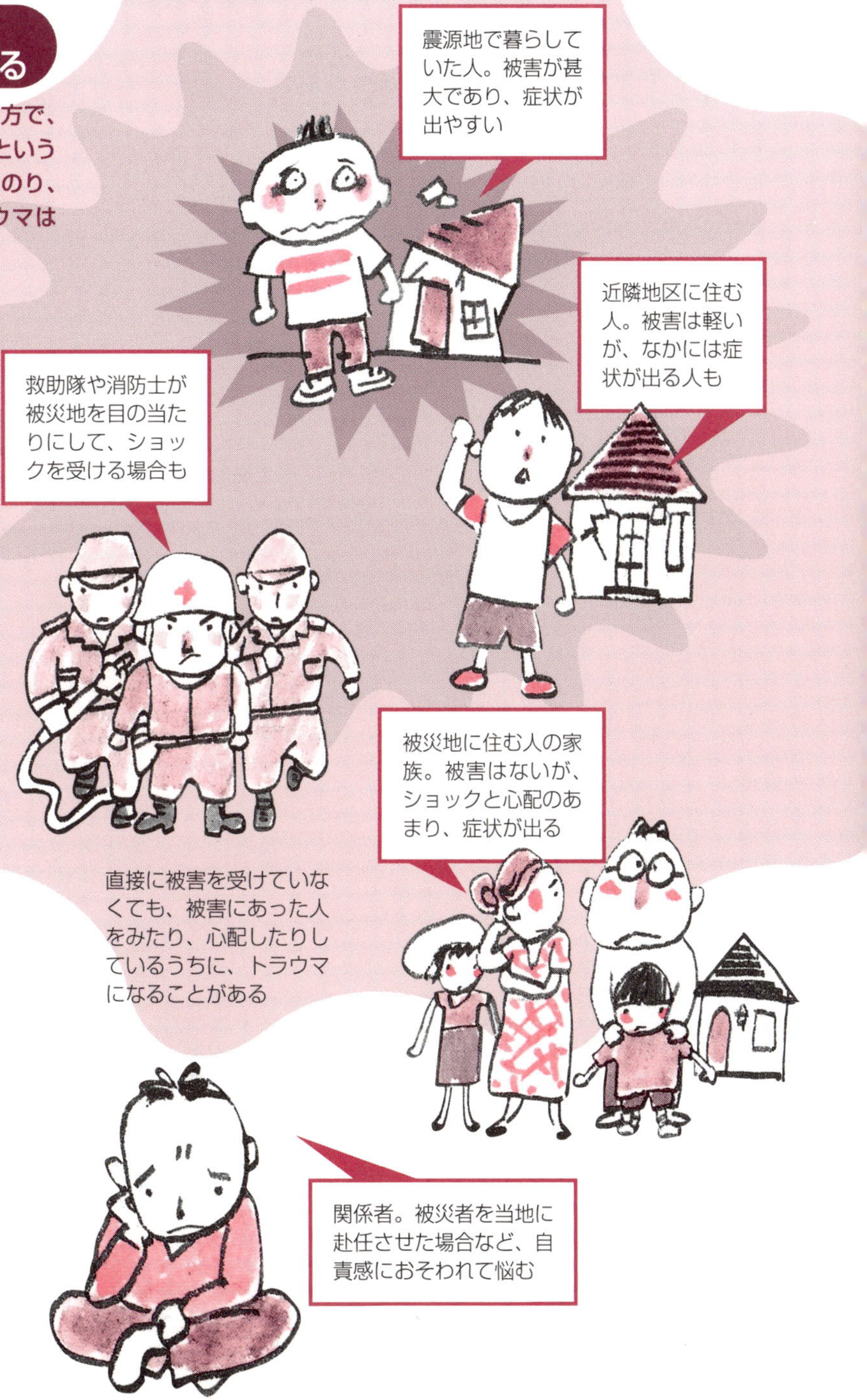
震源地で暮らしていた人。被害が甚大であり、症状が出やすい
近隣地区に住む人。被害は軽いが、なかには症状が出る人も
救助隊や消防士が被災地を目の当たりにして、ショックを受ける場合も
被災地に住む人の家族。被害はないが、ショックと心配のあまり、症状が出る
直接に被害を受けていなくても、被害にあった人をみたり、心配したりしているうちに、トラウマになることがある
関係者。被災者を当地に赴任させた場合など、自責感におそわれて悩む

打たれ強い人も、トラウマに悩まされる

トラウマの受け止め方の個人差には、性格や考え方など、個人のもつ要素と、出来事そのものの規模と、両方が関係しています。戦争や大震災など、被害が甚大である場合には、ほとんどの被害者になんらかの影響があります。性格は個人差にかかわるひとつの要素であり、すべてではないということです。

どんなに打たれ強い人でも、トラウマに悩むことはあります。先入観をもたずに対応しましょう。

トラウマ反応

さまざまな反応があり、その一部がPTSDに

トラウマによって引き起こされる変化を「トラウマ反応」と言います。そのなかの一部が「ＰＴＳＤ症状」と診断されます。

生活全般に小さな変化がたくさん起きる

トラウマ体験の衝撃は、さまざまな形で現れます。身体症状やＰＴＳＤ症状など、気づきやすい変化もありますが、考え方の変節や解離《かいり》症状のように、目立たない変化も生じます。こうした変化を「トラウマ反応」と呼びます。

トラウマ反応の全体像を、知っておいてください。心理面や生活面の変化はみすごしやすく、対応が遅れて、トラウマ反応を悪化させてしまうことがあります。

被害を受けた本人も、周囲の人も、トラウマがどのような影響をおよぼすか、理解しておくことが必要なのです。

社会生活面

本人が人付き合いを嫌がること、周囲が態度を変えることによって、人間関係に変化が出る。お互いに話しづらくなり、疎遠《そえん》になることも

心の病気の症状

ASD（急性ストレス障害）やPTSDを発症せず、そのほかの心の病気にかかる人もいる。トラウマ体験はさまざまな病気の原因となる

- ●うつ病
- ●不安障害
- ●アルコール依存

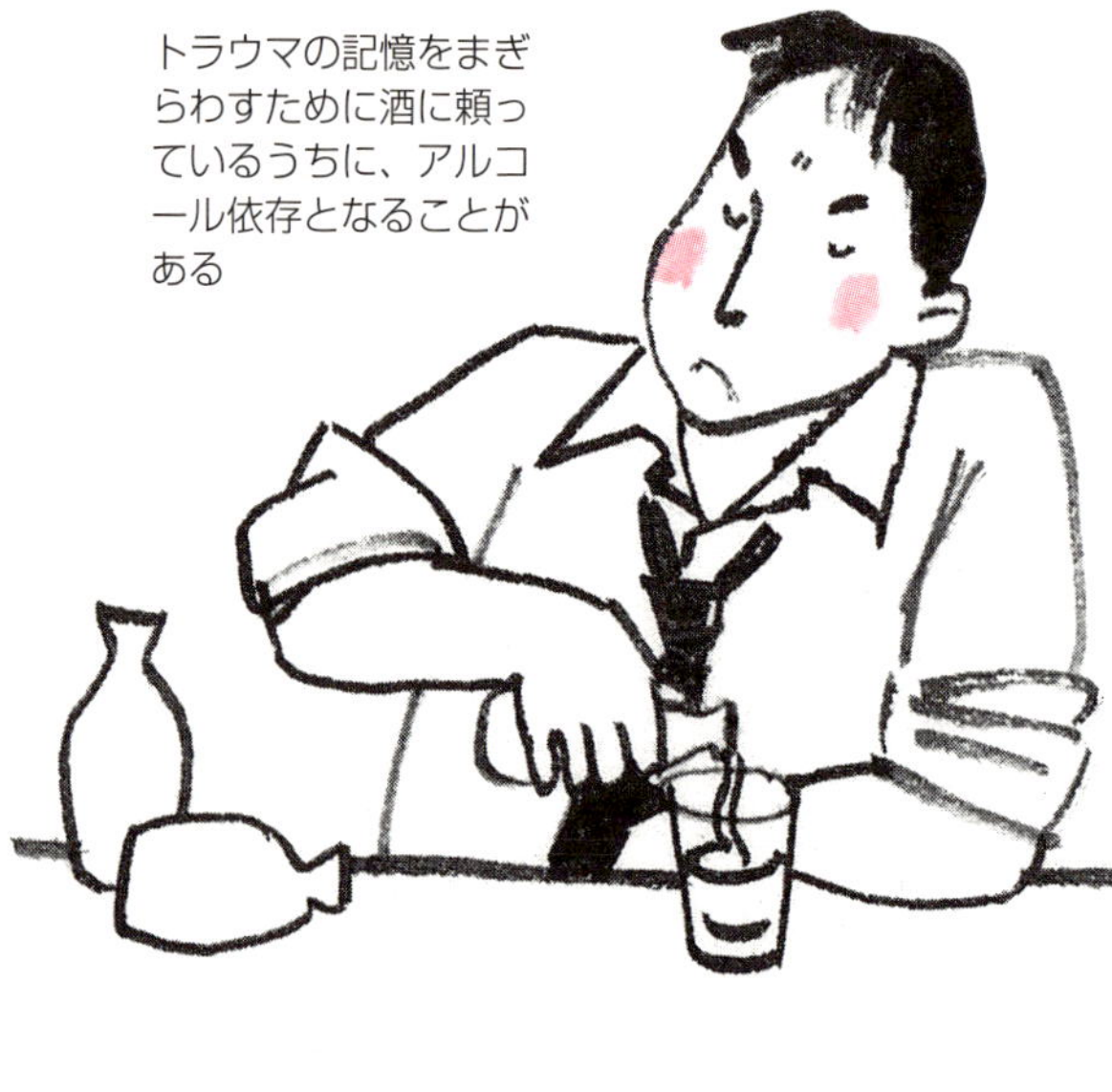

トラウマの記憶をまぎらわすために酒に頼っているうちに、アルコール依存となることがある

トラウマ反応

身体面

体験後も強い不安を感じ続けるため、その影響が心身症として現れる。不眠、食欲不振、動悸《どうき》、体の痛み、原因不明の発熱、手足のふるえなど

心理面

人生観が変わり、否定的な感情をもつようになる。抑うつ気分、無力感、罪悪感などをいだきやすく、また、情緒不安定にもなる

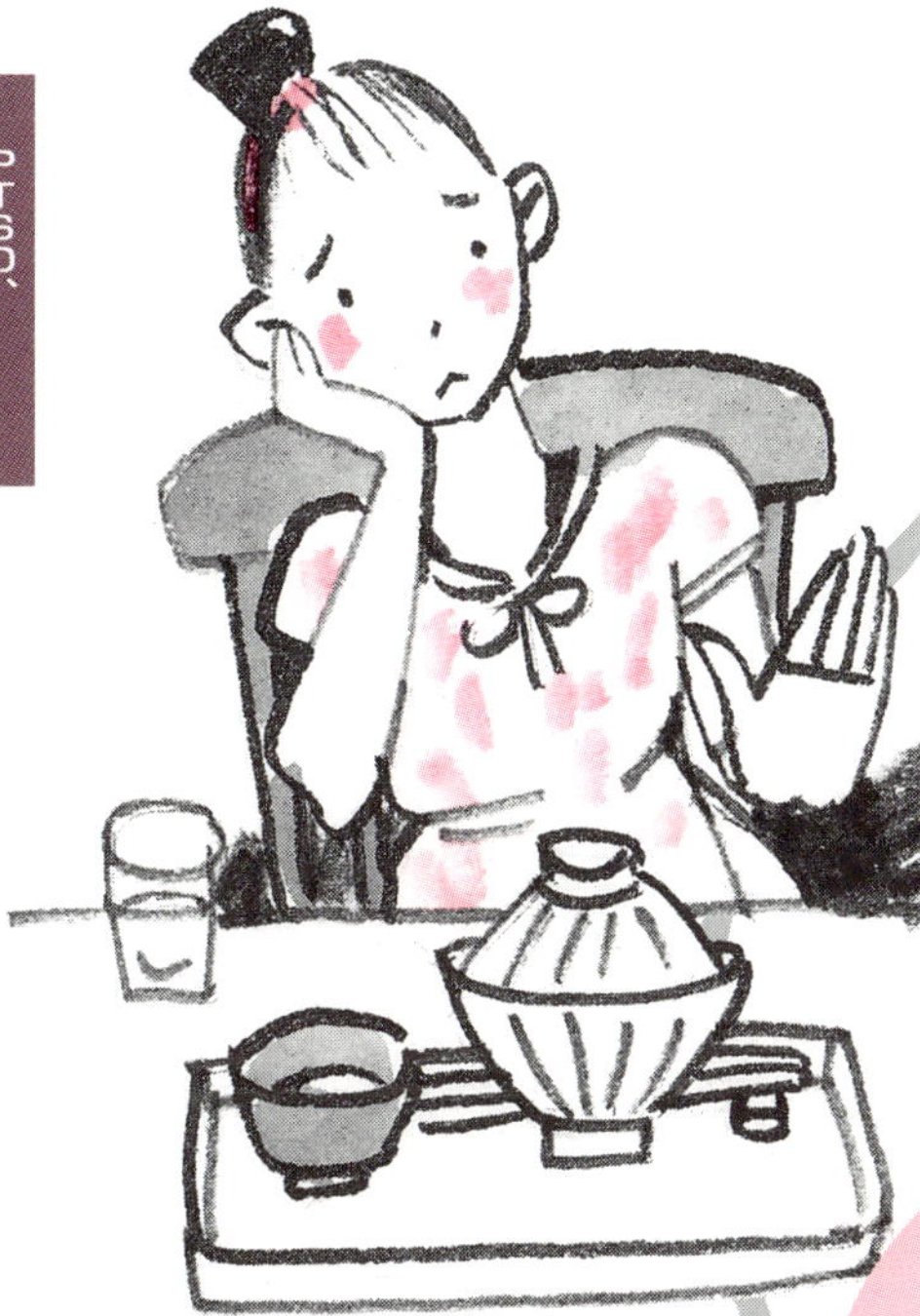

家にこもりがちになり、食欲が落ちてしまう

ASD症状

（18ページ参照）

現実感を失い、事件・事故を他人事のように感じる。そのため、周囲からは「意外と元気」などと誤解され、支えをえられない

●解離症状

●PTSDと同じ症状

PTSD症状

（16ページ参照）

事件・事故のあとも、当時の記憶にとらわれて苦しむ。PTSDには主に3つの症状があるが、その一部だけが生じる人もいる

●再体験　●回避・まひ

●過覚醒

ASDは、PTSD症状に加えて、解離症状もみられる

心身両面、社会生活面に変化が起きる

トラウマが引き起こす変化は、PTSDだけではありません。ほかにも、心身に負担がかかり、生活にも変化が現れます。

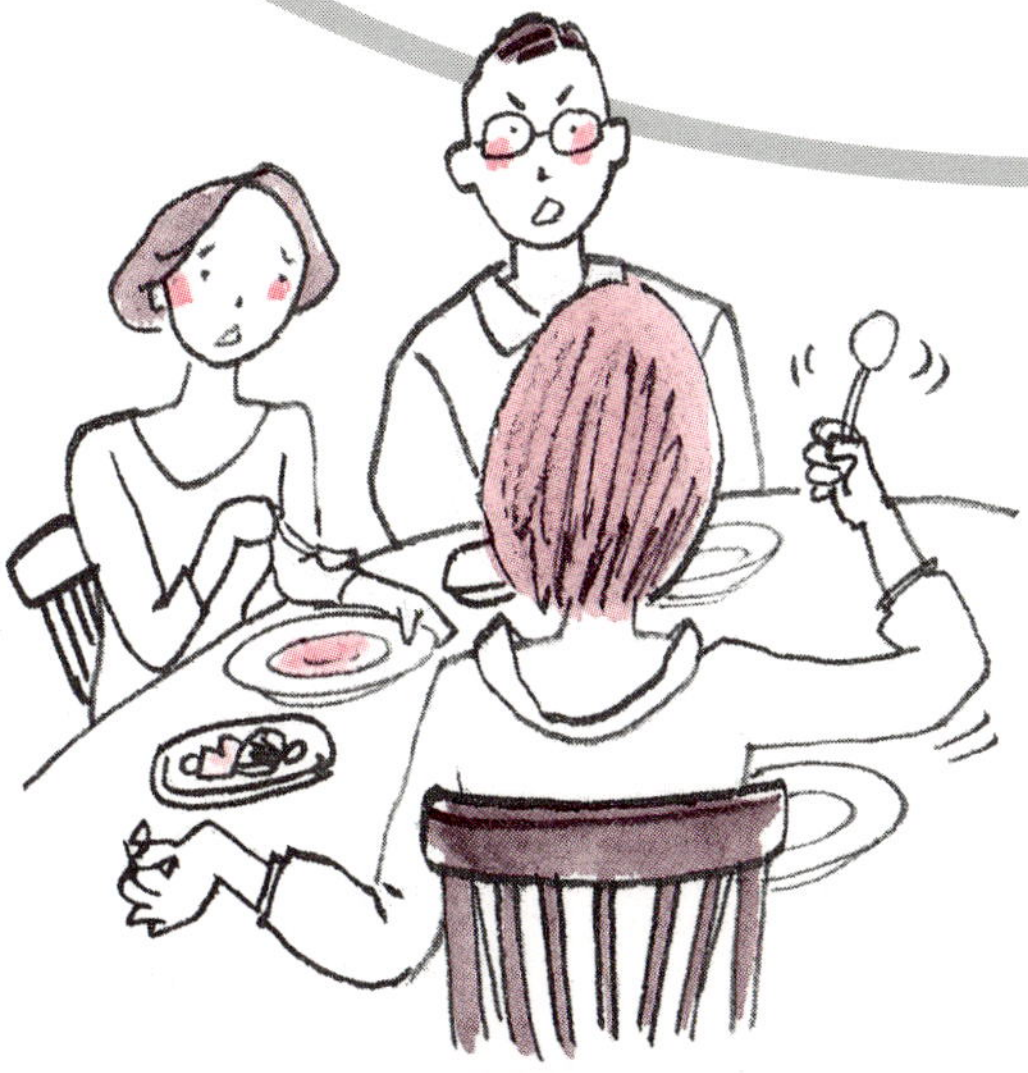

人を信じられなくなり、小さなことでイライラ。家族にもあたってしまう

PTSD

一ヵ月以上続く「心的外傷後ストレス障害」

トラウマによる反応のうち、もっとも特徴的なものがPTSD症状です。トラウマ体験の恐怖や不安がずっと抜けず、日常生活が困難になっていきます。

一ヵ月以上続いてはじめて診断にいたる

トラウマの被害として、一般によく知られているのは、PTSDでしょう。PTSDは、心的外傷後ストレス障害という病気です。災害や事件などにあって、その体験がトラウマとなり、生活に支障が出ている状態を指します。

ただ、こうした基礎知識は普及しているのですが、PTSDが体験後一ヵ月以上経過して、はじめて診断されるということは、あまり広く知られていないようです。

テレビや新聞で「災害の直後にPTSDになった」と報道されることがありますが、これは誤りです。PTSDはトラウマ反応がなかなか消えずに苦しむことです。

PTSDは長く続く症状

災害や事故にあって心に傷を負うことは、誰にでもあります。その傷が深く、また長い間続く場合に、PTSDと診断されます。

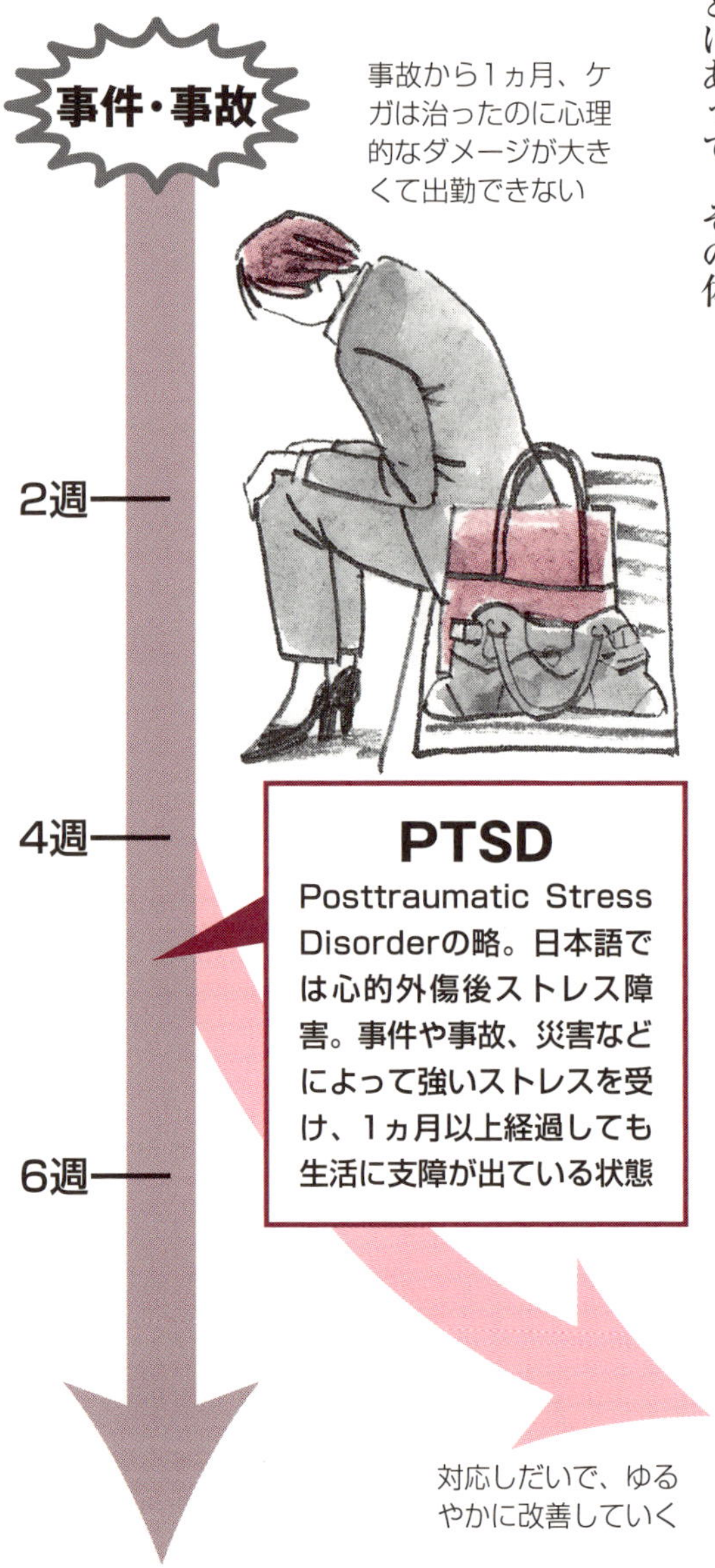

事件・事故
事故から1ヵ月、ケガは治ったのに心理的なダメージが大きくて出勤できない
2週
4週
6週
PTSD
Posttraumatic Stress Disorderの略。日本語では心的外傷後ストレス障害。事件や事故、災害などによって強いストレスを受け、1ヵ月以上経過しても生活に支障が出ている状態
対応しだいで、ゆるやかに改善していく

PTSDの診断基準

A. その人は、以下の2つがともに認められる外傷的な出来事に暴露されたことがある。
(1) 実際にまたは危うく死ぬまたは重症を負うような出来事を、1度または数度、あるいは自分または他人の身体の保全に迫る危険を、その人が体験し、目撃し、または直面した。
(2) その人の反応は強い恐怖、無力感または戦慄に関するものである。注：子供の場合はむしろ、まとまりのないまたは興奮した行動によって表現されることがある。
B. 外傷的な出来事が、以下の1つ（またはそれ以上）の形で再体験され続けている。
(1) 出来事の反復的、侵入的、かつ苦痛な想起で、それは心像、思考、または知覚を含む。注：小さい子供の場合、外傷の主題または側面を表現する遊びを繰り返すことがある。
(2) 出来事についての反復的で苦痛な夢。注：子供の場合は、はっきりとした内容のない恐ろしい夢であることがある。
(3) 外傷的な出来事が再び起こっているかのように行動したり、感じたりする（その体験を再体験する感覚、錯覚、幻覚、および解離性フラッシュバックのエピソードを含む、また、覚醒時または中毒時に起こるものを含む）。注：小さい子供の場合、外傷特異的なことの再演が行われることがある。
(4) 外傷的出来事の1つの側面を象徴し、または類似している内的または外的きっかけに暴露された場合に生じる、強い心理的苦痛。
(5) 外傷的出来事の1つの側面を象徴し、または類似している内的または外的きっかけに暴露された場合の生理学的反応性。
C. 以下の3つ（またはそれ以上）によって示される、（外傷以前には存在していなかった）外傷と関連した刺激の持続的回避と、全般的反応性の麻痺：
(1) 外傷と関連した思考、感情、または会話を回避しようとする努力
(2) 外傷を想起させる活動、場所または人物を避けようとする努力
(3) 外傷の重要な側面の想起不能
(4) 重要な活動への関心または参加の著しい減退
(5) 他の人から孤立している、または疎遠になっているという感覚
(6) 感情の範囲の縮小（例：愛の感情をもつことができない）
(7) 未来が短縮した感覚（例：仕事、結婚、子供、または正常な寿命を期待しない）
D. （外傷以前には存在していなかった）持続的な覚醒亢進症状で、以下の2つ（またはそれ以上）によって示される。
(1) 入眠、または睡眠維持の困難　(2) いらだたしさまたは怒りの爆発
(3) 集中困難　(4) 過度の警戒心　(5) 過剰な驚愕反応
E. 障害（基準B、C、およびDの症状）の持続期間が1ヵ月以上。
F. 障害は、臨床上著しい苦痛、または社会的、職業的、または他の重要な領域における機能の障害を引き起こしている。

髙橋三郎、大野裕、染矢俊幸訳『DSM-Ⅳ-TR 精神疾患の分類と診断の手引』（医学書院）より

主に3つの特徴がある

アメリカ精神医学会による診断基準では、PTSDの中核症状は主に3つにわかれています。3つすべてが1ヵ月以上続く場合に、PTSDと診断されます。

再体験
（診断基準のB）

トラウマ体験を思い出す。
似たような状況におかれたとき、
不安や恐怖を感じる
（30ページ参照）

回避・まひ
（診断基準のC）

体験を思わせるもの、状況、
場所、人などをさける。体験の
ことを思い出そうとしない
（34ページ参照）

過覚醒
（診断基準のD）

小さなことを気にするように
なり、なんでもないことで
驚いたり、怒ったりする
（36ページ参照）

対応　事件後の変化を自覚する

事件後に自分の身に起きた変化のなかに、PTSD症状があります。どのような変化があるか自覚して、そこを改善していくことが、適切な対応です。

- 心身や生活の変化を知る
- 変化した部分を元に戻す

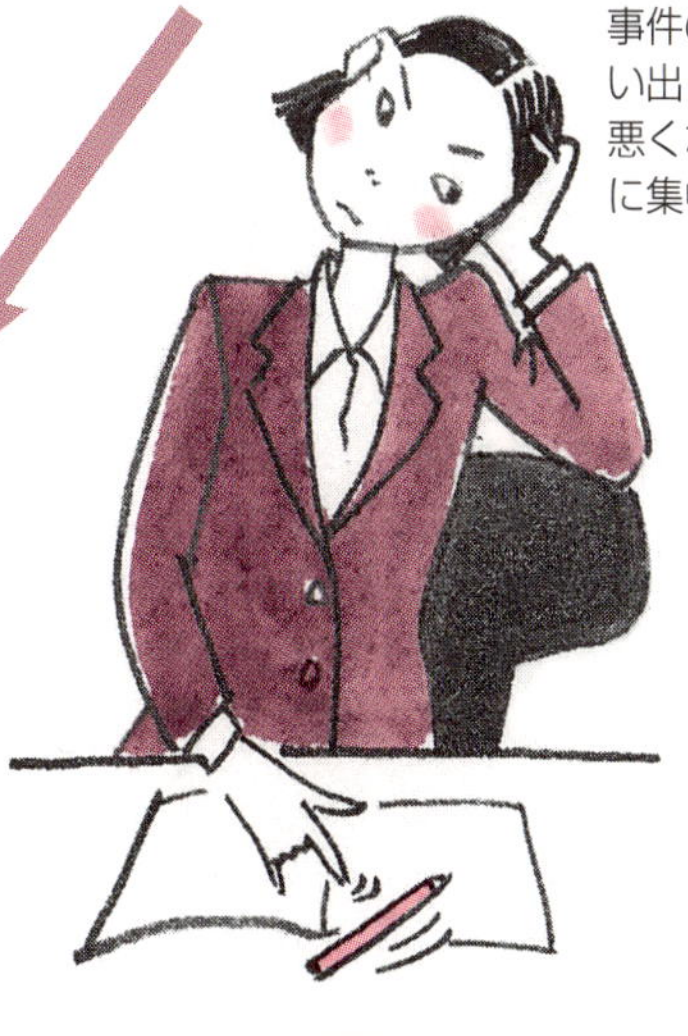

事件のことを思い出して気分が悪くなり、仕事に集中できない

ASD

事件の直後に起きる「急性ストレス障害」

事件や事故の直後からＰＴＳＤ症状がみられる人のうち、解離症状をともなっている人は、ＡＳＤと診断されます。ＰＴＳＤ発症が予期される状態です。

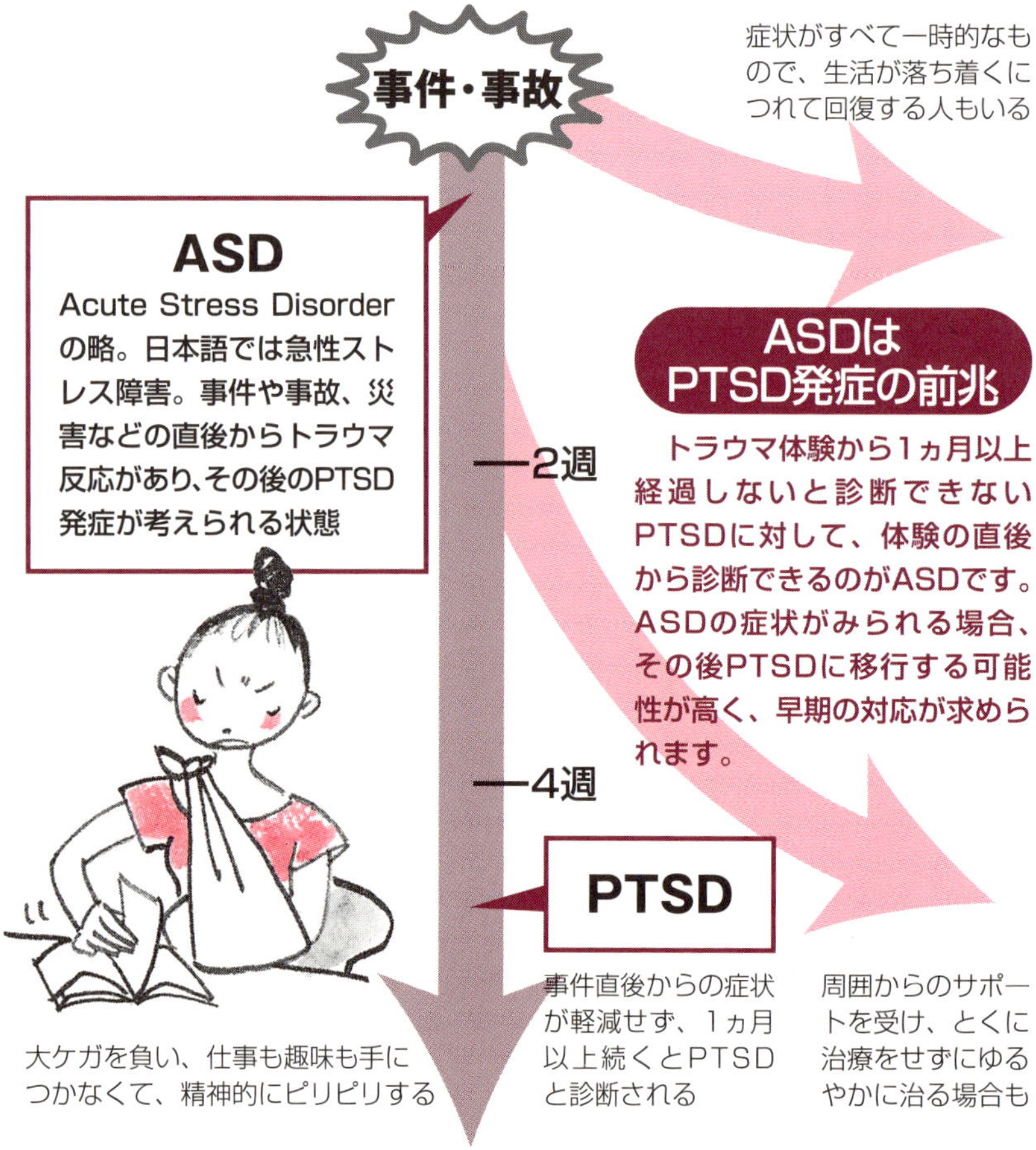

事件・事故
症状がすべて一時的なもので、生活が落ち着くにつれて回復する人もいる
ASD
Acute Stress Disorderの略。日本語では急性ストレス障害。事件や事故、災害などの直後からトラウマ反応があり、その後のPTSD発症が考えられる状態
2週
ASDは PTSD発症の前兆
トラウマ体験から1ヵ月以上経過しないと診断できないPTSDに対して、体験の直後から診断できるのがASDです。ASDの症状がみられる場合、その後PTSDに移行する可能性が高く、早期の対応が求められます。
4週
PTSD
大ケガを負い、仕事も趣味も手につかなくて、精神的にピリピリする
事件直後からの症状が軽減せず、1ヵ月以上続くとPTSDと診断される
周囲からのサポートを受け、とくに治療をせずにゆるやかに治る場合も

ASDに対応すればPTSDを防げる

トラウマによって発症する病気には、ＰＴＳＤのほかに、ＡＳＤというものもあります。

ＰＴＳＤは事件や事故から一ヵ月以上症状が続かないと、診断されません。しかし実際には、事件直後からＰＴＳＤ症状が出て苦しむ人もいます。そういった人を、診断できないからと言ってほうっておくわけにはいきません。

そこで、体験直後に解離症状をともなう顕著なトラウマ反応がある場合には、ＡＳＤと診断して、対処します。

ＡＳＤ診断の決め手は、解離症状の有無です。この症状がある人はＰＴＳＤ発症が予想されます。

PTSD症状に解離が加わる

ASDの最大の特徴は、解離症状が現れることです。事件・事故の直後から、PTSD症状に加えて、自分が自分でないような感覚をいだく解離症状が生じます。

再体験

回避・まひ

過覚醒

ASDにも、PTSDの3つの中核症状がみられる

＋

解離症状

自分の心が体から離れてしまったような感覚。感情や現実感が失われ、なにごとにも実感がわかなくなる

（38ページ参照）

↓

対応 身を守り、精神面を安定させる

本人は感覚や感情がまひしていて、判断力がにぶっています。危険な状況にならないよう、周囲がサポートをする必要があります。

●身の安全を確保する
●精神面を安定させ、PTSD発症を防ぐ

↓

PTSD予防

ASDの診断基準

A. その人は、以下の2つがともに認められる外傷性の出来事に暴露されたことがある。
（1）実際にまたは危うく死ぬまたは重症を負うような出来事を、1度または数度、あるいは自分または他人の身体の保全に迫る危険を、その人が体験し、目撃し、または直面した。
（2）その人の反応は強い恐怖、無力感または戦慄に関するものである。
B. 苦痛な出来事を体験している間、またはその後に、以下の解離性症状の3つ（またはそれ以上）がある。
（1）麻痺した、孤立した、または感情反応がないという主観的感覚
（2）自分の周囲に対する注意の減弱（例：“ぼうっとしている”）
（3）現実感消失
（4）離人症
（5）解離性健忘（すなわち、外傷の重要な側面の想起不能）
C. 外傷的な出来事は、少なくとも以下の1つの形で再体験され続けている：反復する心像、思考、夢、錯覚、フラッシュバックのエピソード、またはもとの体験を再体験する感覚；または、外傷的な出来事を想起させるものに暴露されたときの苦痛。
D. 外傷を想起させる刺激（例：思考、感情、会話、活動、場所、人物）の著しい回避。
E. 強い不安症状または覚醒の亢進（例：睡眠障害、いらだたしさ、集中困難、過度の警戒心、過剰な驚愕反応、運動性不安）。
F. その障害は、臨床上著しい苦痛、または社会的、職業的、または他の重要な領域における機能の障害を引き起こしている、または外傷的な体験を家族に話すことで必要な助けを得たり、人的資源を動員するなど、必要な課題を遂行する能力を障害している。
G. その障害は、最低2日間、最大4週間持続し、外傷的出来事の4週間以内に起こっている。
H. 障害は、物質（例：乱用薬物、投薬）または一般身体疾患の直接的な生理学的作用によるものではなく、短期精神病性障害ではうまく説明されず、すでに存在していたⅠ軸またはⅡ軸の障害の単なる悪化でもない。

髙橋三郎、大野裕、染矢俊幸訳『DSM-IV-TR 精神疾患の分類と診断の手引』（医学書院）より

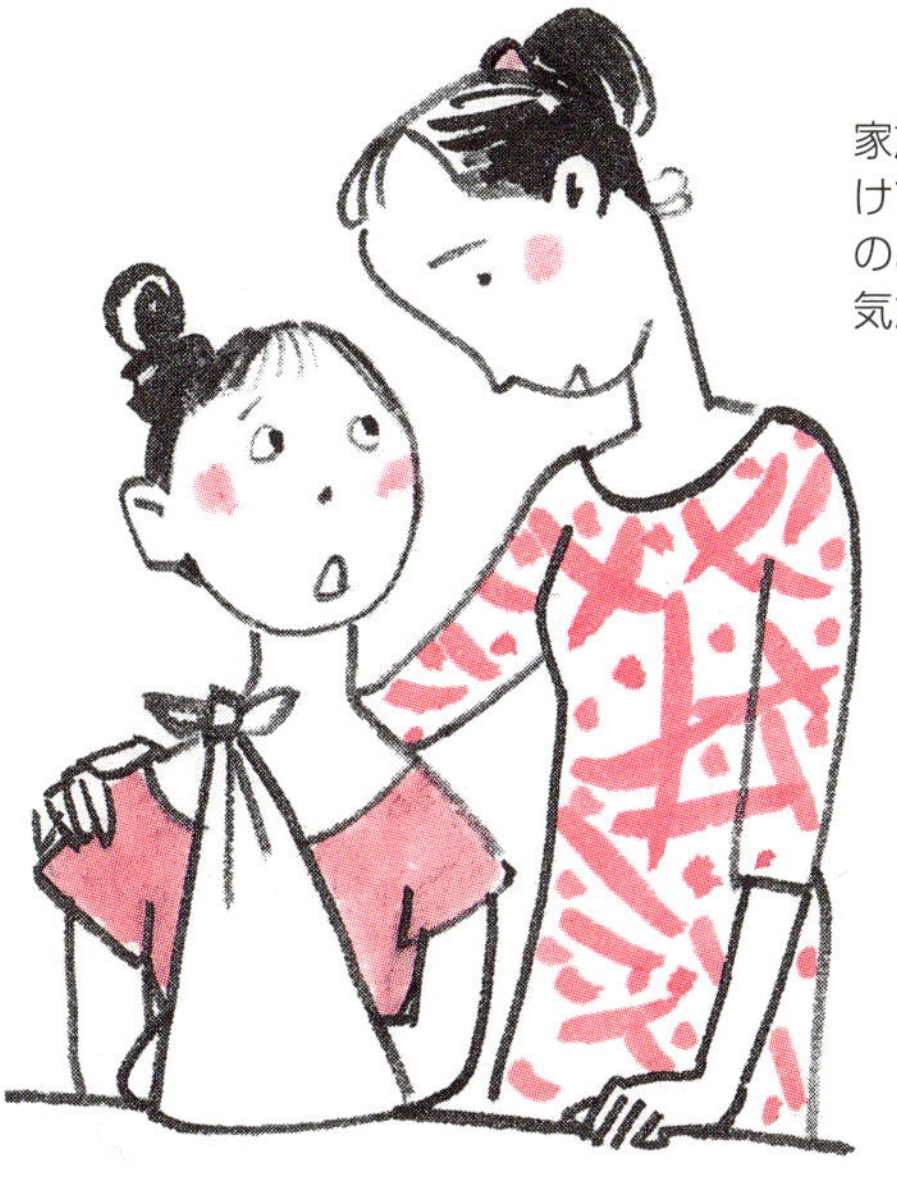

家族が心配して声をかけているのに、他人事のような顔をして、平気だと言う

きっかけ

災害や事故、突然死など、予測できないこと

突然に不幸な出来事に見舞われると、強い恐怖やショックを感じて、その状況に対処できなくなります。それがトラウマ体験となり、ＰＴＳＤを発症します。

トラウマ体験の特徴

トラウマのきっかけとなる出来事には、いくつかの特徴があります。いずれも無力感や強い不安・恐怖につながる体験です。トラウマ体験の深刻さを表しています。

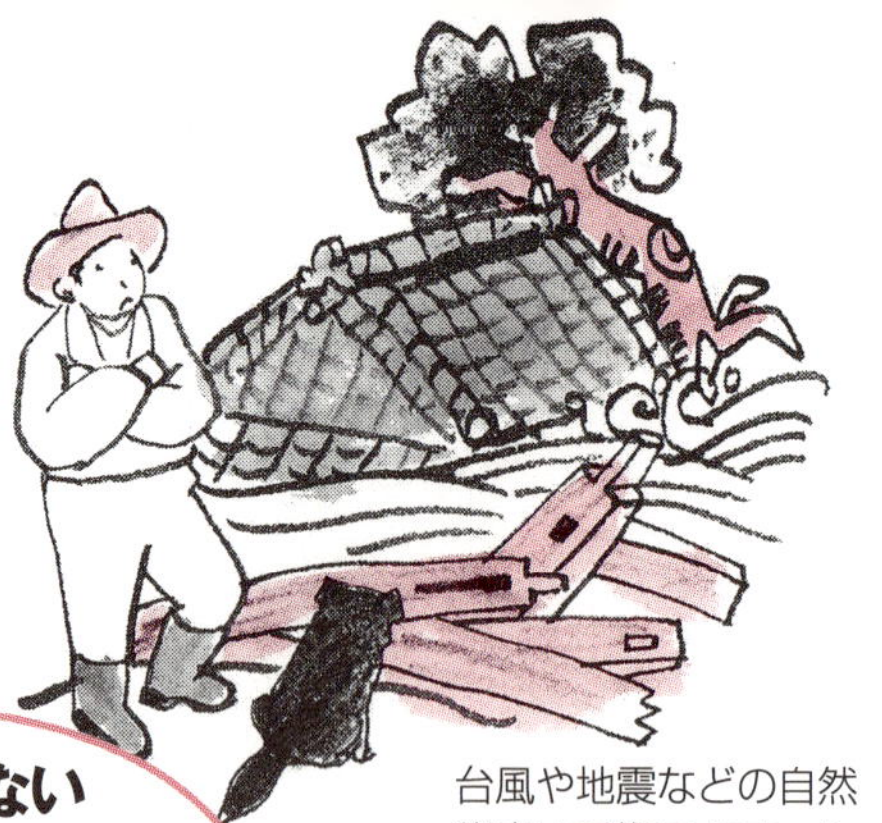

台風や地震などの自然災害は予期できず、ショックが大きい

予測できない
自然災害や交通事故のように、突然ふりかかってくる災難。急激なショックで心的ダメージが大きい

自分の力では制御できない
圧倒されて、なすすべもない状況。苦しむ人を助けることができない場合など

強い恐怖を感じる
事件や事故を目撃する、家族が犯罪に巻きこまれるなど、強い恐怖を感じる出来事

自分のせいで起きた事故
自分がまねいた失敗によって事故を起こし、自分や周囲の人を傷つけること

大切な人やものを失う
家族や友人の死、家屋の倒壊など。喪失感におそわれ、気力がなくなってしまう

身の危険を感じる暴力
強盗や傷害事件などに巻きこまれ、命にかかわるような暴力をふるわれる。事件後も恐怖を引きずる

体験には、これらの要素が組みあわさることが多い。また、恐怖や危険の感じ方には個人差があるが、一般的には被害が大きいほどショックも大きい

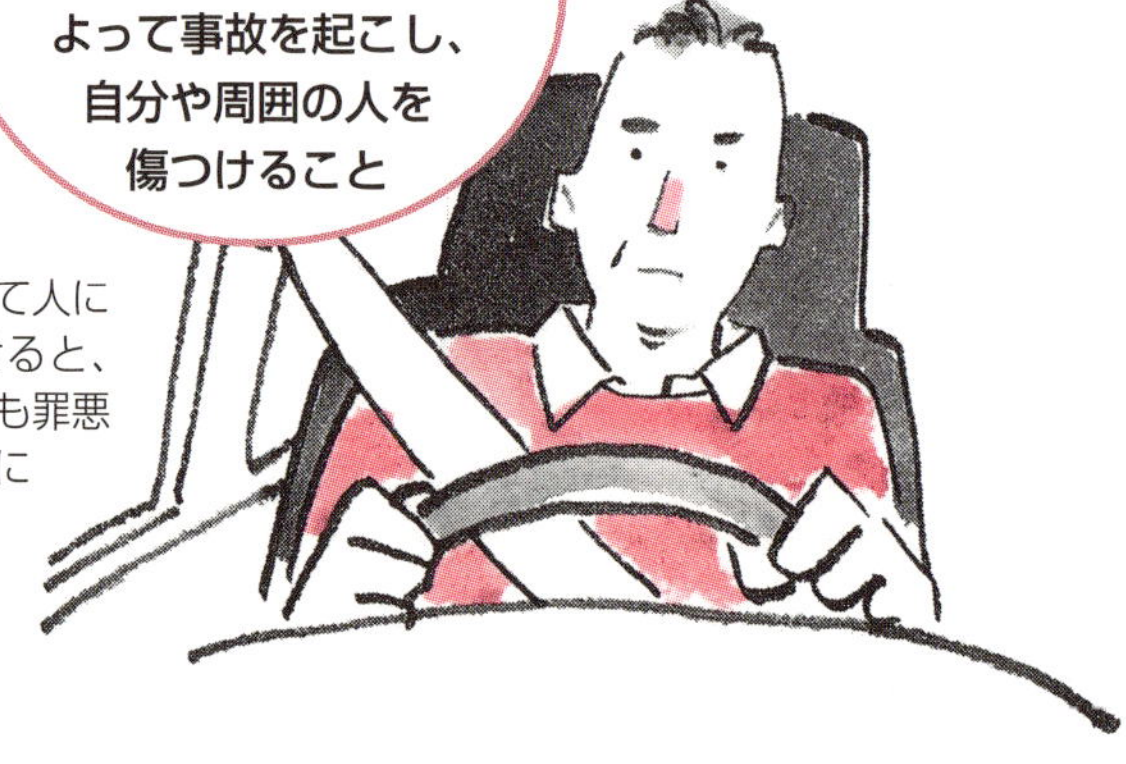

運転に失敗して人にケガを負わせると、自分は無傷でも罪悪感でトラウマに

もとはベトナム戦争で注目された概念

PTSDという考え方がうまれたきっかけは、戦争神経症にあります。戦争体験者は、その悲惨《ひさん》な記憶にさいなまれ、戦後も後遺症に悩みました。その症状を治すための研究のなかで、PTSDという概念が考え出されたのです。

とくにアメリカのベトナム戦争帰還兵には、PTSD症状が多くみられました。ベトナム戦争をきっかけに、アメリカはPTSD研究の先進国となっています。

日本では震災を機に研究がさかんに

日本では、PTSDは一九九〇年代に注目されるようになりました。阪神・淡路大震災をはじめとする自然災害がきっかけです。

被災者支援の一策として、欧米のPTSD研究が多くとり入れられました。その後、犯罪被害や事故、児童虐待などの支援にも、研究がいかされています。

日本での研究対象

アメリカでは戦争体験によるトラウマ反応が多く報告されていますが、日本では自然災害や事故、犯罪、性暴力などによる発症が注目されています。

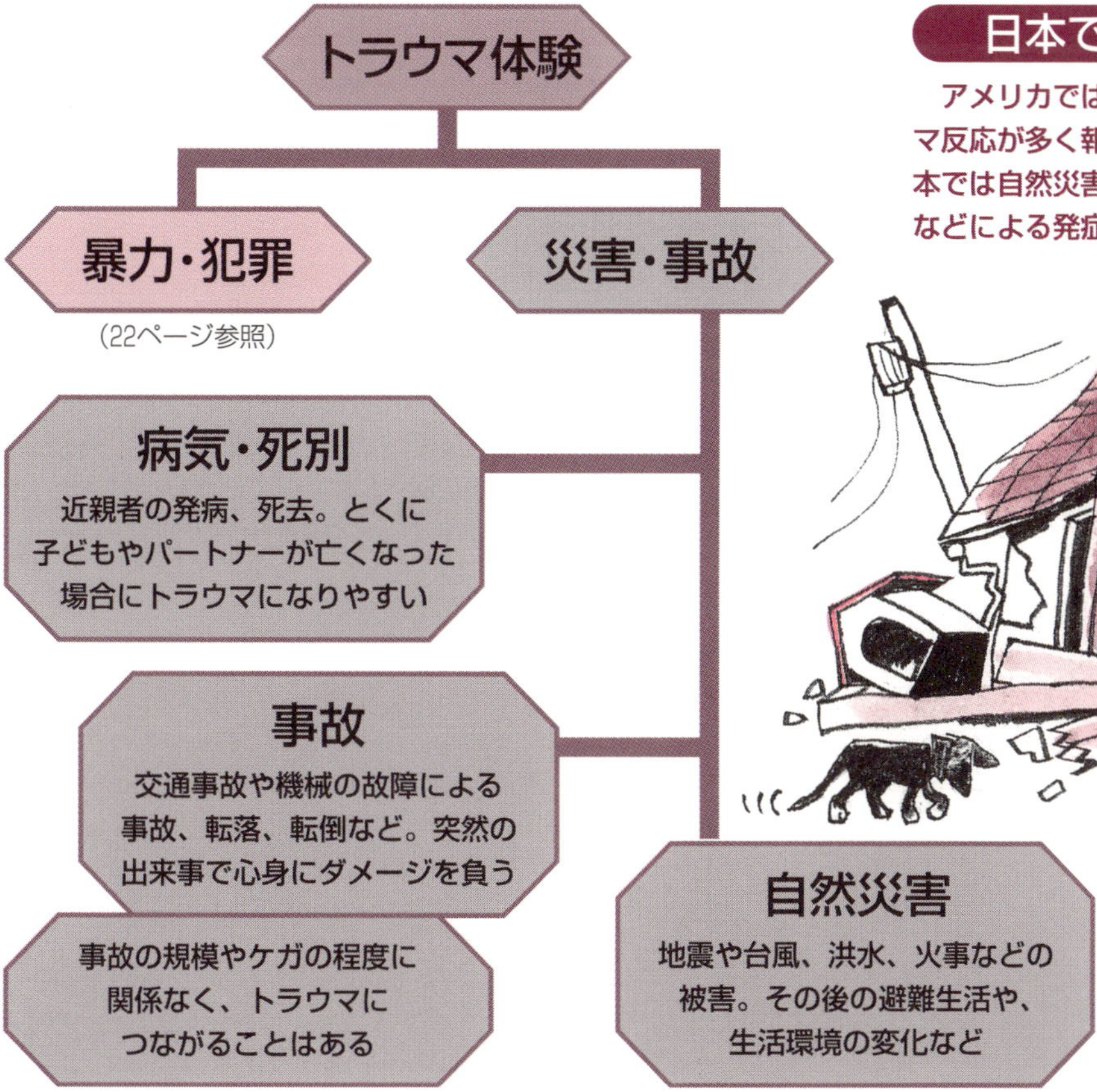
トラウマ体験
暴力・犯罪
(22ページ参照)
災害・事故
病気・死別
近親者の発病、死去。とくに子どもやパートナーが亡くなった場合にトラウマになりやすい
事故
交通事故や機械の故障による事故、転落、転倒など。突然の出来事で心身にダメージを負う
事故の規模やケガの程度に関係なく、トラウマにつながることはある
自然災害
地震や台風、洪水、火事などの被害。その後の避難生活や、生活環境の変化など

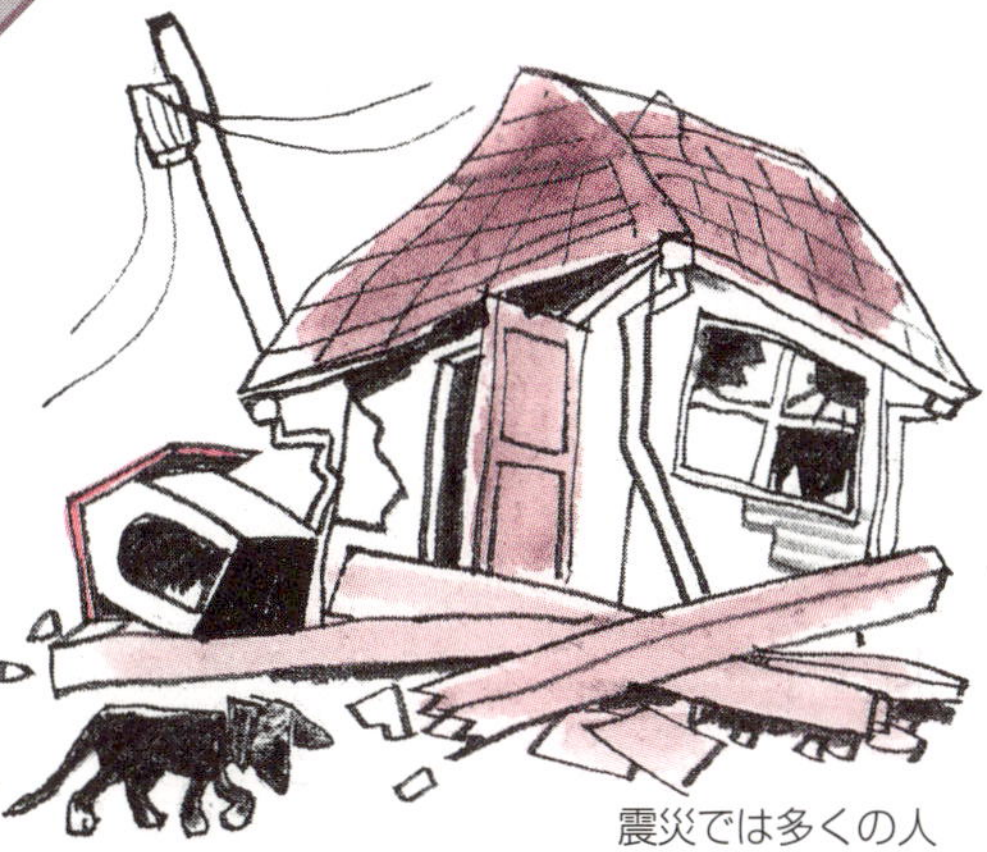

震災では多くの人が家屋や財産を失い、トラウマ反応に苦しむ

きっかけ

暴力や性犯罪など、悪意をもってなされる行為

悪意ある行為で傷つけられた人は、身体的なダメージを負うだけでなく、トラウマをいだき、社会への不信感にさいなまれるようになります。

犯罪被害への支援も必要

日本でのPTSD研究は、自然災害への支援策としてはじまりました。しかし現在では暴力・犯罪によるトラウマも増え、犯罪被害者支援の必要性が高まっています。

トラウマ体験

災害・事故

（20ページ参照）

暴力・犯罪

暴力

家庭内暴力、知人とのいさかいなど。親しい関係では事件にしにくく、被害者がひとりで悩む

犯罪

強盗や傷害、殺人など。人間不信になり、夜に外出したり、ひとり暮らしをしたりすることが困難に

虐待・いじめ

（24ページ参照）

性犯罪

強姦や強制わいせつなど。加害者は見ず知らずの人物だけでなく、知人や親族である場合も多い

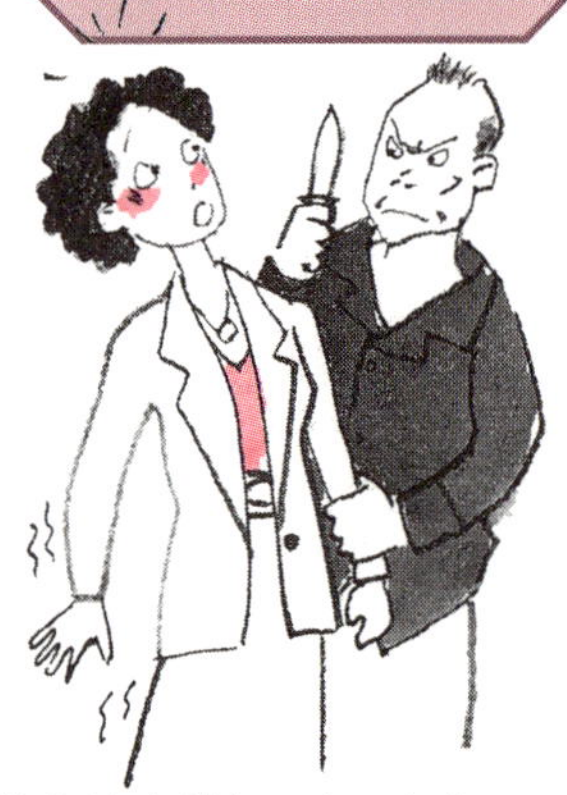

強盗被害がトラウマになり、犯人と似たような人をみるだけで恐怖を感じる

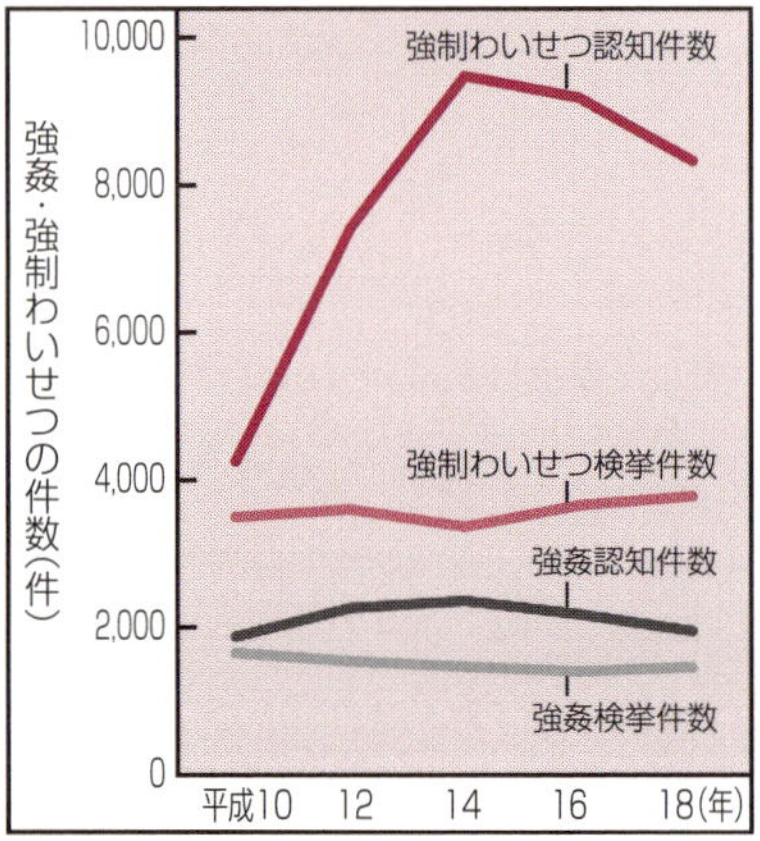
10,000
8,000
6,000
4,000
2,000
0
強姦・強制わいせつの件数(件)
強制わいせつ認知件数
強制わいせつ検挙件数
強姦認知件数
強姦検挙件数
平成10
12
14
16
18(年)

強姦・強制わいせつの件数

近年、性犯罪の増加が大きな問題となっている。とくに強制わいせつは発生件数が大幅に増え、PTSD治療を含む、支援体制の充実が求められている

「警察白書　平成18年度版」（警視庁）より

悪意を目の当たりにして人間不信に

多くの人が、凶悪犯罪は自分とは無縁の出来事だと思って暮らしています。自分は安全であると信じていて、そのうえで生活が成り立っているのです。

しかし、誰にでも、そのような事件にあう可能性はあります。そのようにして、実際に暴力や犯罪の被害にあうと、社会が安全なものとは、到底信じられなくなります。

暴力や犯罪のおそろしさは、そこにもあるのです。

ケガが治り、犯人がつかまって罰せられても、心の傷は治りません。心の中の平穏が崩れてしまったことは、すぐには回復しないのです。

犯罪には二次被害がある

事件の捜査やその後の裁判にかかわっていくなかで、被害の詳細を思い出したり、話したりするのは、被害者にとってつらいことです。場合によっては、それが二次的な被害となって、被害者を傷つけることもあります。

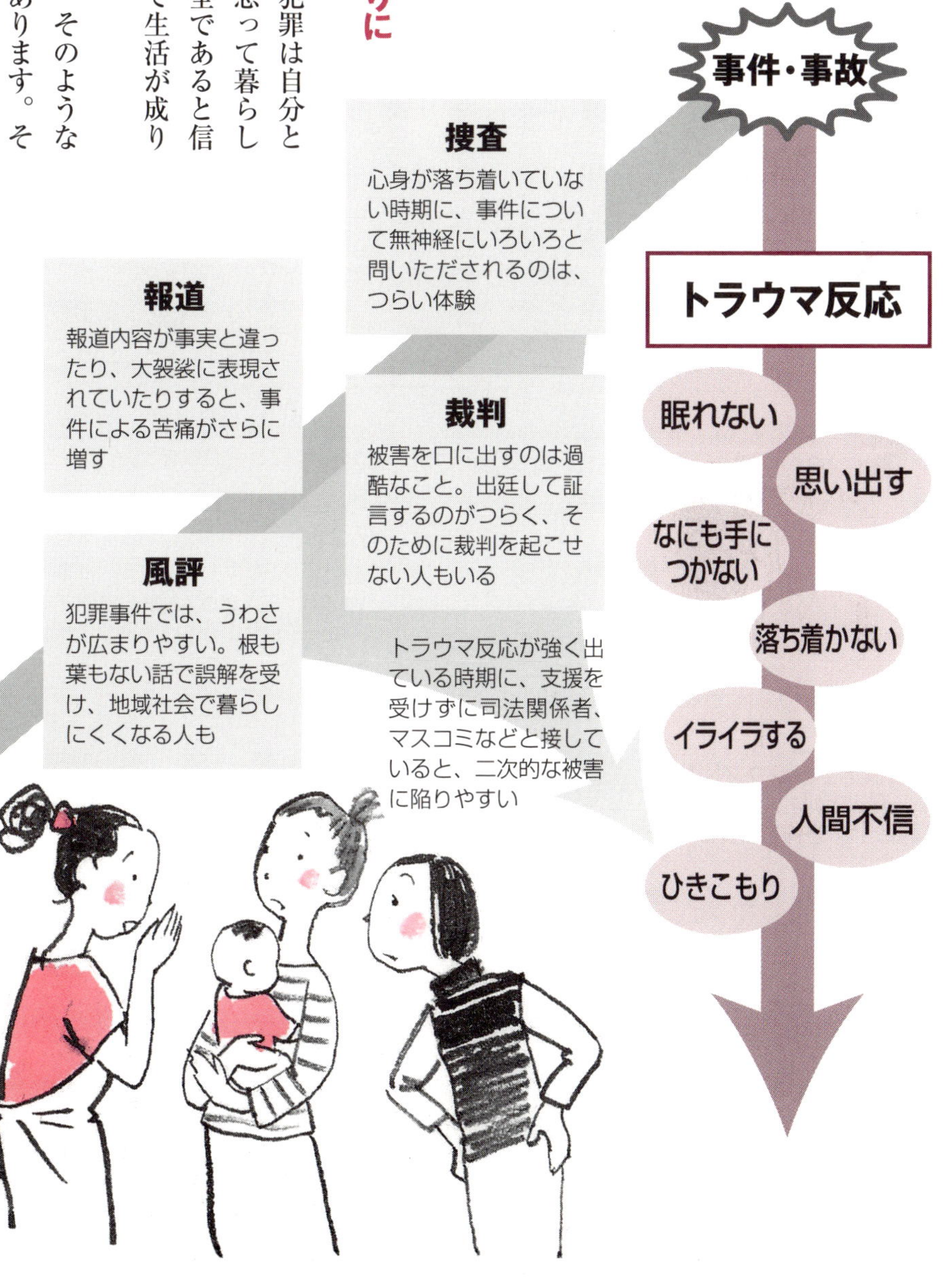
事件・事故
捜査
心身が落ち着いていない時期に、事件についてて無神経にいろいろと問いただされるのは、つらい体験
報道
報道内容が事実と違ったり、大袈裟に表現されていたりすると、事件による苦痛がさらに増す
裁判
被害を口に出すのは過酷なこと。出廷して証言するのがつらく、そのために裁判を起こせない人もいる
風評
犯罪事件では、うわさが広まりやすい。根も葉もない話で誤解を受け、地域社会で暮らしにくくなる人も
トラウマ反応が強く出ている時期に、支援を受けずに司法関係者、マスコミなどと接していると、二次的な被害に陥りやすい
トラウマ反応
眠れない
思い出す
なにも手につかない
落ち着かない
イライラする
人間不信
ひきこもり

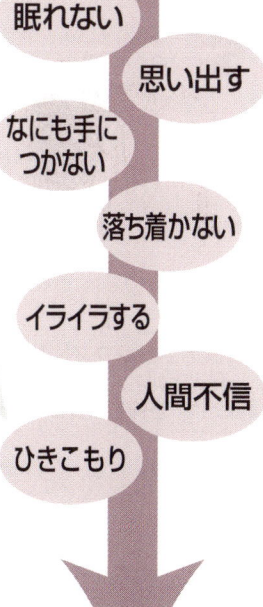

被害者は気力が衰えており、好奇の目やうわさにさらされることは大きなストレスとなる

きっかけ

いじめや虐待が子どものトラウマを引き起こす

近年、大きな問題になっているのが、子どものトラウマです。家族による虐待や、友人からのいじめなどを受け、生活が困難になる子が増えています。

子どものトラウマも増えている

災害や事件は、トラウマ体験として認識されやすく、被害が起きた当初から、ＰＴＳＤの可能性が考慮されます。ですから、本人が自覚していなくても、周囲がケアをしてくれることがあります。

いっぽう、児童虐待やいじめなどは、被害自体がまわりにみえにくく、支援も遅れがちです。子どものトラウマは、その点で大人の場合よりも深刻だといえます。

虐待やいじめは、年々増えています。こうした問題は、子ども本人の力で解決できることではありません。大人が意識的になる必要があります。

虐待関連の相談が激増

虐待に関する相談が、年々増えています。全国の児童相談所では、平成10年度から18年度までの8年間で、相談件数が5倍以上になりました。

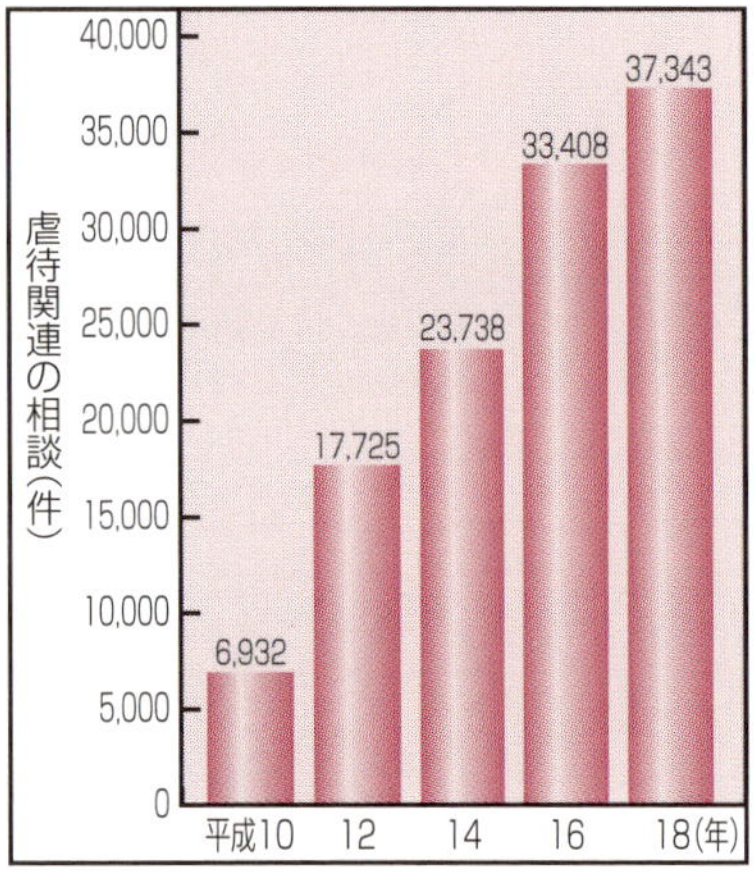

児童相談所への相談件数

虐待に関する相談は増え続けている。平成18年度の数値は速報値

「児童相談所における児童虐待相談対応件数　平成18年度（速報値）」（厚生労働省）より

きっかけは一方的な暴力

子どもは社会的にも体力的にも弱い存在です。暴力やいじめを受けると、抵抗する術《すべ》がなく、一方的に被害を受け続けてしまうことがあります。周囲の大人が、子どもの安全を守っていかなければなりません。

虐待　家族からの暴力。家庭にとどまりたくて耐え続けている子が多い。対人関係にも問題が出てくる

ネグレクト　育児放棄。食べ物や衣類を与えられない、家族に話しかけてもらえないなど、必要なケアを受けられない子は心理的に不安定になる

いじめ　交遊関係での被害。誰にも言えず、ひとりで悩んでいることが多い。身体的な暴力がなく、周囲が気づきにくい場合もある

大人とは症状が異なる

子どものトラウマ反応は、大人とは異なった形で現れます。症状にみえないものが多いので、注意が必要です。

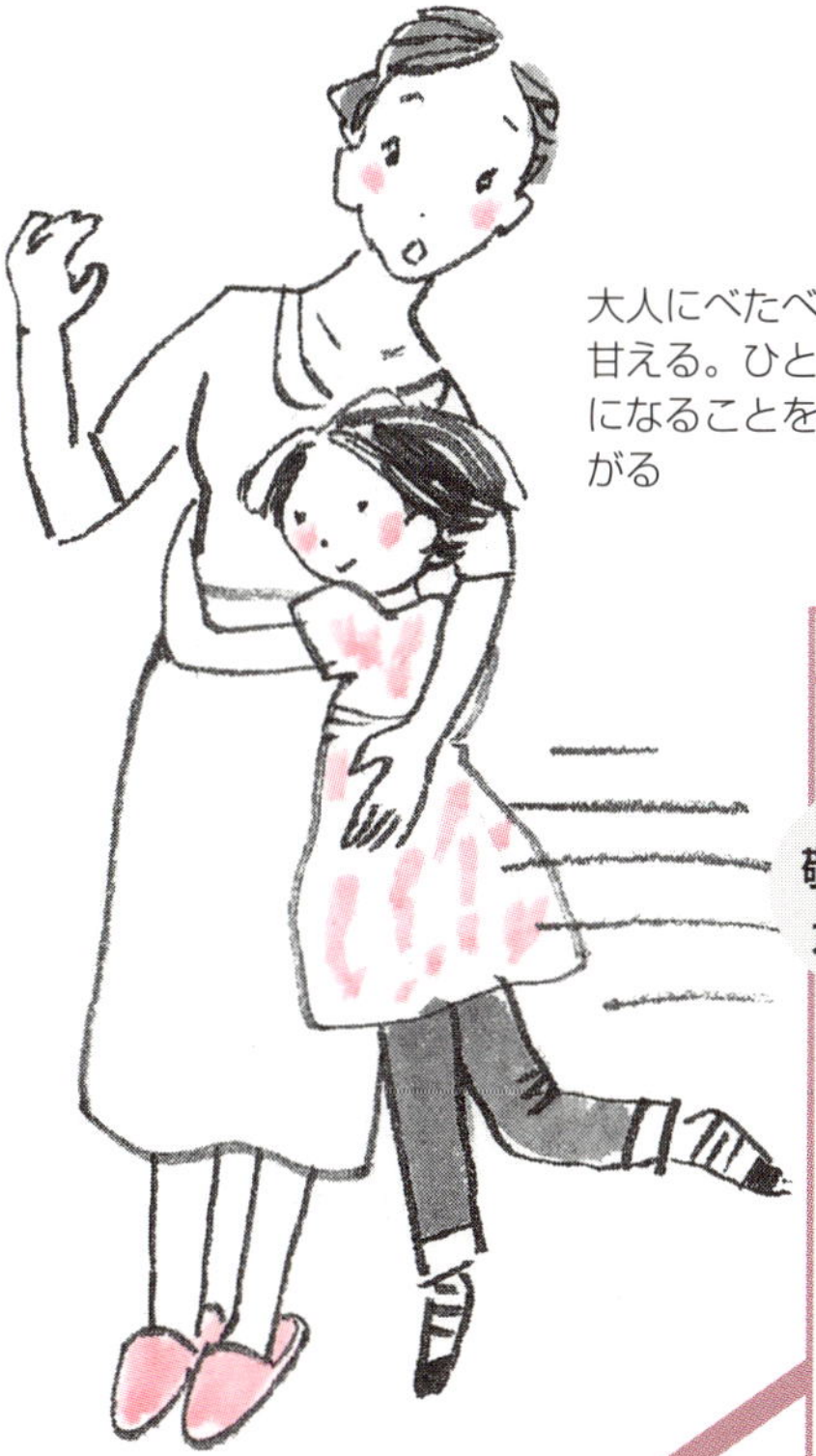

大人にべたべた甘える。ひとりになることを嫌がる

単回性トラウマ（事件・事故など一度きりの出来事）

再体験

過覚醒

回避・まひ

解離

基本的には大人と同様の特徴が現れるが、事件を再体験するような遊びや、大人にべったりと甘える退行反応など、子ども特有の症状も出る

＋

慢性反復性トラウマ（いじめ・虐待など長期に渡る出来事）

大人びた言動
敬語や丁寧な言い回しを使い、大人びた態度をする。被害を周囲に悟らせない

多動性・攻撃性
怒りっぽく、人をたたいたり、暴れたりすることが多い。落ち着かない

発達の遅れ
体が年齢相応に育っていかない。身長、体重が同年齢の平均値を大きく下回る

性的な行動
異性と関係をもとうとする。性的な言動を繰り返す。新しい家族をほしがる

愛着障害
人を極端に信頼する。少しでも裏切られたと感じると、一転して嫌悪する

対応　まず安全を確保する

子どものトラウマの場合、まず被害の原因から子どもを遠ざけ、身を守ることが大切です。安全を確保してから、治療に入ります。

●保護者のもとから一度隔離《かくり》する
●いじめがある場合、学校を休ませる

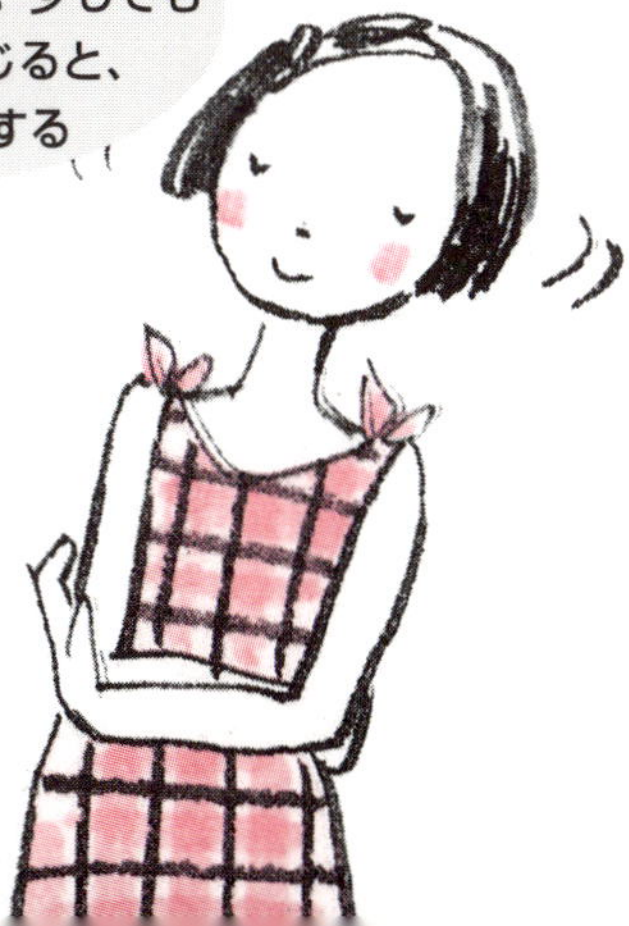

甘えていた子が突然、大人と距離をおくように、からを閉ざす

原因

PTSD症状には、脳の機能不全が関係している

つらい体験によってPTSDが引き起こされるメカニズムには、脳の働きの乱れが関係していると考えられています。

扁桃体、前頭前野に異常が起きている

過去のさまざまな脳研究の成果から、ＰＴＳＤ症状には扁桃体《へんとうたい》の過剰活性や、扁桃体を制御する内《ない》側前頭前野《そくぜんとうぜんや》の機能不全が関係すると考えられています。

曝露《ばくろ》療法（五六ページ参照）などの治療法の効果も、脳のしくみとあわせて理解できます。治療を受け、つらい記憶に関連する刺激とじょじょにむきあうと、内側前頭前野の働きが強化されます。それによって扁桃体の働きが制御され、恐怖反応がやわらぐのです。

ただし、これら脳の働きの変化だけでＰＴＳＤが引き起こされるわけではありません。ほかにもさまざまな要素が関連しています。

海馬との関係も研究されてきた

このほかに、ＰＴＳＤになると脳の海馬《かいば》が小さくなるという研究もされてきました。しかし最近では、海馬がトラウマによって小さくなるという説より、個人差などによって、もともと小さかったとする説のほうが、有力です。

脳

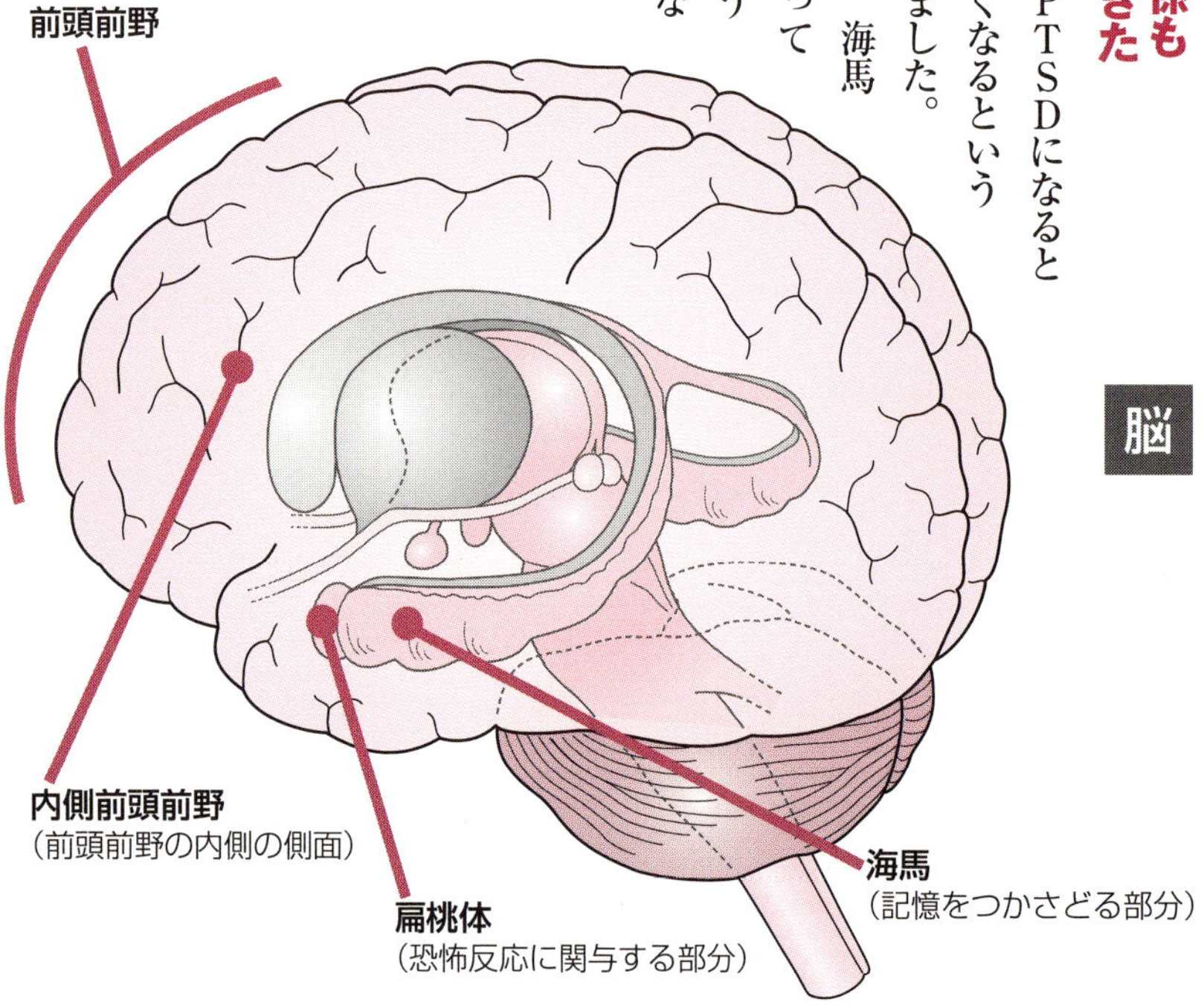
前頭前野
内側前頭前野
（前頭前野の内側の側面）
扁桃体
（恐怖反応に関与する部分）
海馬
（記憶をつかさどる部分）

2

トラウマはどんな苦しみをうむか

トラウマ体験は、被害者の内面に変化を引き起こします。
しかし周囲の人は、被害者の行動をみて、被害を推測することしかできません。
また、本人も自分の身の変化に気づかないことがあります。
それゆえ、被害者は誤解を受けやすく、支援を受けづらいのです。
トラウマ体験がどのような苦しみをうみ、
それが被害者の行動をどのように変えるのか、理解してください。

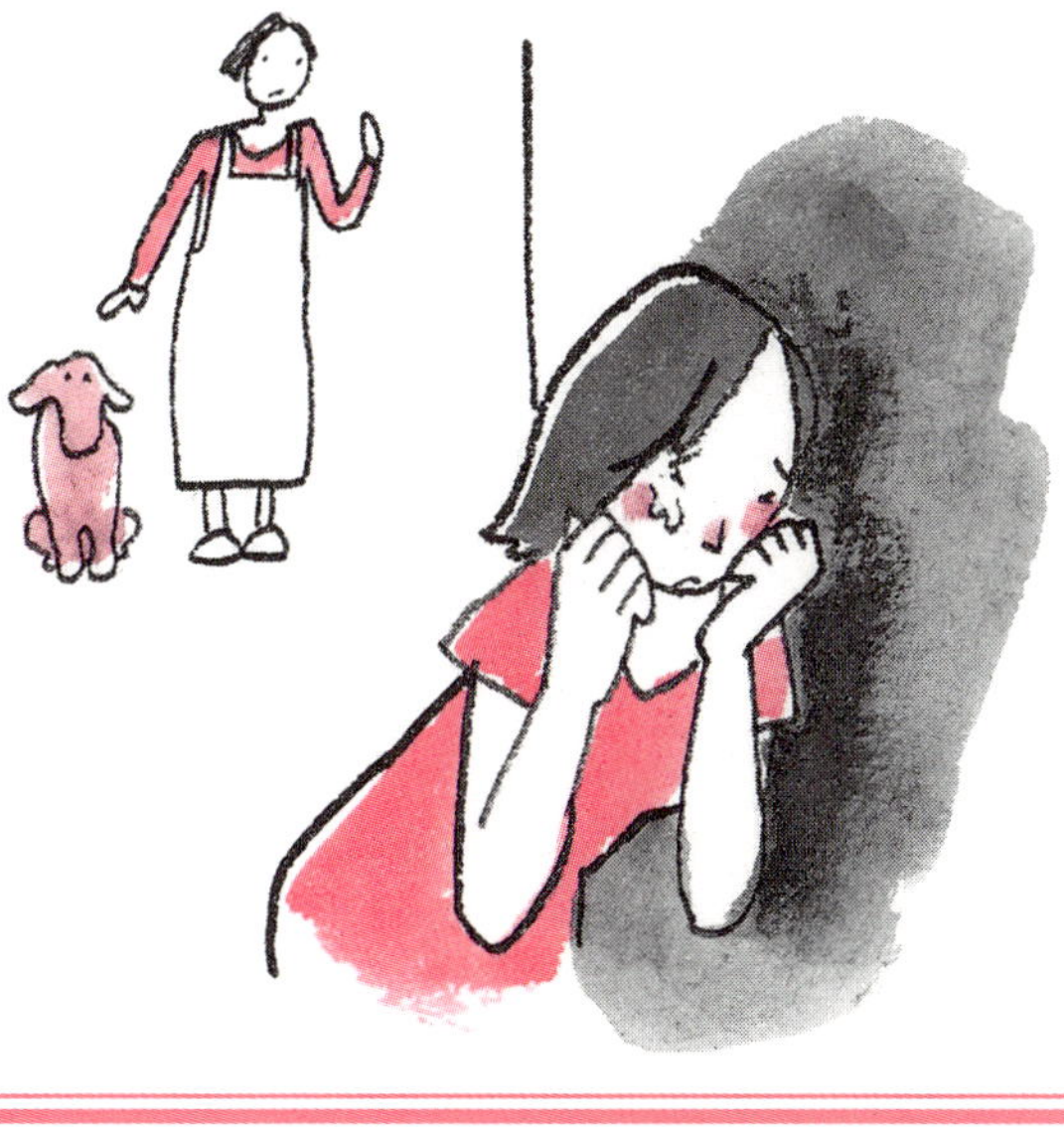

トラウマの影響

現実感を失って苦しむ人が多い

トラウマ体験をすると、そのショックで考え方がネガティブになったり、価値観が変わったりして、以前の自分との違いに苦しみます。

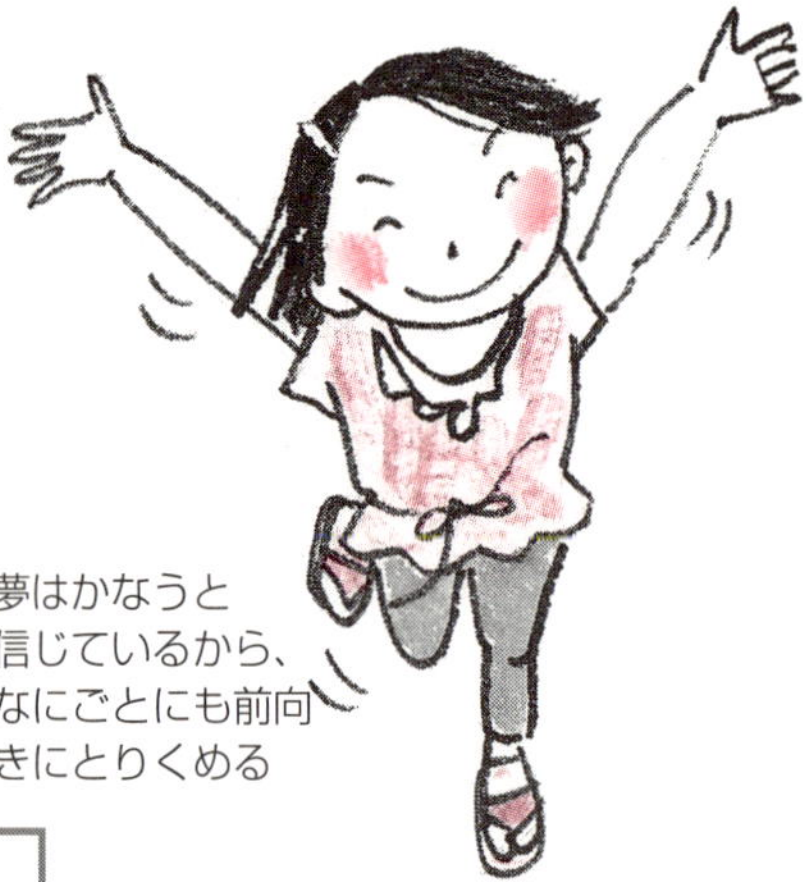

夢はかなうと信じているから、なにごとにも前向きにとりくめる

価値観がガラッと変わる

トラウマ体験は、人生をゆるがすような衝撃的な出来事です。体験をする前には当たり前のように信じていた安全、幸福、友情といった価値観が、まったく信じられないものに変わってしまうことがあります。

以前の価値観

- がんばれば夢がかなう
- 防犯していれば安全
- 自分にはたくさんの仲間がいる
- コンサートや展覧会に行くのが好き
- 誰だって話せばわかる
- これからの人生が楽しみ

トラウマ体験にあい、その後の症状に対処しないでいると、価値観が変わっていく

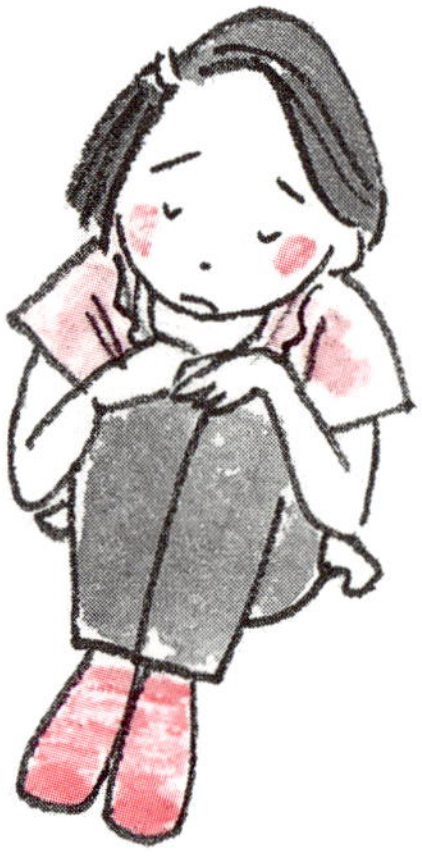

つらい体験によってなにも信じられなくなり、ひきこもってしまう

事件後の価値観

- がんばってもよいことはない
- 世の中は危険
- いざとなったら家族も友人も冷たい
- 家から出たくない
- 犯罪者が自分をねらっている
- これからの人生に希望がもてない

人生そのものが悪い夢のようになる

トラウマ体験は、被害者の人生を一変させてしまいます。夢や希望を信じることができなくなり、悲観的な価値観に心を支配されます。あまりのつらさに、人生が悪夢のように感じられ、現実感をもてません。

その気持ちを「自分のいる世界はもう壊れてしまった」「いつか悪夢からさめて、すべてなかったことになるような気がする」などと表現する人もいます。

被害者の内面は大きく変わってしまっているのですが、それは周囲にはなかなか理解されません。

周囲の人との間に深い溝ができる

トラウマに悩む人と周囲の人とでは、考え方や感じ方が大きく異なります。心理的に深い溝ができているような状態で、お互いに相手の気持ちをなかなか理解できません。

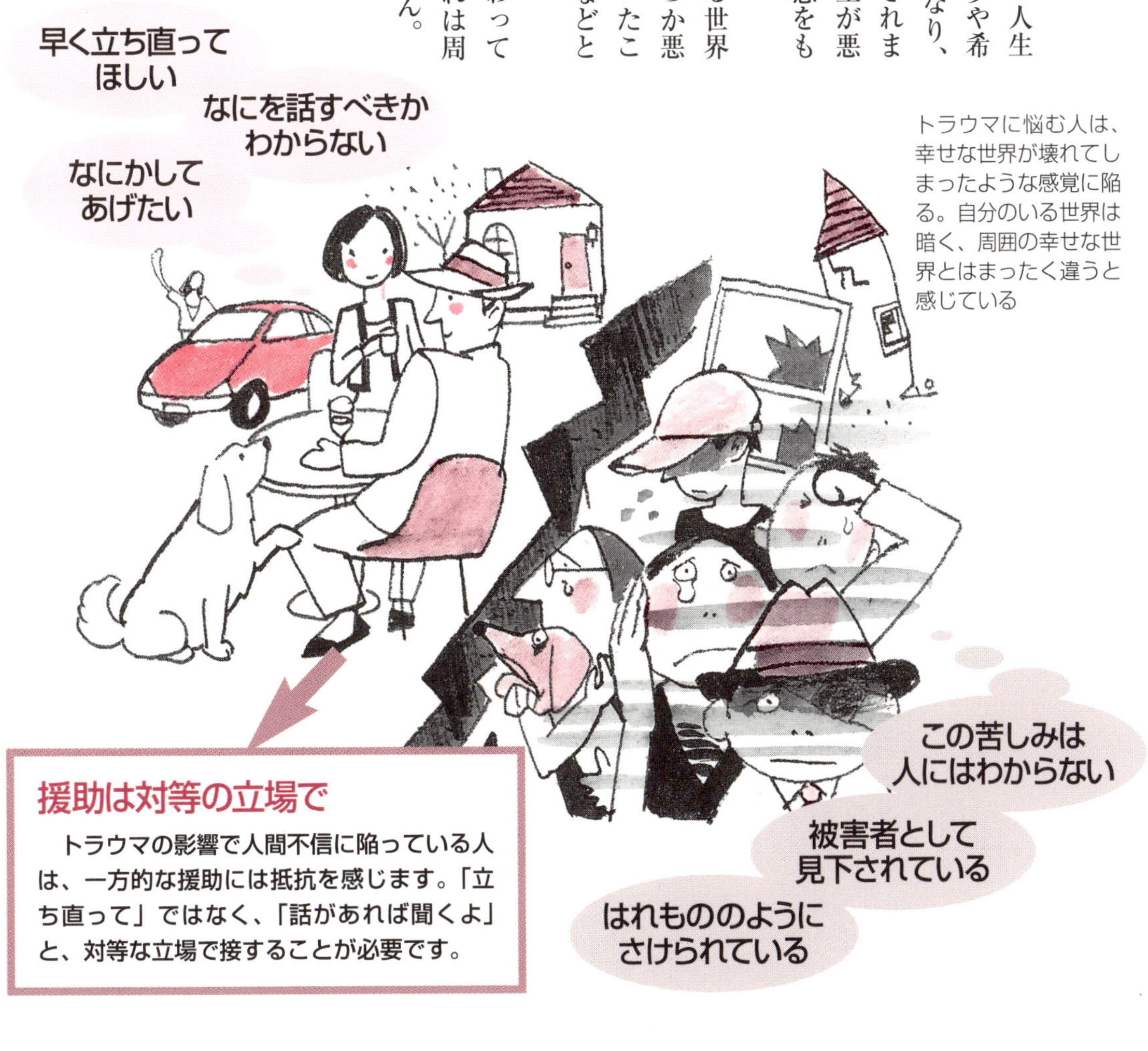
早く立ち直ってほしい
なにを話すべきかわからない
なにかしてあげたい
この苦しみは人にはわからない
被害者として見下されている
はれもののようにさけられている

トラウマに悩む人は、幸せな世界が壊れてしまったような感覚に陥る。自分のいる世界は暗く、周囲の幸せな世界とはまったく違うと感じている

援助は対等の立場で

トラウマの影響で人間不信に陥っている人は、一方的な援助には抵抗を感じます。「立ち直って」ではなく、「話があれば聞くよ」と、対等な立場で接することが必要です。

再体験

つらい体験を思い出したり、夢にみたりする

トラウマとなるような事件や事故にあうと、その後もしばしば出来事のことを思い出し、その苦痛に悩まされます。再体験という症状です。

トラウマによる苦しみ　思い出したくないのにイメージが再生される

火事や事故などの記憶が、頭のなかで再生されるようにして、何度もよみがえります。出来事を夢にみることもあります。とくに、事故現場や当時の状況に近い環境を訪れたときに、よく起こります。

嫌な記憶が急によみがえる

火事のニュースをみると、ひどく気分が悪くなる

当時の状況を夢にみる

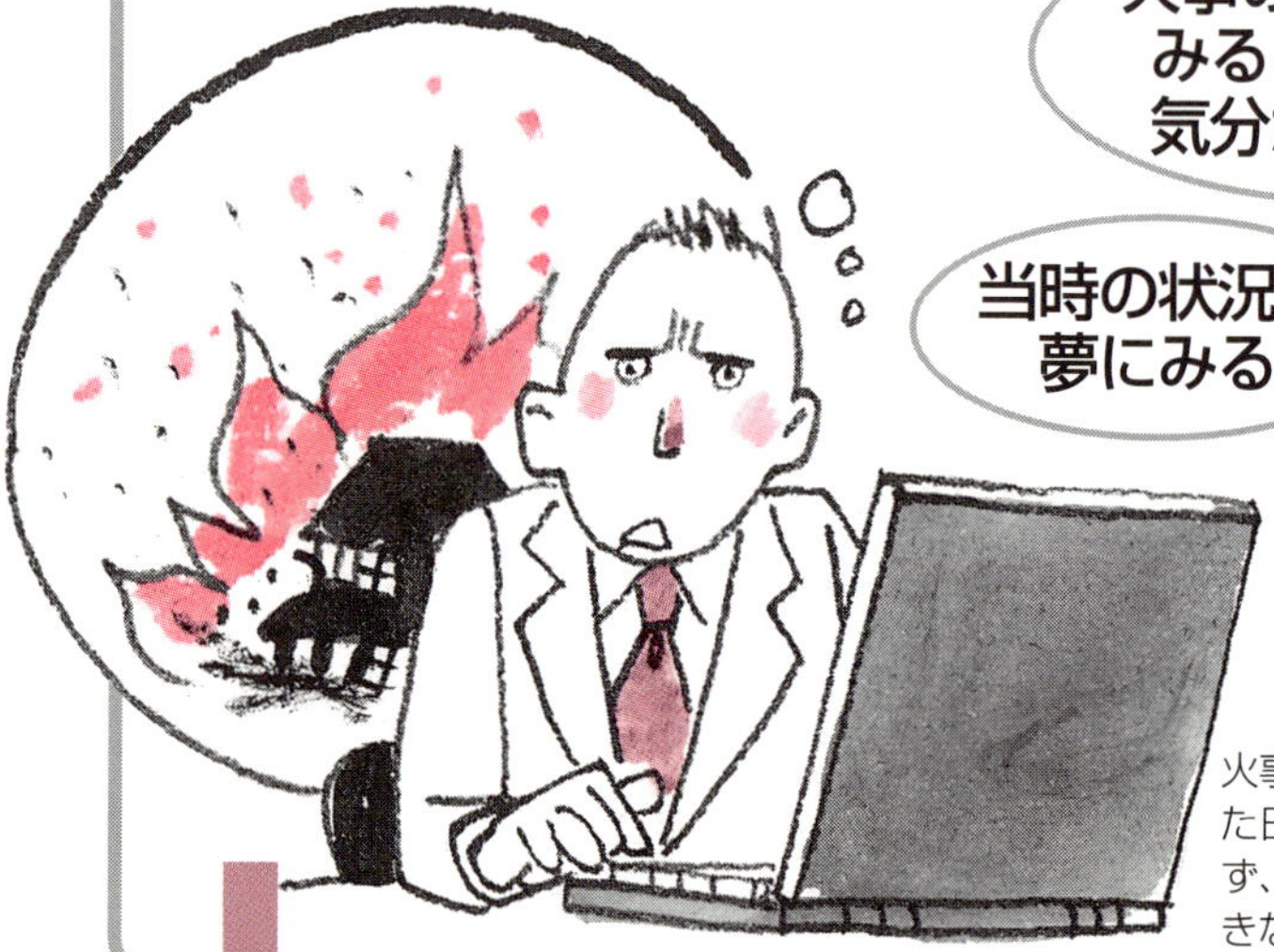

火事にまきこまれた日の記憶が抜けず、仕事に集中できない

生活の変化　外出や床につくのが不安

いつも記憶に悩まされ、寝つきが悪くなったり、集中力が低下したりします。その影響で、元気に活動できなくなり、外出を嫌がるようになります。

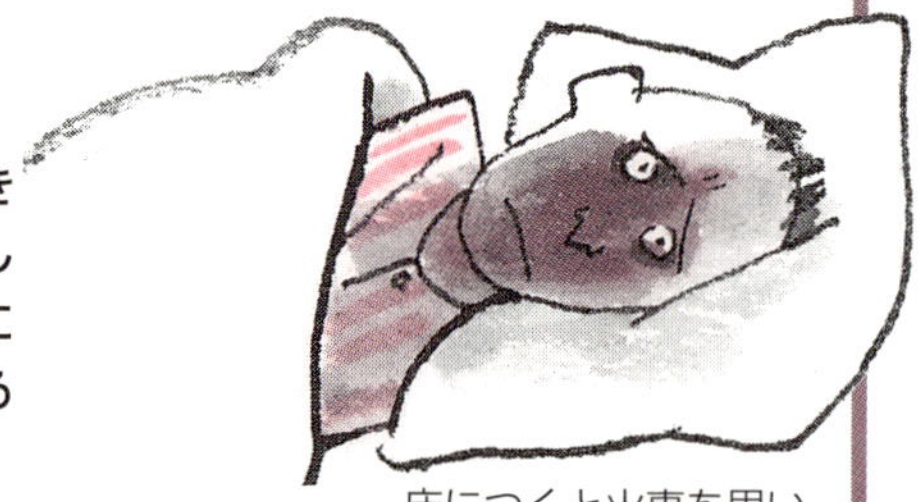

床につくと火事を思い出し、気持ちが落ち着かない

寝つきが悪くなる

引っこみ思案になる

対処法 記憶をコントロールする

トラウマ体験は、被害者の心に深い傷を残します。それを思い出すのは、自然な反応ともいえます。忘れようと無理をせず、記憶と向きあい、制御していくことが必要です。

トラウマ体験のつらい記憶

○ → **記憶を認識し、慣れる** → **思い出しても、こわくない**

どのような出来事にあったか認識して、それを克服できれば、再体験の苦痛がやわらぐ

× → **忘れようと努力する** → **どうしても思い出してしまう**

何度も記憶がよみがえり、そのたびに苦しむ。思い出すことを恐れて、いつも不安な状態に

治療

医師やカウンセラーと面談して、トラウマについての正しい知識をえる。再体験の場合、認識することが症状の緩和につながる

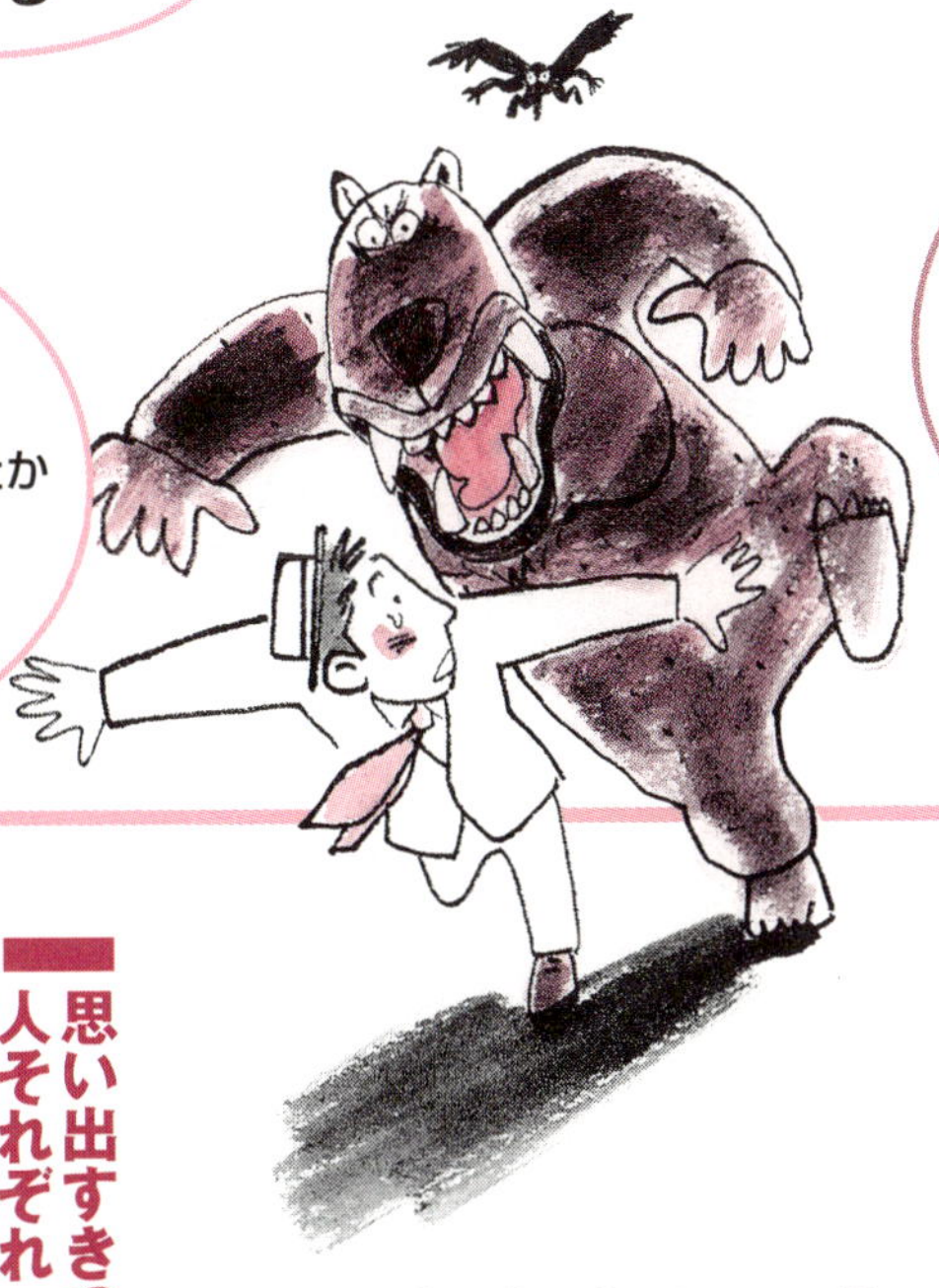

トラウマ体験から逃げようとしても、逃げ切れない

頭に記憶が侵入してくるような感覚

再体験症状は、「侵入的想起《しんにゅうてきそうき》」とも呼ばれます。嫌な思い出が頭の中に勝手に侵入してくるような現象であって、拒みたくても拒めないのです。

ただ思い出すのではなく、まるで事件や事故をもう一度体験しているような、生々しい感覚におそわれます。強い嫌悪感をともないます。トラウマ体験に特有の症状です。

思い出すきっかけは人それぞれ

症状の現れ方は、人によって異なります。日に何度も苦しむ人、ふとしたきっかけで発症する人など、さまざまです。

発症を事前に完全に防ぐことはできません。

再体験

フラッシュバックに悩まされ、生活が困難に

再体験のもっともはげしい症状が「フラッシュバック」です。本人の頭のなかで事件・事故の状況が再現され、痛みやにおいまでも再体験してしまいます。

トラウマによる苦しみ

記憶が生々しくよみがえる

フラッシュバック現象が起きると、記憶が飛んだような状態になります。現実への認識を失い、事件・事故当時の心理状態に陥ります。加害者が近くにいると思って暴れたり、火事のにおい、ケガの痛みを感じると訴えたりします。

事件を擬似的に再体験する

突然、青ざめて体がかたまる

身の安全を守ろうとする

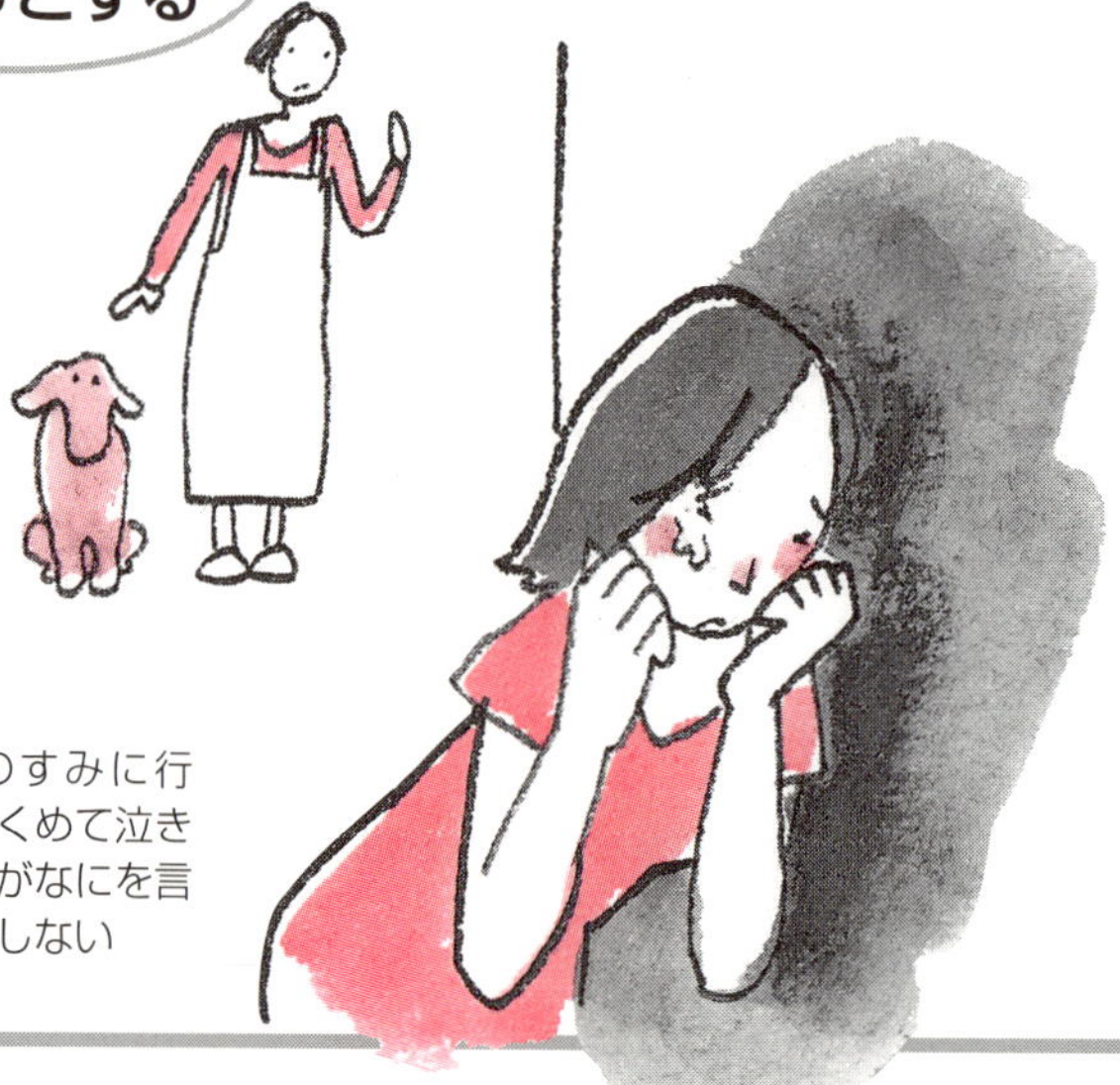

急に部屋のすみに行き、身をすくめて泣き出す。周囲がなにを言っても安心しない

子どもの場合

体験を遊びで再現

被害者が子どもの場合、再体験症状が遊びのなかに現れることがあります。おもちゃや道具を使って、被害を再現します。遊んでいても、表情はこわばります。

- 交通事故をおもちゃで再現
- ぬいぐるみに暴力をふるう

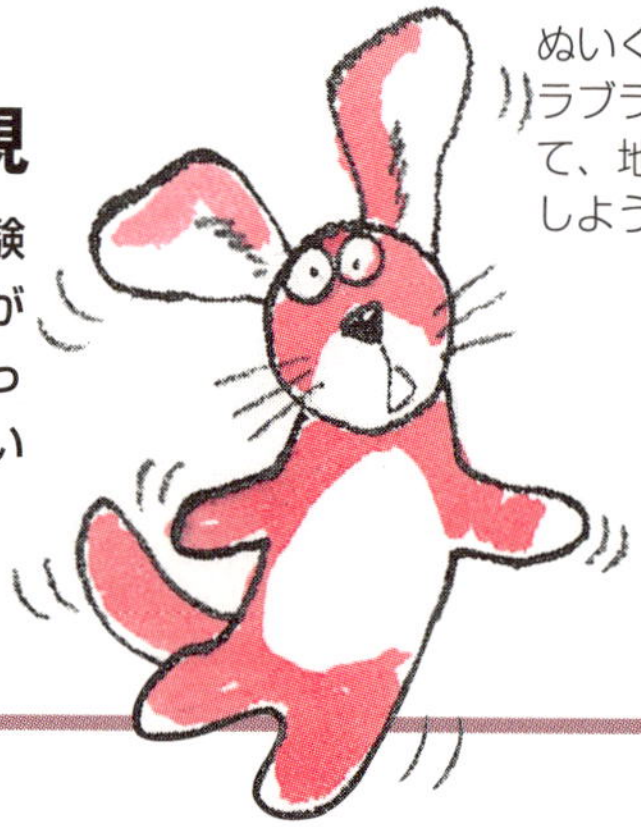

ぬいぐるみをブラブラと揺らして、地震を再現しようとする

学校や職場に通えなくなる

フラッシュバックは、本人にとってとても苦しい症状であるため、生活に多大な影響をおよぼします。仕事や家事ができなくなったり、学校に通えなくなったりする人が、少なくありません。

気づいたらできるだけ早く治療を

この現象は、本人の努力や周囲のアドバイスで治るものではありません。できるだけ早く、専門家に相談してください。

本人は、フラッシュバックにおそわれている間、周囲の状況がわからなくなっている場合があります。また、自分の力では防げず、途方にくれています。周囲がこの現象の深刻さを認識して、本人に受診を勧めるべきです。

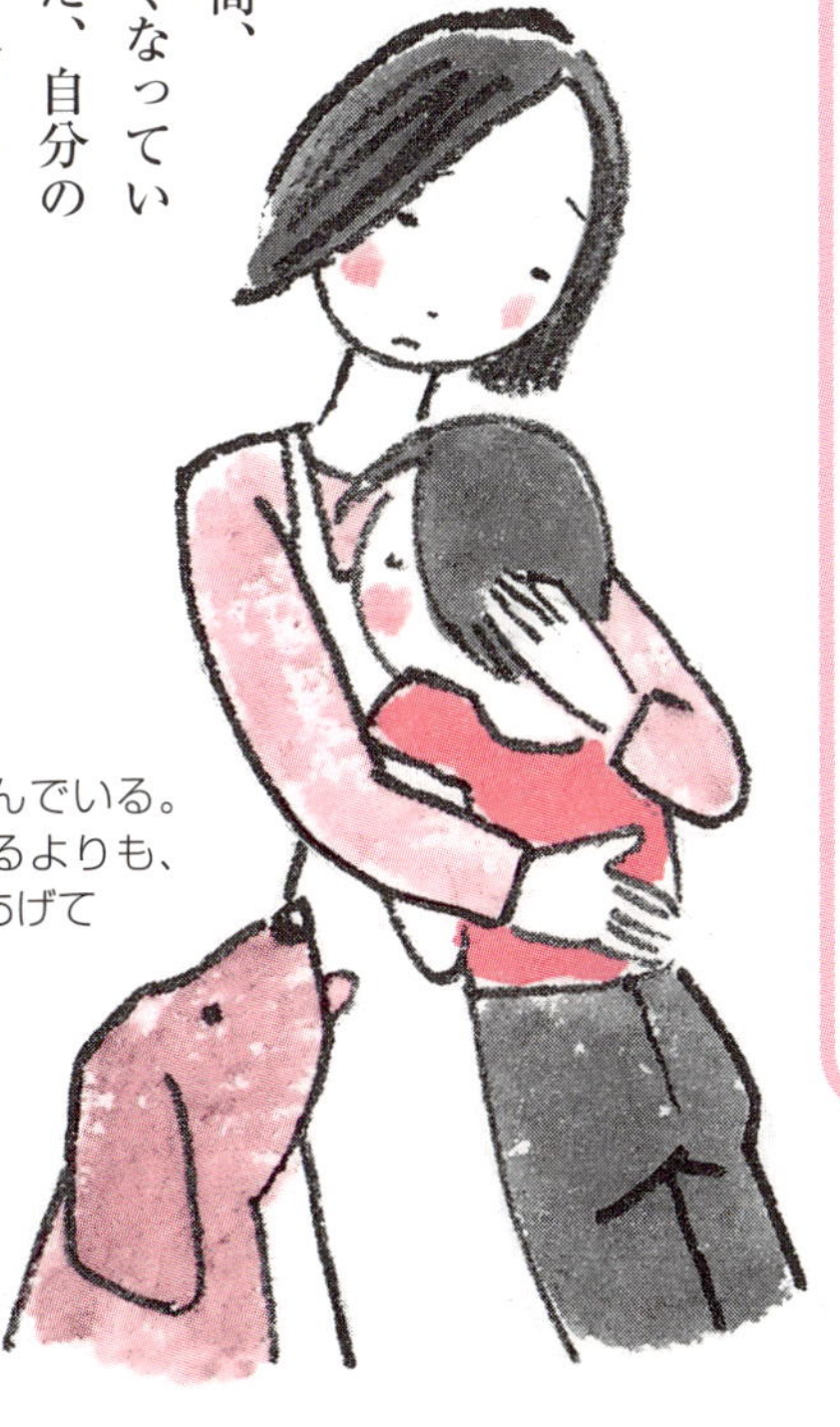

本人は苦しんでいる。言い聞かせるよりも、身を守ってあげて

生活の変化　日常のことが手につかなくなる

記憶におびえて、生活に落ち着いてとりくめなくなります。家族や友人など、見知った人が犯人の姿にみえ、思わず突き飛ばすことがあります。

- 落ち着いて本も読めない
- 急に部屋を飛び出す
- つらさのあまり自傷行為をする

対処法　まず安全を確保する

フラッシュバック現象は、ときには危険にさえつながる症状です。治療を受け、予防することが第一ですが、起きてしまったときには、まず安全を確保することが大切です。

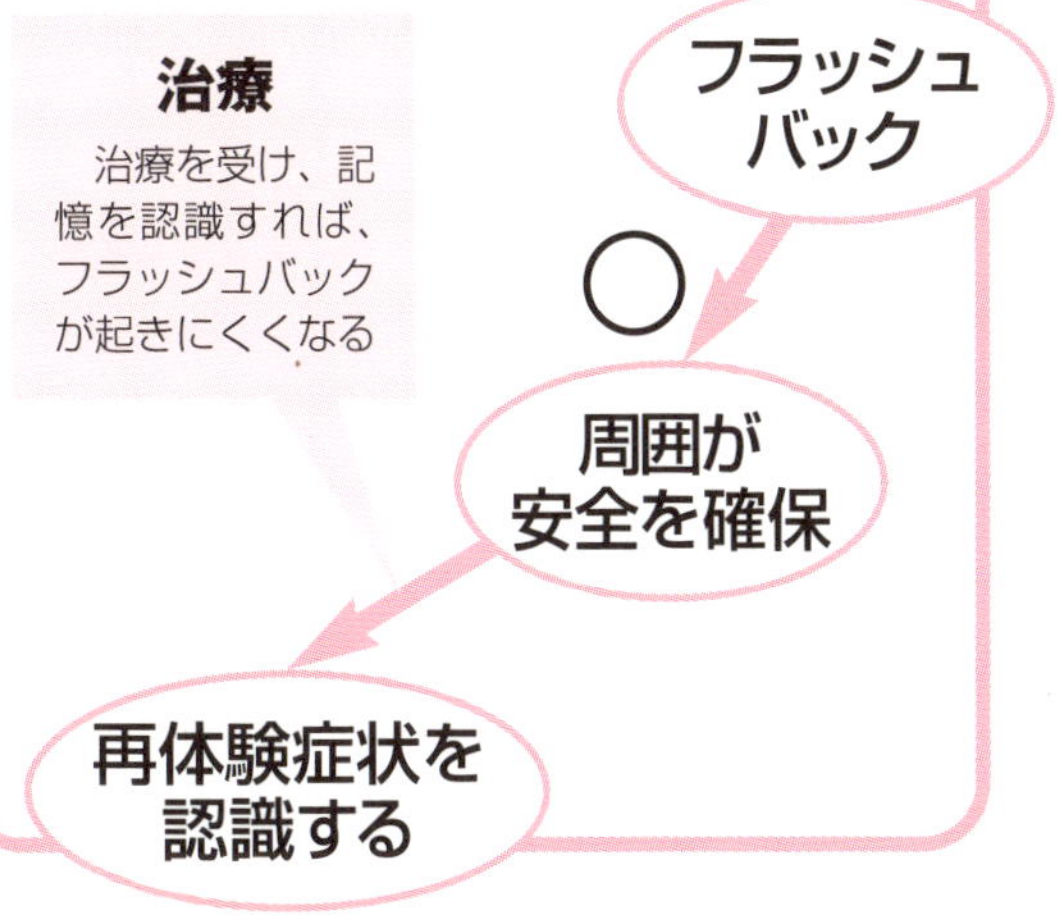
治療
治療を受け、記憶を認識すれば、フラッシュバックが起きにくくなる
フラッシュバック
周囲が安全を確保
再体験症状を認識する

回避・まひ

似たような状況をおそれ、さけようとする

事件や事故を思い出すのがつらくて、現場に行けなくなったり、当時の関係者に会えなくなってしまうことがあります。回避症状というトラウマ反応です。

トラウマによる苦しみ

トラウマ体験に関連するものをさける

トラウマ体験のことをできるだけ考えたくないと思い、関連するものすべてをさけようとします。また、なにごとにも興味がわかなくなる症状も出てきます。

事故現場に行けない

事故の車と同じ色や車種の車をさける

興味や関心を失う

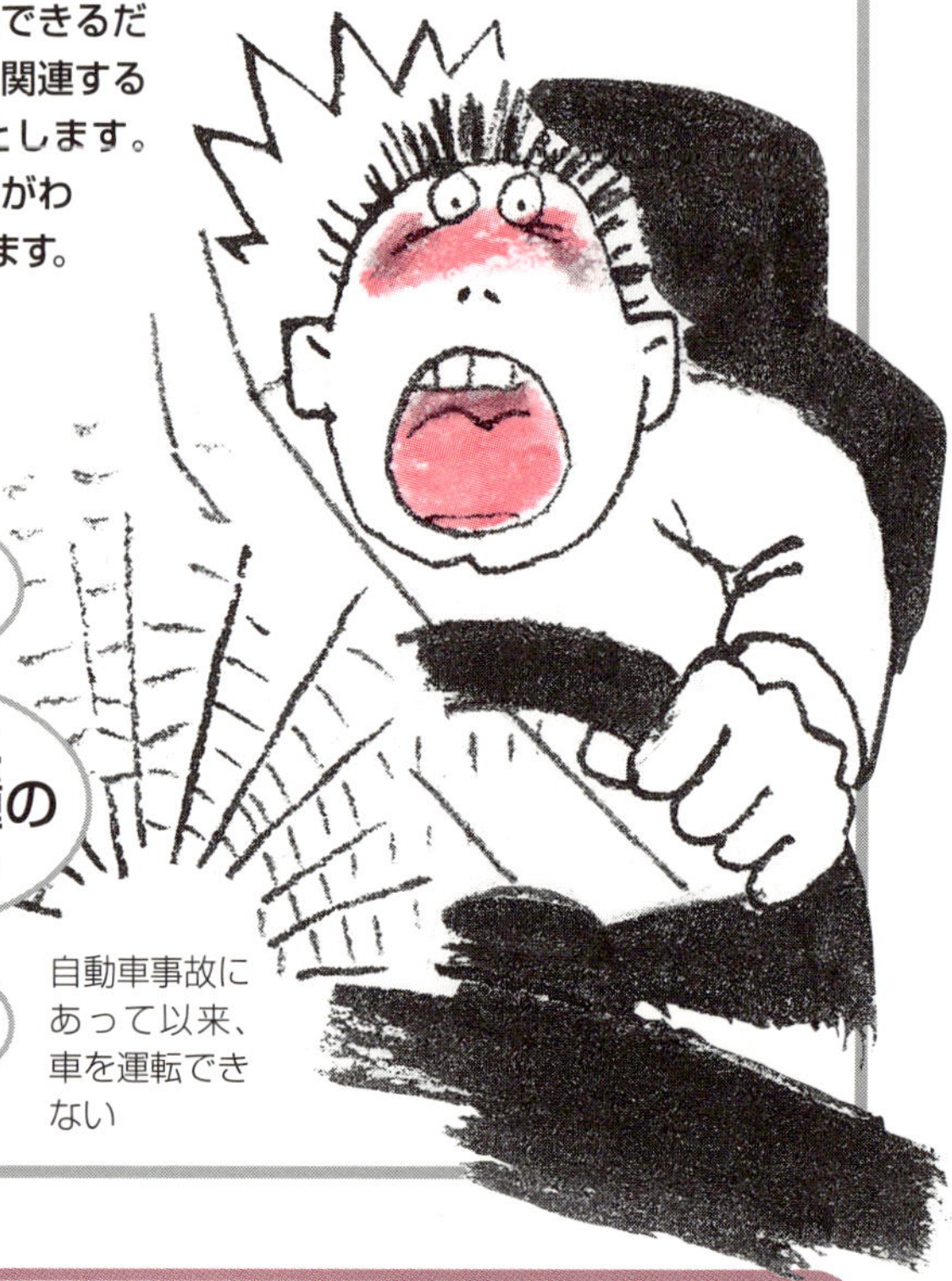

自動車事故にあって以来、車を運転できない

女性の場合

性的被害の回避症状

性暴力の被害にあった女性にとって、家族や警察に相談するのは、体験を思い出すつらい行為です。その苦しみをさけようとして、ひとりで悩み、泣き寝入りしてしまう場合があります。

- ●男性が多いところには近づけない
- ●被害のことを話したがらない

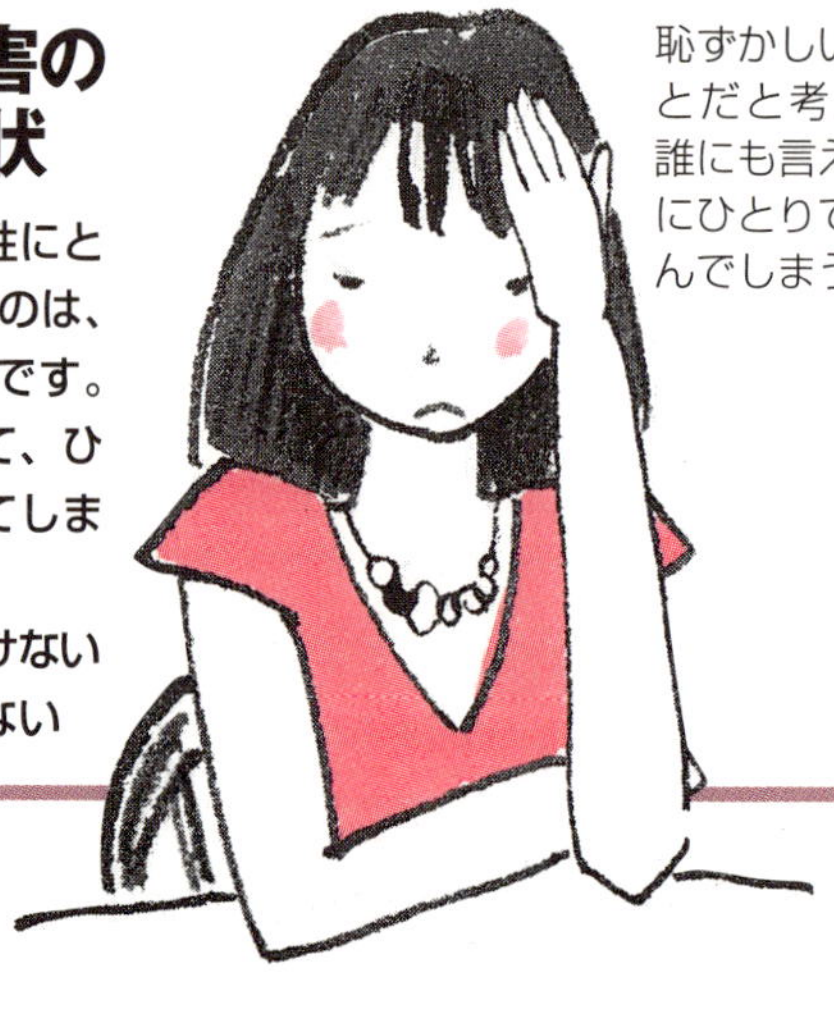

恥ずかしいことだと考え、誰にも言えずにひとりで悩んでしまう

対処法 回避しすぎないように調整

「嫌なものをさける」という行為自体は、自然な反応であり、悪いことではありません。しかし、それが度を超すと、生活に支障が出ます。回避のもたらす弊害をきちんと意識しなければいけません。

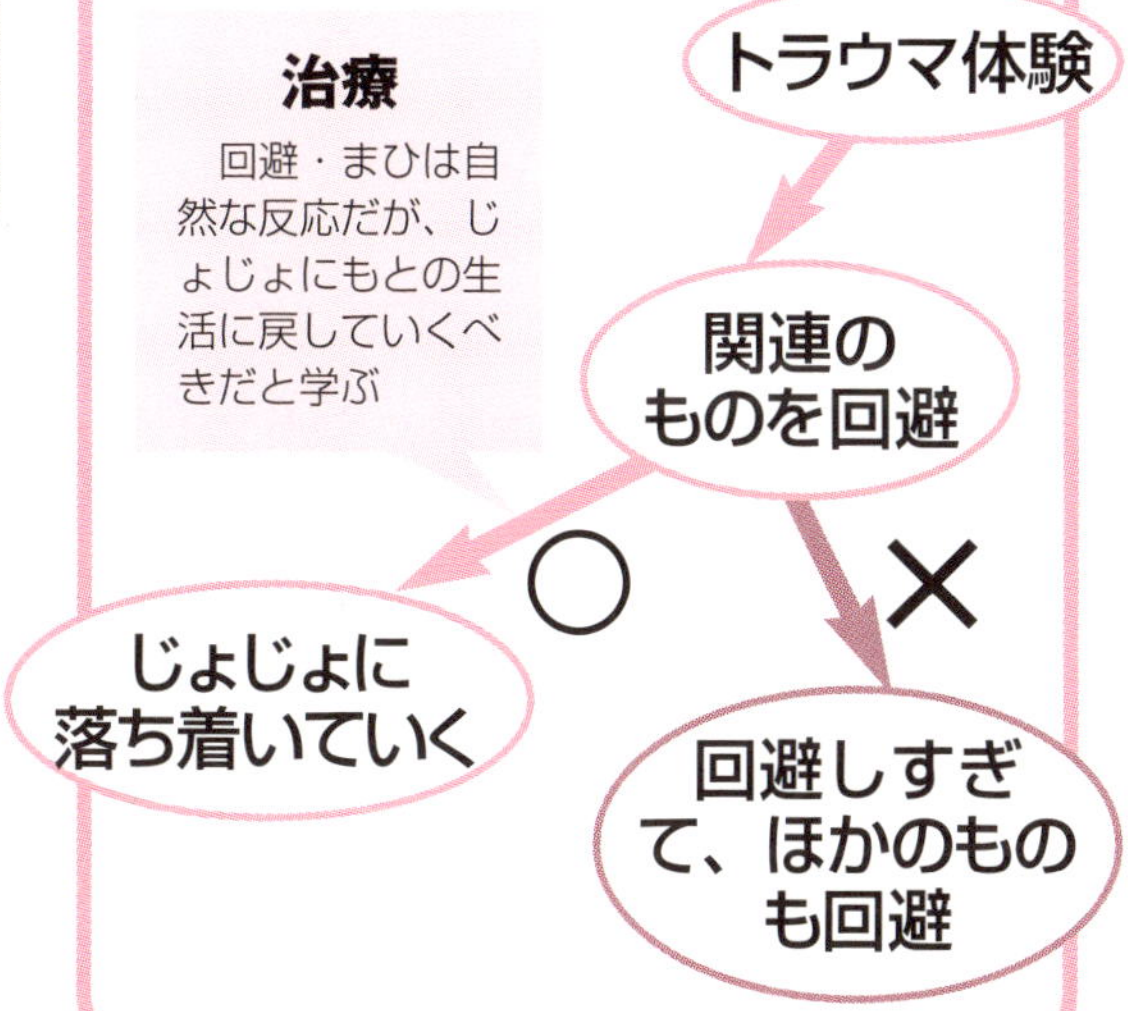
トラウマ体験
関連のものを回避
○
じょじょに落ち着いていく
×
回避しすぎて、ほかのものも回避
治療
回避・まひは自然な反応だが、じょじょにもとの生活に戻していくべきだと学ぶ

生活の変化 行動範囲がせまくなっていく

関連事物をなにもかも回避するため、できることが減っていきます。行動範囲がせまくなって、人との接触をさけ、感情的にまひした生活になります。

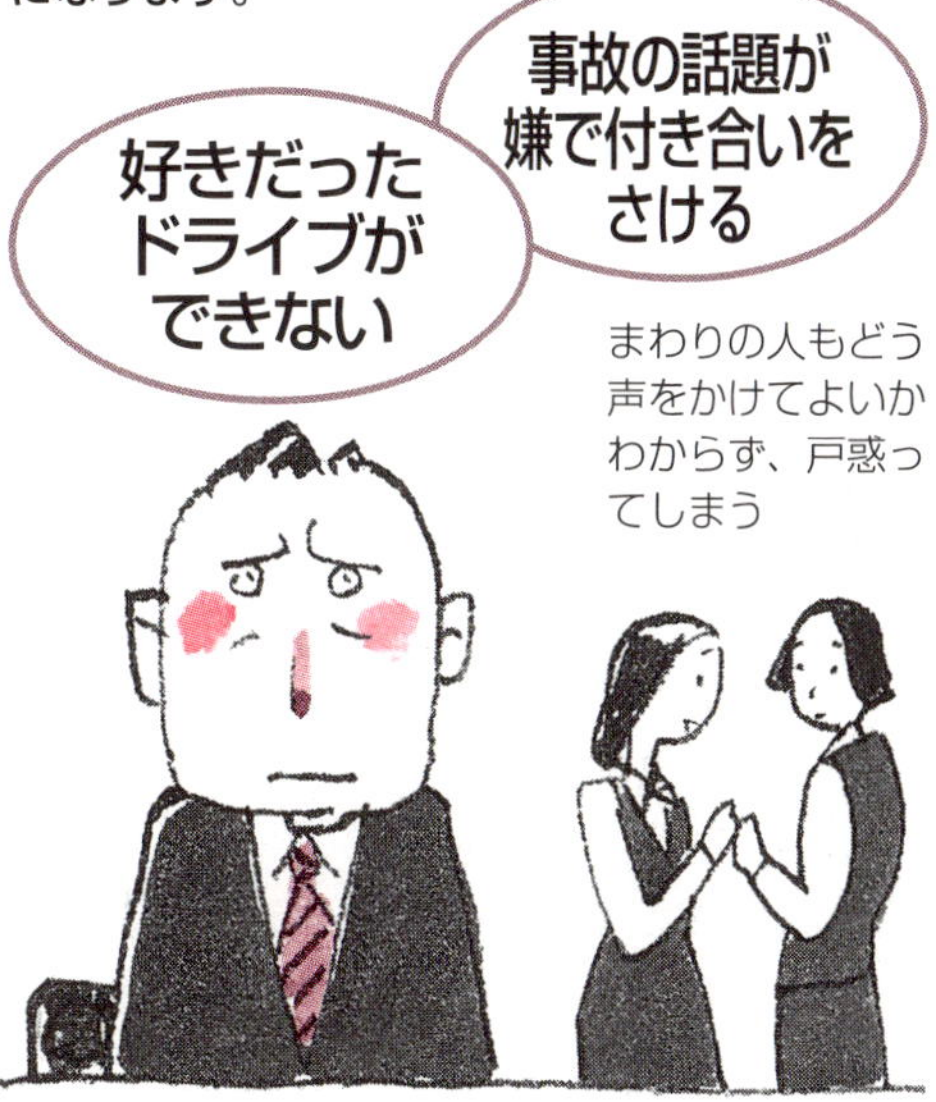
事故の話題が嫌で付き合いをさける
好きだったドライブができない

まわりの人もどう声をかけてよいかわからず、戸惑ってしまう

再体験と対照的な「忘れる」症状

嫌なことを思い出してしまう再体験症状とは反対に、嫌なことを忘れよう、忘れようとして、生活に支障が出てしまうのが、回避・まひ症状です。

いろいろなものをさけているうちに、行動範囲がせばまり、意欲や関心がとぼしく、いきいきとした感情が感じられなくなります。

再体験と並行して現れる

回避・まひは、再体験の反動ともいえる症状です。

トラウマ体験を思い出したくないために、体験に関連するものから逃げようとします。その行動が極端になって、日常生活を満足に送れなくなっていくのです。

ですから、この症状は再体験と並行して現れます。嫌な記憶を思い出して苦しみ、それをさけるために回避行動に走る、という悪循環に陥っていくのです。

過覚醒

つねに緊張していて、物音や接触をこわがる

一度、つらい出来事にみまわれると、神経が過敏になって、ちょっとしたことにも過剰に反応してしまうようになります。この過覚醒も、トラウマの影響です。

トラウマによる苦しみ

音や人の動きに過剰反応してしまう

災害や事故にあったときの記憶が頭にのしかかっていて、身の安全を確信できない状態です。つねに強い緊張感を感じています。小さな物音や人の動きに対して、過剰な驚きを示します。

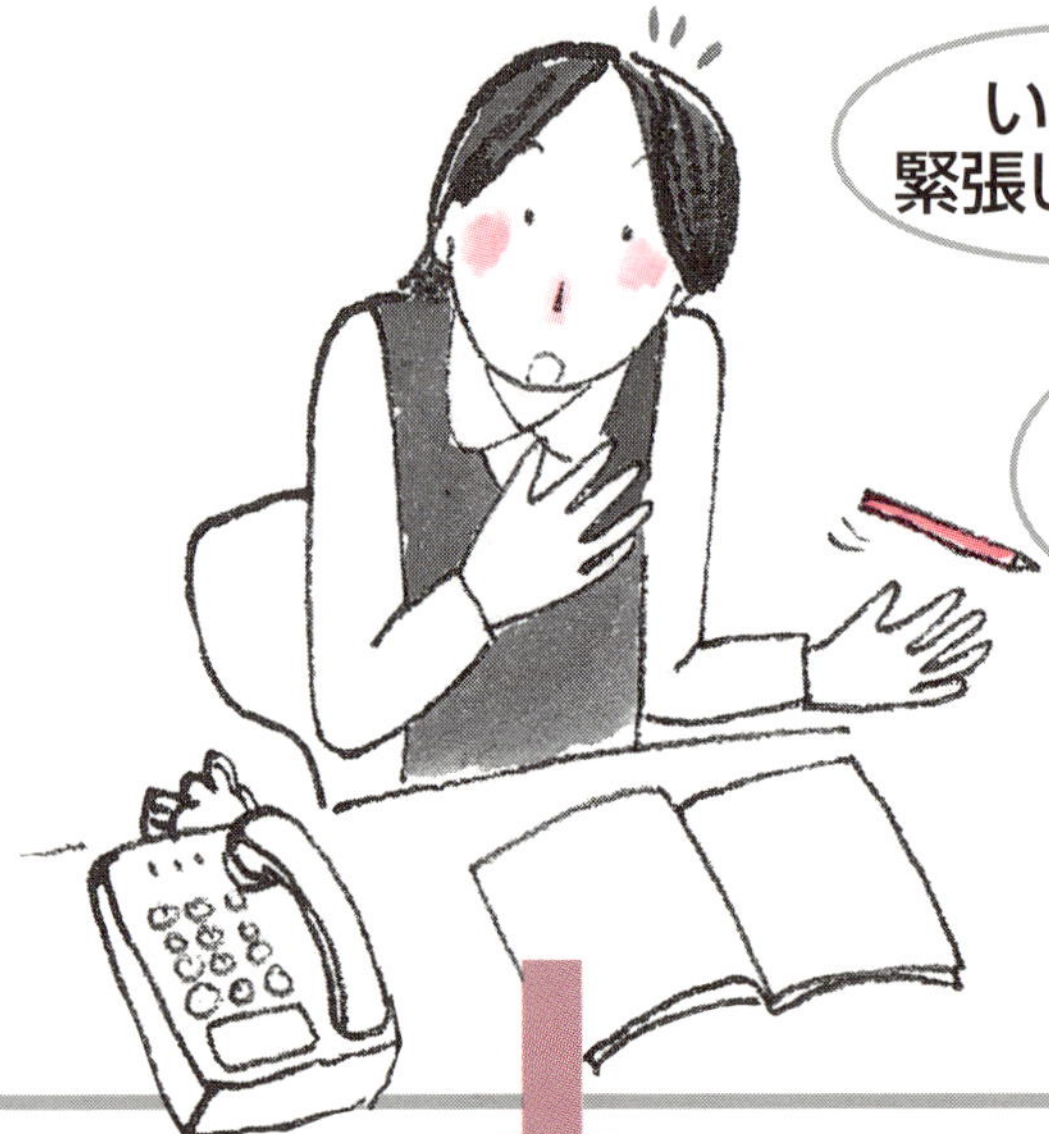

小さな物音で飛び上がるように驚く
いつも緊張している
まわりで人が動くとぎょっとする

仕事中に突然の物音にビクッとしてしまう

生活の変化

なにごとにも集中できない

小さなことに気をとられるため、仕事や勉強に集中できません。気の休まる時間がなく、心身ともに疲れて、生活が破たんしていきます。

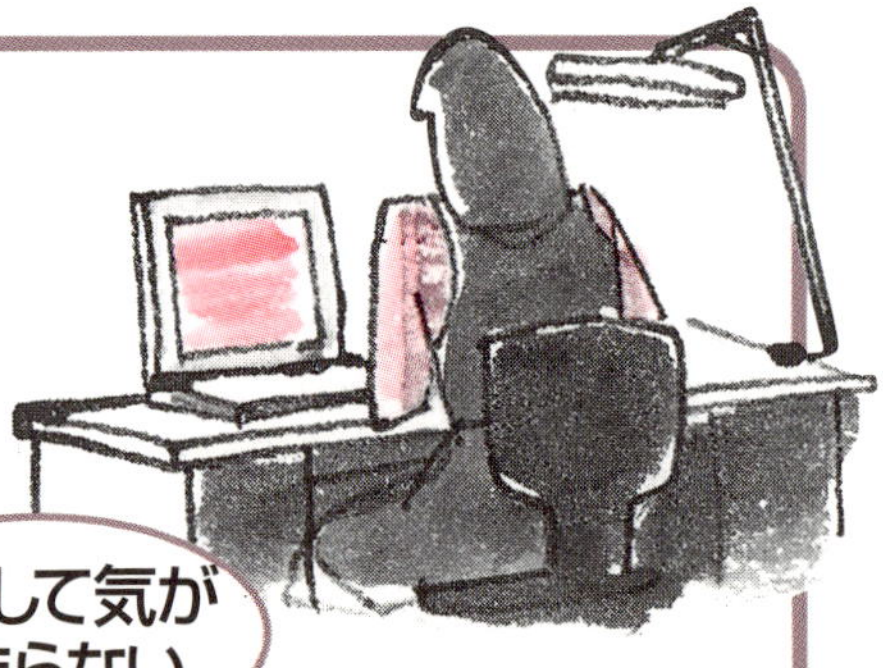

緊張して気が休まらない
以前できた仕事ができない

集中力がとだえて、仕事がはかどらない

どこにいても気が休まらない

誰でも、重要な仕事をこなすときには、緊張するものです。しかし、それはかぎられた状況の話で、仕事が終われば緊張感から解放されます。

トラウマ体験による過覚醒症状では、そうはいかず、緊張感が延々と続きます。つねに気が抜けない状態で、心身の疲労がかさんでいきます。

自律神経の緊張状態が続く

人間の体には、緊張と弛緩《しかん》を制御する自律神経があります。過覚醒は、トラウマ体験のショックによって、その自律神経の働きに乱れが生じ、つねに緊張してしまっている状態です。

緊張が続くことによって、集中力が低下したり、怒りっぽくなったり、臆病になったりします。神経質な人だと思われがちです。

事件後に緊張感が高まるのはふつうでは？

事件や事故の被害にあったら、その後は警戒心を強めるのがふつうです。そうなれば、緊張感が高まることもあるでしょう。

しかし、過覚醒の緊張感は、そういった心理とは根本的に異なります。自分で意識して警戒しているのではなく、無意識に過剰反応してしまうのです。ですから、自分で自分を制御できません。

対処法　時間をかけてやわらげていく

緊張感を、一気にとりはらうことはできません。こわいものはこわいと割り切って、少しずつやわらげていきましょう。出勤することが難しければ、最初は休んでもかまいません。

トラウマ体験 → 極端な緊張状態 → 少しやわらぐ → じょじょに慣れていく → もとの生活に

トラウマ体験直後には、極度の緊張状態におかれる場合がある

治療

体験を克服して、少しずつ安心感を高めていく

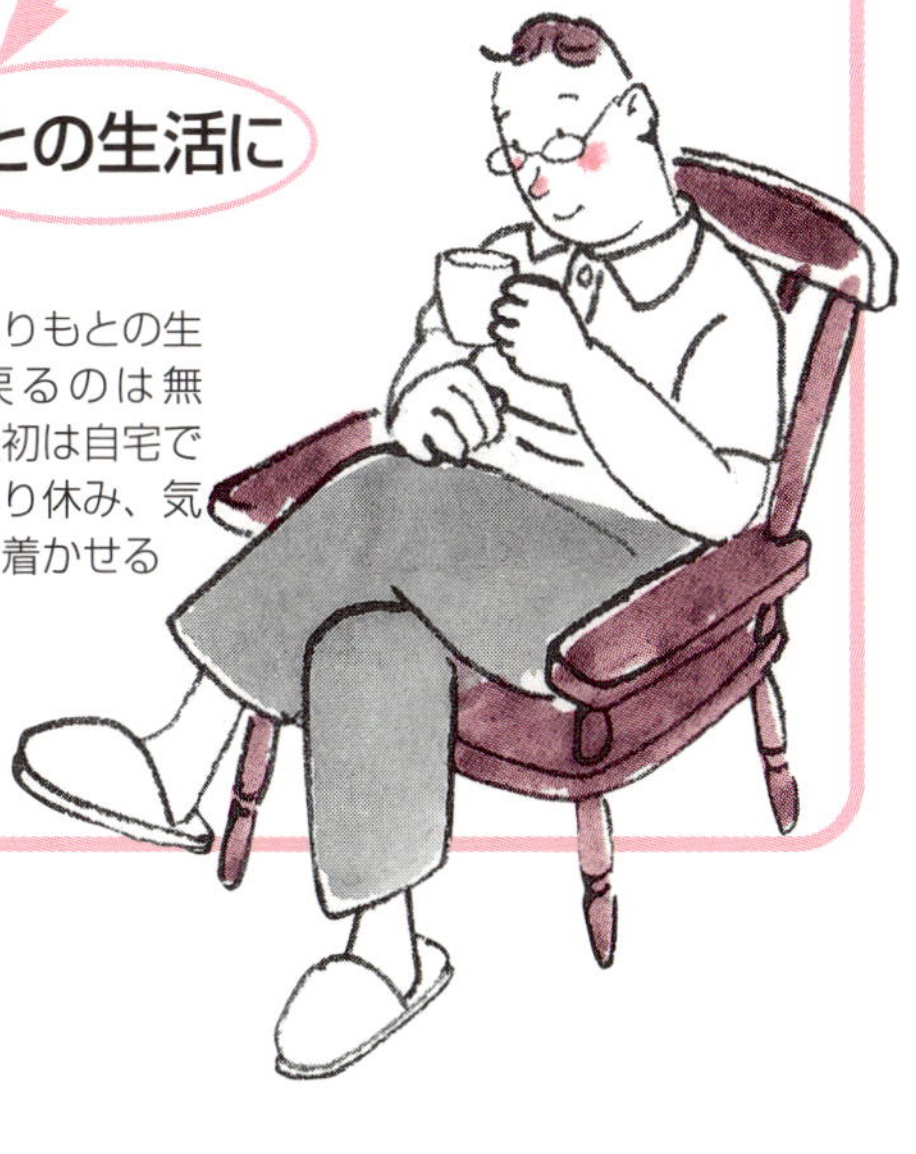

いきなりもとの生活に戻るのは無理。最初は自宅でゆっくり休み、気を落ち着かせる

解離

感情がまひして、悲しめなくなる

トラウマ反応には、言動に表立った変化が出ないものもあります。感情表現が少なくなり、悲しみや苦しみを感じているようにみえない解離症状です。

トラウマによる苦しみ

本当はつらいのに感情にならない

大切な人を亡くしたり、被害にあったりしてつらいのに、あるときから現実感がなくなり、悲痛感や不安、恐怖を感じにくくなります。涙が出ることもなく、感情がまひしたような状態が続きます。

突然の家族の死がドラマのシーンのように思える

ケガをしたのに痛くない

こわいはずなのになにも感じない

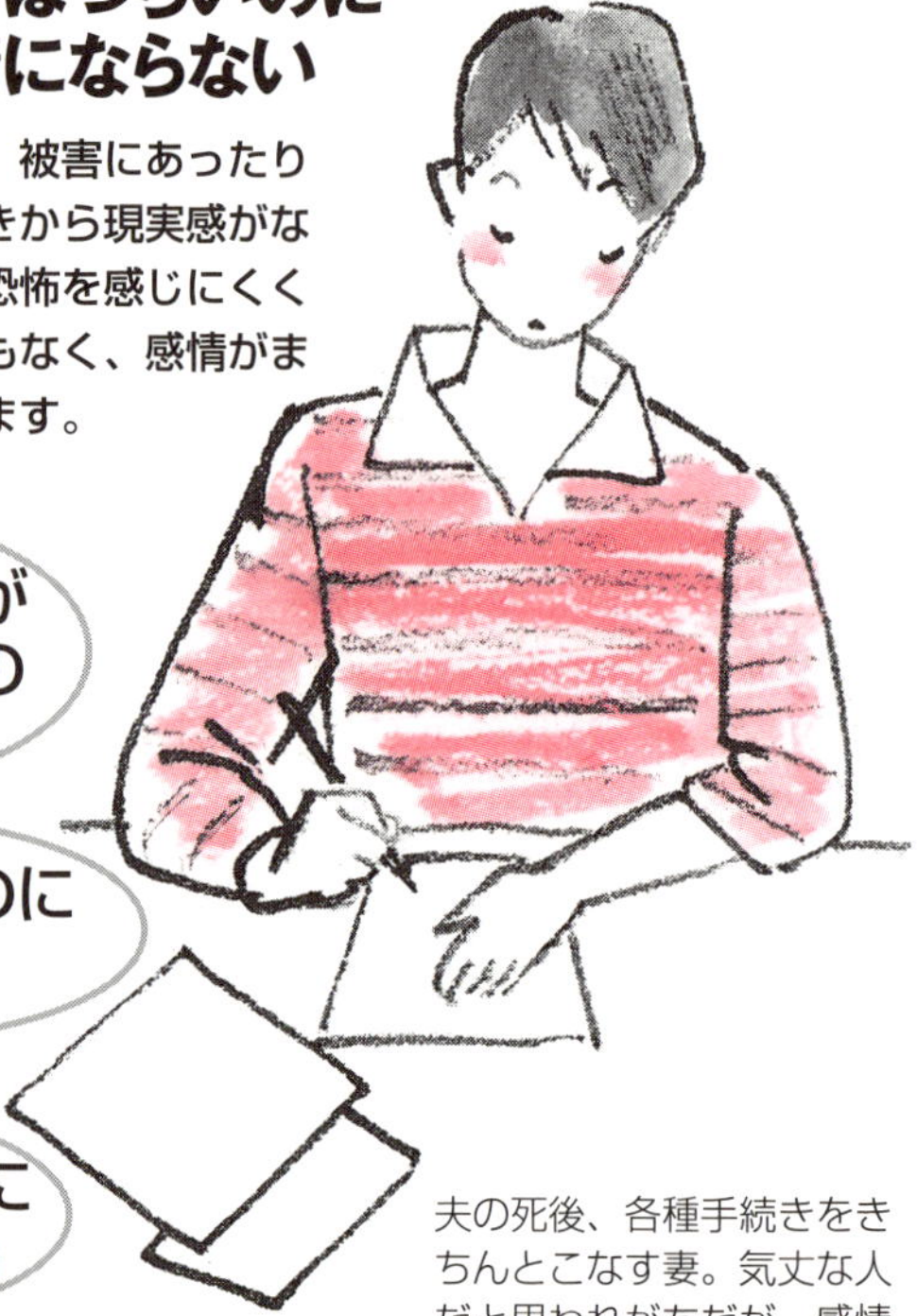

夫の死後、各種手続きをきちんとこなす妻。気丈な人だと思われがちだが、感情がまひしている場合もある

子どもの場合

自分はつらくないと思いこむ子がいる

虐待や暴力を受けた子は、つらい現実から目をそむけるために、感情を遮断している場合がありますが、周囲の大人が気づかなければいけません。

- ときどきぼんやりして上の空になることがある
- 日によって態度や性格が大きく異なる

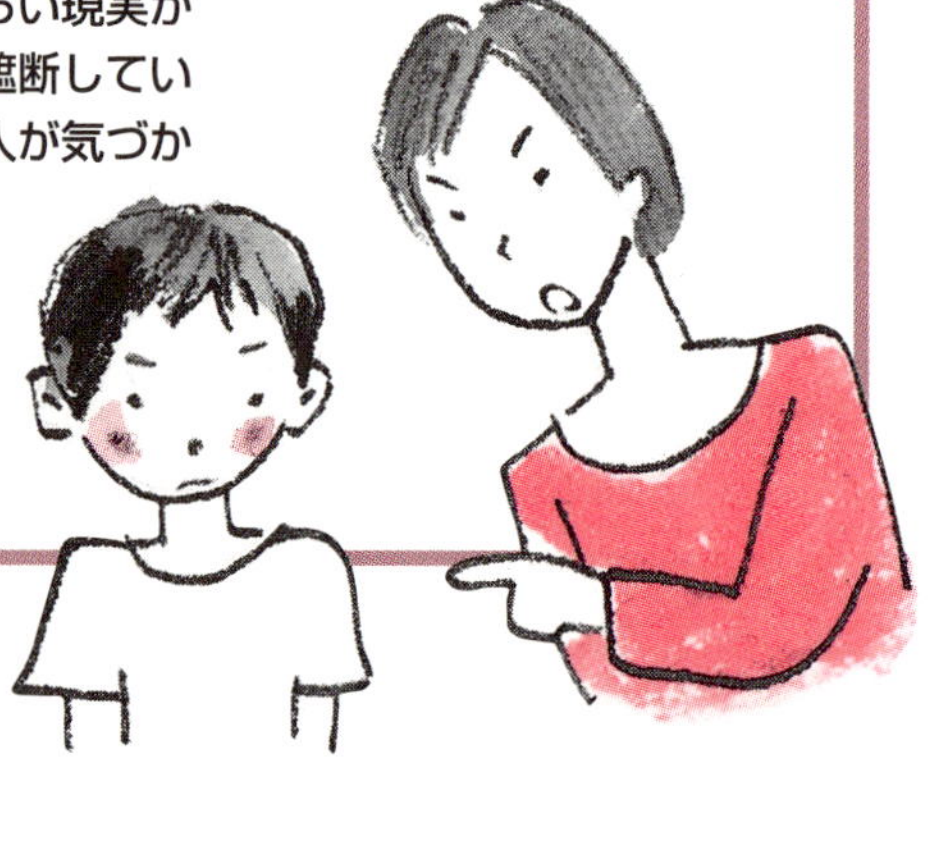

しかられても無表情の子ども。なにも感じていないようにみえる

あまりにもつらいと心が凍りつく

解離症状とは、心が凍りついたような状態になることです。

家族との死別や暴力事件などを体験したとき、その悲しみや苦しみを受け止めきれず、心がかたまってしまうのです。

気持ちが混乱した状態にもかかわらず、表面的には平然として、葬儀を進めたり、警察の事情聴取に応じたりすることがあります。

しばらくたってから急に悲しくなる

解離は多くの場合、一過性の症状として現れています。

トラウマ体験からしばらくたって、考える余裕ができると、悲しみを急に強く感じたり、行動する気力を一気に失ったりします。

一過性で終わらず、慢性化すると、パーソナリティ障害に陥ることもあります。いずれにせよ、周囲が解離症状に気づいて、サポートをすることが必要です。

対処法 周囲が先を見越してサポートをする

トラウマ支援の心がけとして、解離症状を知っておくことが大切です。事件・事故の直後にはとくに問題なくすごしているようにみえた人が、その後しばらくしてPTSD症状に苦しむことがあります。先を見越してサポートをしましょう。

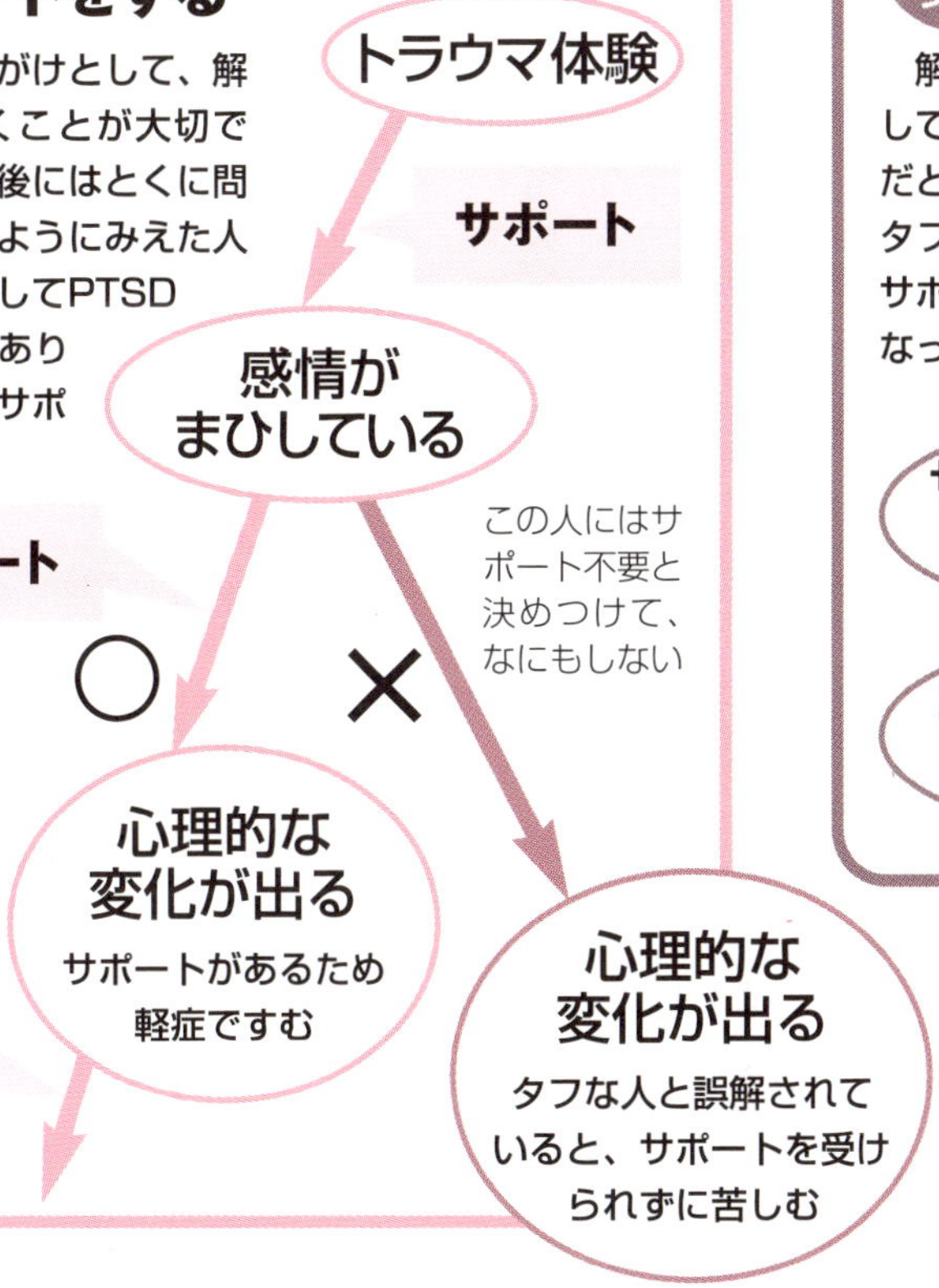

トラウマ体験
サポート
感情がまひしている
サポート
○
症状の有無にかかわらず、心理面、生活面のサポートを
×
この人にはサポート不要と決めつけて、なにもしない
心理的な変化が出る
サポートがあるため軽症ですむ
治療
生活に支障が出るようであれば、その対応をしていく
心理的な変化が出る
タフな人と誤解されていると、サポートを受けられずに苦しむ

生活の変化 軽症だと誤解される

解離症状は、精神的に安定してみえるため、周囲に症状だと気づかれません。反対に、タフで元気だと誤解を受け、サポートを受けづらい状況になっていきます。

サポートが少なく、孤立しやすい

あとから症状が出て苦労する

心理面

責任を感じて自己評価を下げ、消極的になる

トラウマ体験は特定の症状を引き起こすだけでなく、心理面に細かな変化ももたらします。考え方が消極的、否定的になる傾向があります。

トラウマによる苦しみ

恥ずかしさや責任感に悩む

事件や事故にあったことに対して、責任を感じます。実際には責任がない場合でも、罪悪感や恥辱感《ちじょくかん》をいだいて悩み、とりかえしのつかないことになったと、ひとり苦しみます。

ひとりだけ生き残って、亡くなった人に申し訳ないと考える

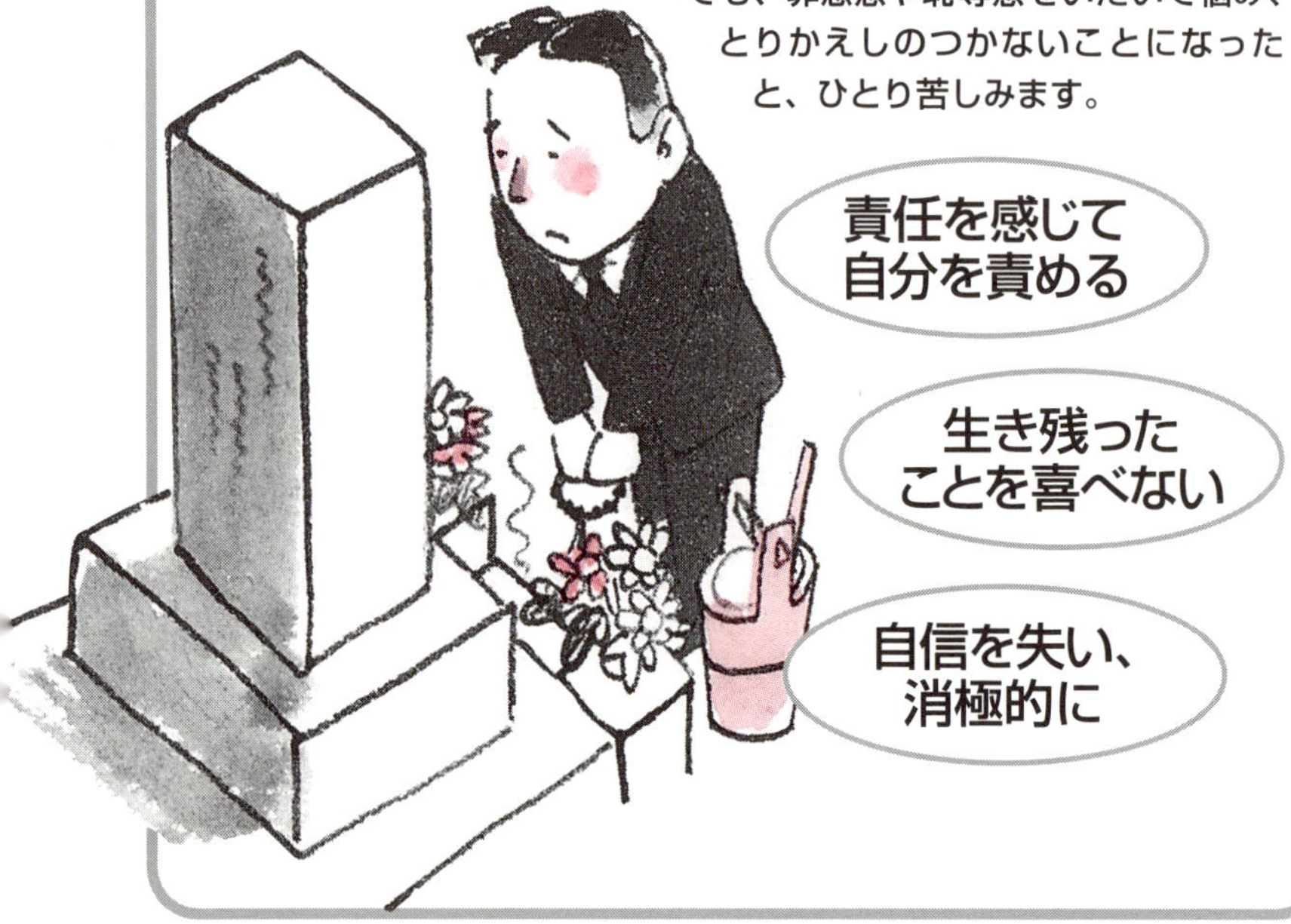

責任を感じて自分を責める
生き残ったことを喜べない
自信を失い、消極的に

遺族の場合

PTSD症状に「悲嘆《ひたん》」が加わる

身近な人を失ったときには、独特の変化が現れます。再体験や回避などのPTSD症状とともに、強い悲嘆におそわれるのです。死別した人を追い求め、思い出にしがみつくような言動がみられます。

- 故人を思い出し、その記憶にひたる
- 死や喪失を受け止められない

自分が悪いと考えてしまう

トラウマ体験をした人の多くが、体験によって自信を喪失します。たとえば性暴力の被害にあった人が、「自分は汚れてしまった」「事件は防ぐことができた」という

生活の変化　強く自己否定をして、生きる気力を失う

責任感や罪悪感をつのらせ、じょじょに自分そのものを否定するようになっていきます。生きる目標や気力を失い、自殺を考える人もいます。

投げやりな生き方をしはじめる

自己評価をいちじるしく下げる

目標をもてなくなる

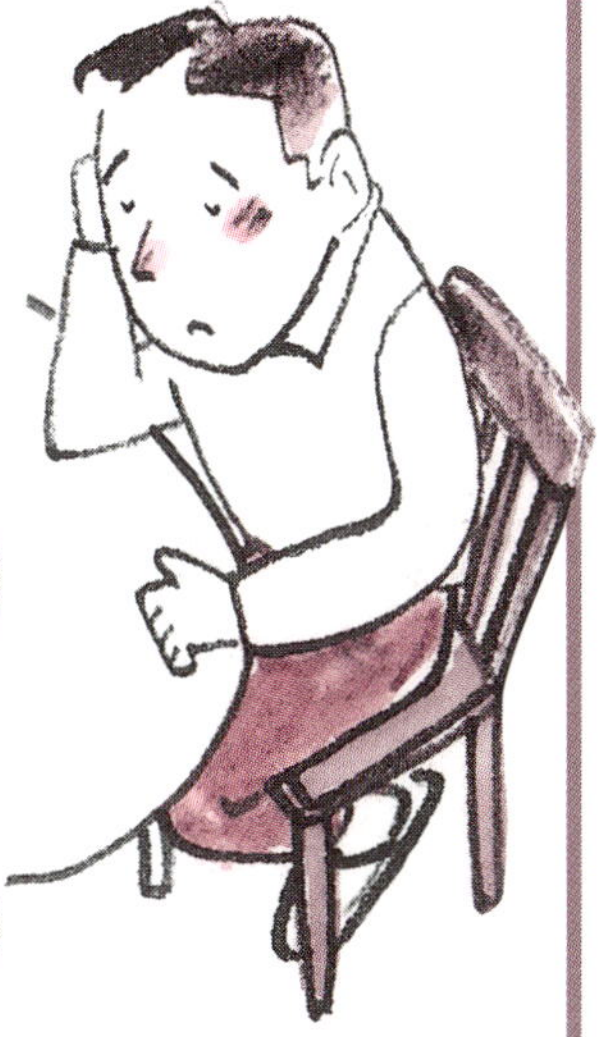

自分が死ねばよかったと悔やみ、落ちこむ

対処法　対話を通じて、認識をあらためる

ひとりで考えると、悪いほう悪いほうに向かってしまいがちです。人の意見を聞いて、客観的に考えることが大切です。周囲の人は積極的に対話をしてください。

強い自責感、無力感など

○

治療

自分のおかれた状況を客観的にみる。自分にできることを理解する

サポート

回復への意欲

思いにとらわれ、自己評価をじょじょに下げ、自分に対して否定的な考え方をするようになります。

なにごとに対しても消極的になり、人との間に溝を感じるようになります。

そういった否定的感情はトラウマ反応のひとつなのだと伝えて、考え方を変えるチャンスをつくることが大切です。

PTSDと悲嘆の違い

ＰＴＳＤは多くの場合、自分自身が悲痛な体験をして傷つき、その記憶に苦しみます。

いっぽう悲嘆は、大切な人やものを失い、その喪失感に悩むという症状です。

PTSD

さまざまな体験によって発症する。思い出したくないのに思い出す

悲嘆

主に死別・喪失体験によって生じる。故人の記憶にとらわれている

身体面

不眠や息切れ、集中力の低下が出る場合も

トラウマの影響で、不眠症や息切れ、めまいなどが起きることがあります。体質的な問題、心理的に不安定になっていることなどが原因と考えられます。

事件・事故のショックで心身症のように

ほとんどのトラウマ反応は心理面に起きますが、身体面にもいくつかの影響が出ます。動悸やめまい、手足のふるえなどです。

これらの症状は、自律神経の緊張によって起きていることがほとんどです。ですから、過覚醒の一環ともいえます。

身体症状は表に出るため、本人も周囲も、どうしても心配になるものですが、表面上のことばかりにとらわれて、対症療法だけですませていると、いつまでも完治しません。症状の裏にはトラウマ体験の影響があります。体験の記憶を克服しないかぎり、身体症状は完全にはおさまらないのです。

トラウマによる苦しみ

不安やいらだちが身体症状に

トラウマに悩まされ、心理的に落ち着かない状態が続くため、体のさまざまな部分に症状が現れます。仕事が困難になってしまう場合もあります。

過《か》呼《こ》吸《きゅう》症状を起こして倒れる

不安を感じると手足がふるえて止まらない

極度の不眠で体調不良に

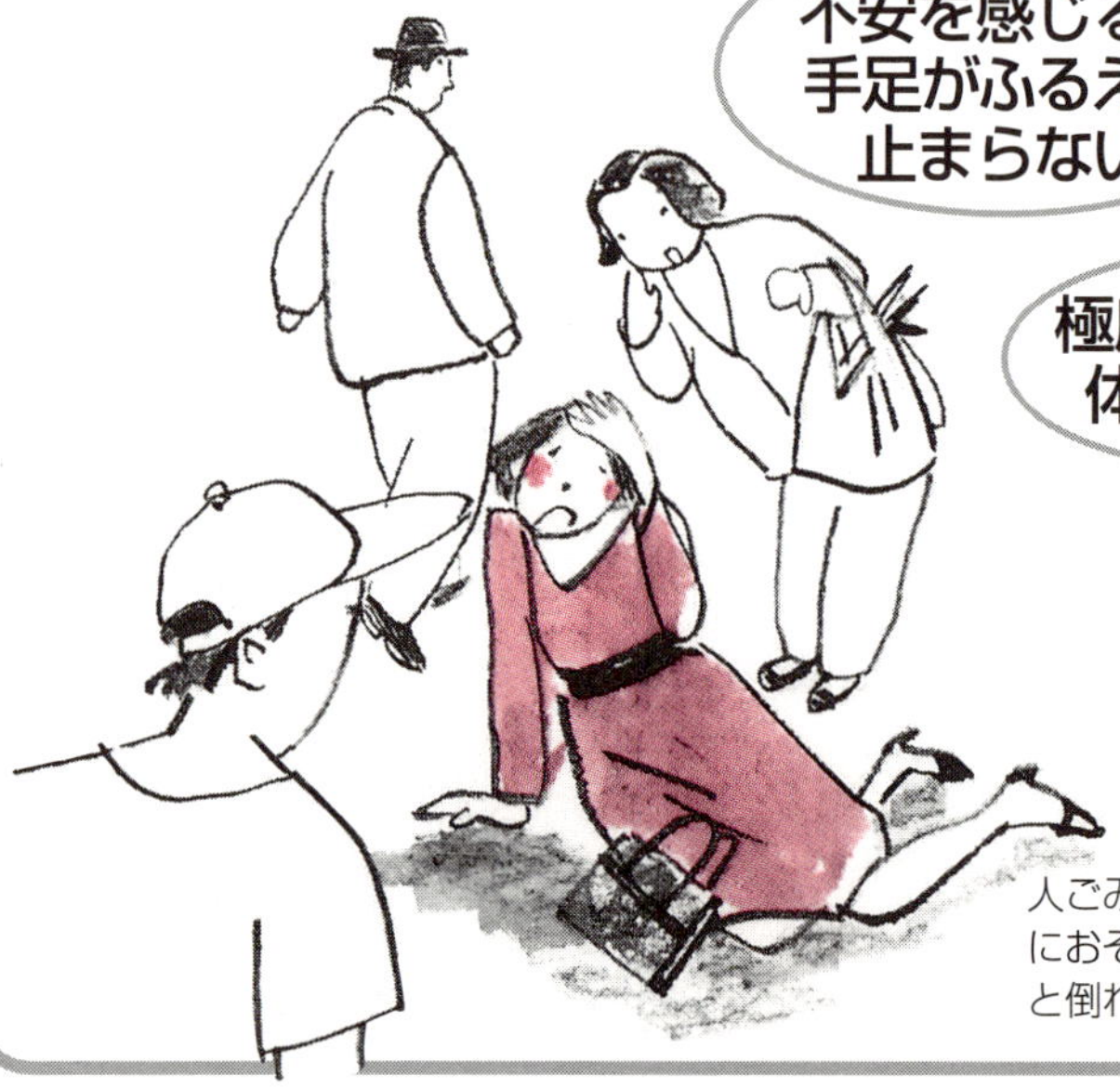

人ごみで突然めまいにおそわれ、フラッと倒れてしまう

対処法 トラウマを克服すれば身体症状もなくなる

身体症状の原因はトラウマ体験です。治療を受け、トラウマ反応に対処すれば、体の症状もじょじょになくなっていきます。

息切れ、手のふるえなどが起きる

○

治療

症状の原因がトラウマにあることを自覚し、PTSD症状に対処

→ **PTSD症状の軽減とともにやわらぐ**

×

なにも対処しないでいると、悪化する場合が多い

→ **生活に支障が出るほどに悪化**

○

薬物療法

→ **ひとまず身体症状に対処する**

治療

身体症状をおさえながら、トラウマへの対応も並行する

身体症状が重い場合は、まず症状をおさえてからPTSD治療へ

生活の変化 社会生活がますます困難に

PTSD症状によって心理的につらい問題をいくつもかかえるうえ、身体的にもつらくなると、生活を維持することが難しくなっていきます。

症状がこわくて外出できない

不眠症で日中の活動に影響が出る

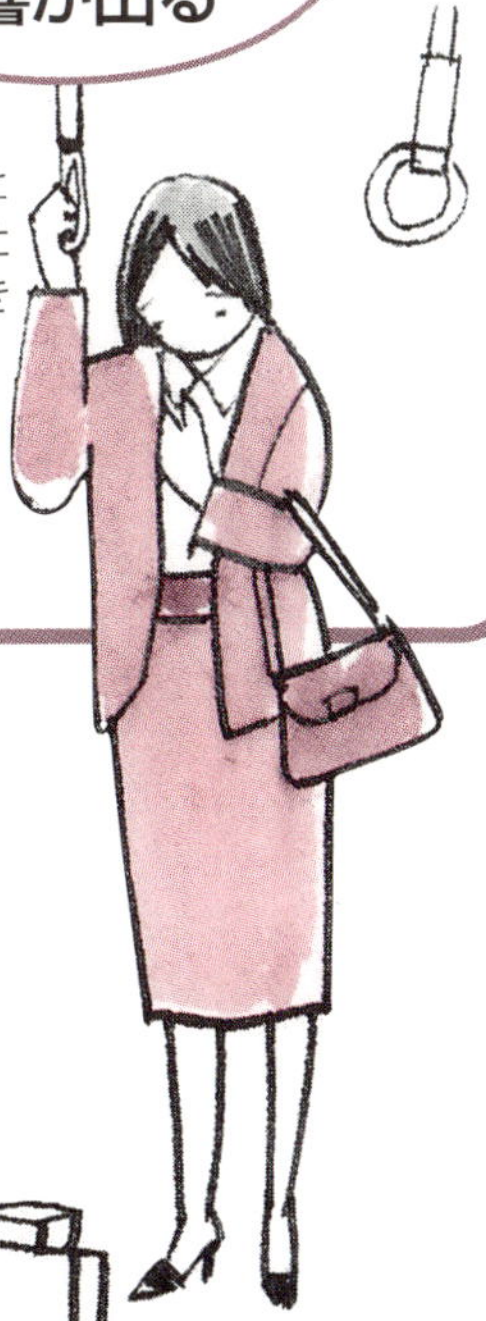
電車に乗ると不安になるため、出勤できなくなる

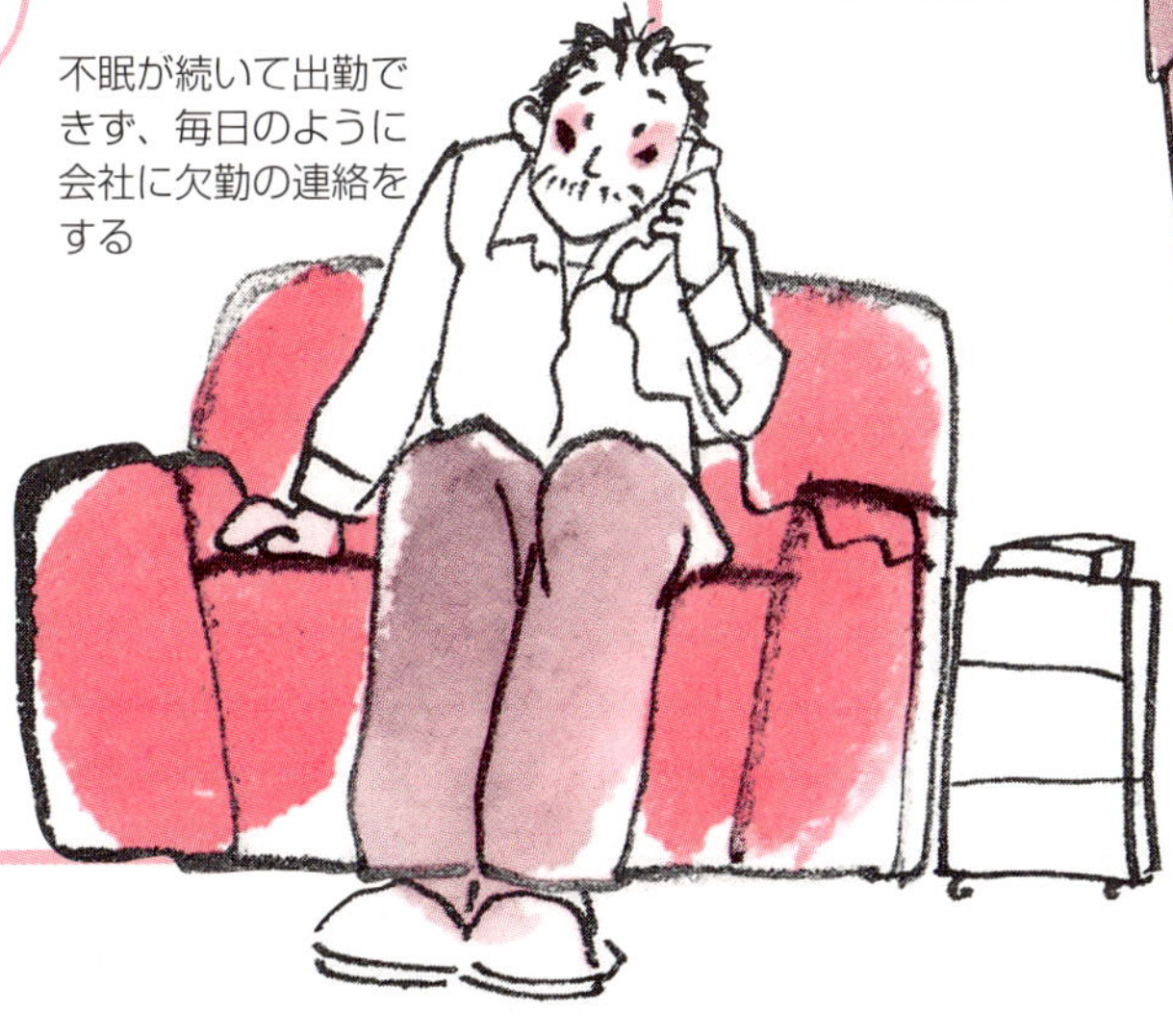
不眠が続いて出勤できず、毎日のように会社に欠勤の連絡をする

災害にあった人全員が、診察を受けるべきでしょうか？

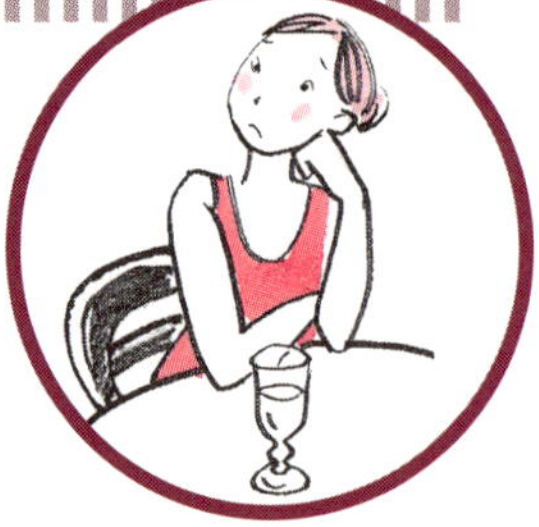

回復が進まない場合は受けたほうがよい

ＰＴＳＤ、トラウマという考え方が一般に広まるにつれ、この問題への危機意識が高まってきました。最近では、災害や事件のあとには、現地にカウンセラーが派遣され、被害者の心のケアをすることが多くなっています。

そういったケアを受けることには、確かな意味があります。症状を早期に発見して、適切な対応につなげることができます。

ただし、地震や台風にあったら必ず受診しなくてはならない、というわけではありません。自然に回復し、健康に影響がなければ、そのまま様子をみても大丈夫です。

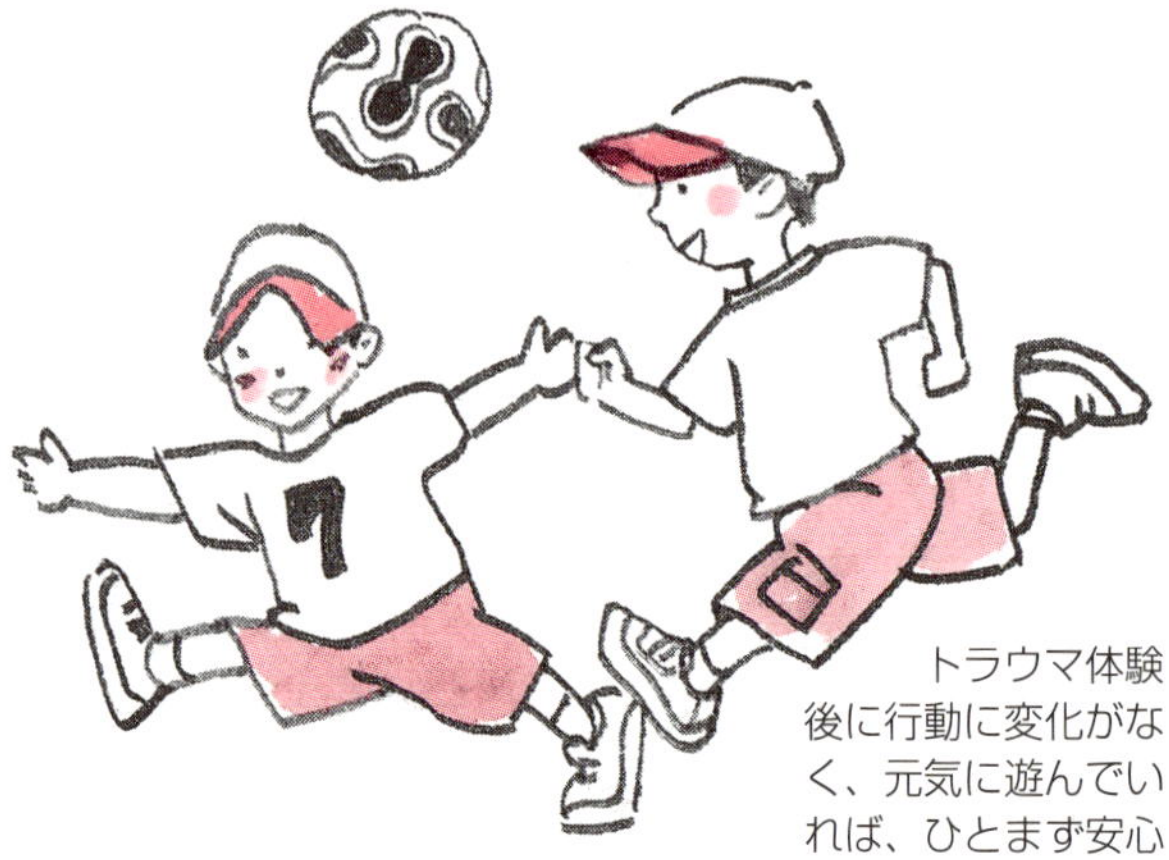

トラウマ体験後に行動に変化がなく、元気に遊んでいれば、ひとまず安心

生活に支障が出ているかどうかで判断する

災害時に、受診のめやすとなるのは、日常生活への影響です。

トラウマ体験となる災害にあって以来、用心深くなったり、緊張しやすくなったりするのは、誰にでも起こりうることです。生活を送るうえで問題がなければ、受診する必要はありません。

そういった変化が、生活を困難にするほど強く出ているときに、受診を考慮することになります。

用心深さが過剰になって誰も信じられなくなったり、夜も眠れないほどに緊張してしまったりして、生活に支障が出たら、医師やカウンセラーに相談してください。

3

治療は長期的な視野に立って

トラウマ体験にあい、PTSDやそのほかの病気だと診断された人は、
医学的な治療を受ける必要があります。
トラウマによって引き起こされる症状は、ほとんどが心理的なものですが、
時間がたってもなかなか治らないことがあります。
そのような場合は、長期的な視野に立って、少しずつ軽減させていきます。
PTSDの治療は、認知行動療法、薬物療法、EMDRなどが有効とされています。

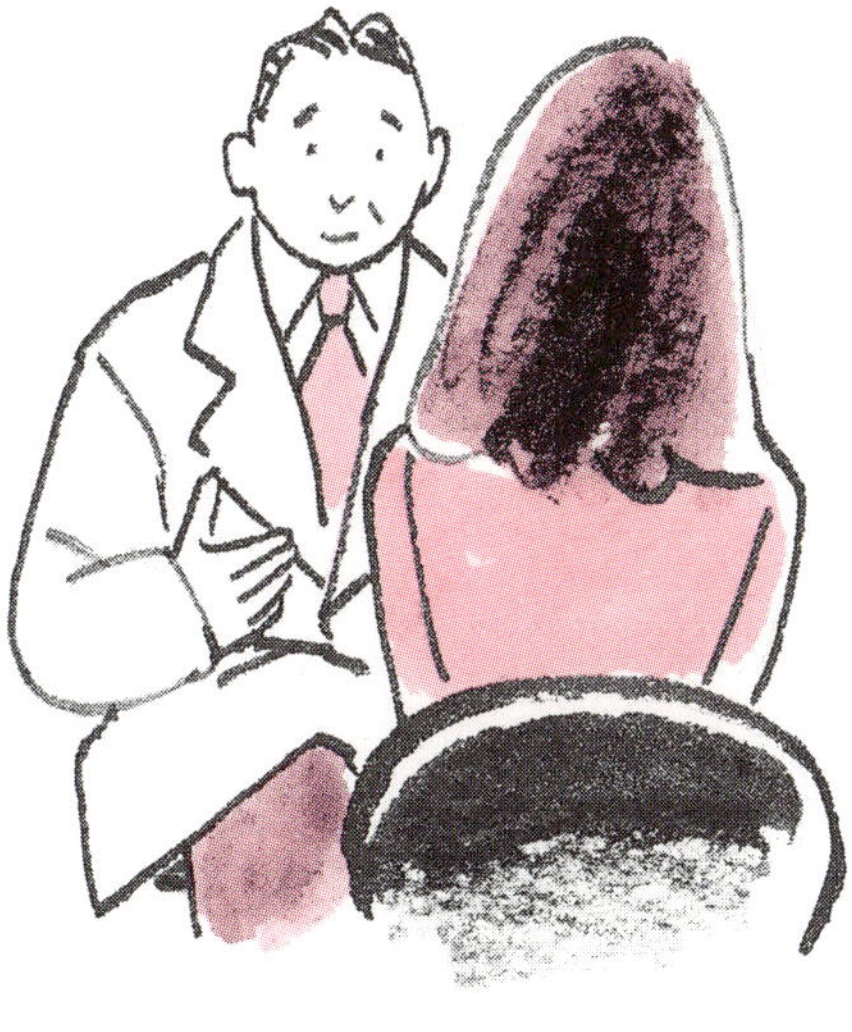

受診

専門の診療科はなく、精神科・心療内科が対応

医療機関に「トラウマ科」という診療科はありません。トラウマ反応やPTSDについては、精神科や心療内科を受診してください。

治療は精神科・心療内科へ

トラウマ関連症状の診断と治療は、精神科や心療内科など、メンタルヘルスを専門としている診療科で受けられます。

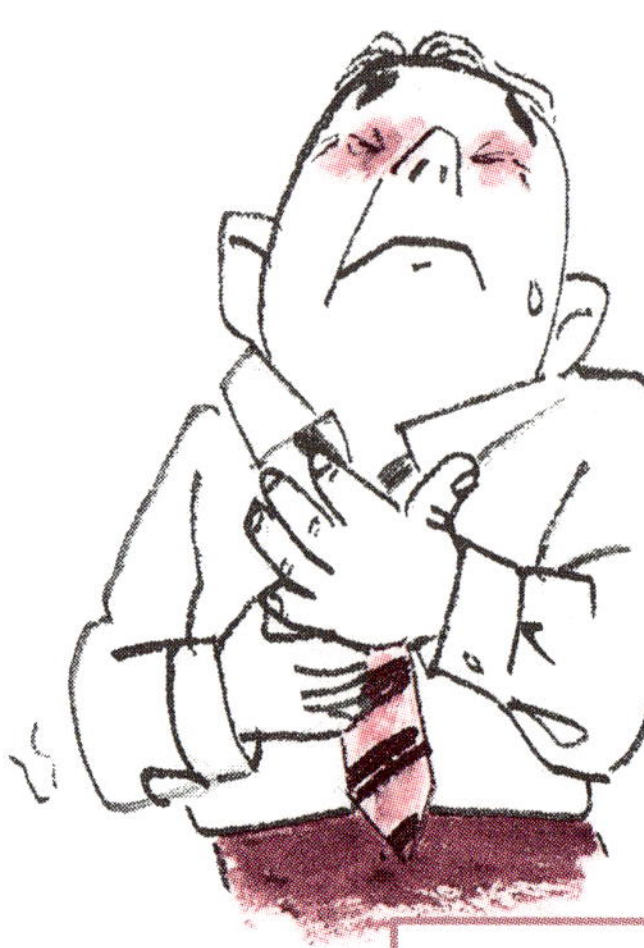

息苦しさやめまいなど、身体的な症状もみすごさないで

トラウマ反応による症状

再体験や回避などのPTSD症状のほかに、体調不良や精神的な落ちこみがつらい場合も受診を考える

誰に相談してよいかわからなかったら、かかりつけ医や職場の相談窓口など話しやすい相手に

医療機関や地域保健センター

職場・学校のカウンセラー

ほかの機関を訪れる必要があれば、受診先を紹介してもらえる

症状が重く、早く適切な治療を受けるべきだと判断したら、精神科・心療内科へ

PTSD症状が疑われ、相談をしたい場合は専門の相談機関へ。最近では全国規模の団体もある

専門の相談機関

トラウマ被害の支援団体

症状に応じて、適切な医療機関を紹介してもらえる

精神科・心療内科

メンタルヘルスを専門とする医療機関。メンタルクリニックなど、開業医のもとを訪れてもよい

相談機関や支援団体の探し方は、88ページ参照

トラウマの専門家は多くはない

日本でPTSDやトラウマの研究がさかんになったのは、1990年代に入ってから。新しい研究なので、専門家はまだあまり多くいません。支援団体や相談機関を訪れ、適切な受診先を紹介してもらうのもよい方法です。

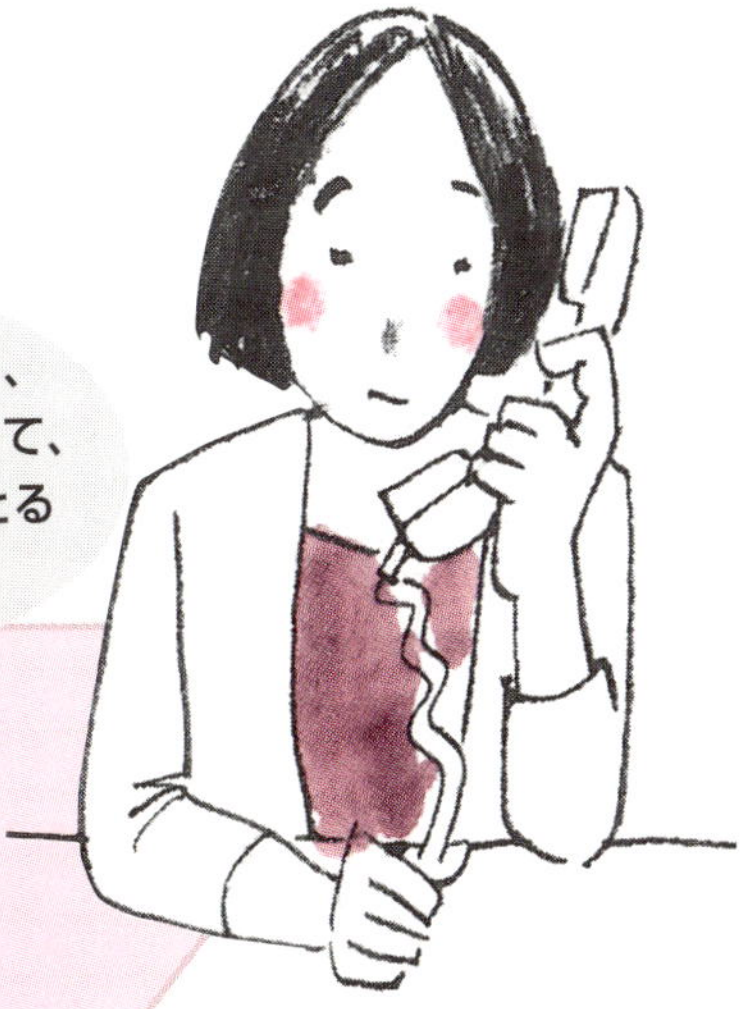

電話相談を受けつけている団体は多い。相談が回復への第一歩に

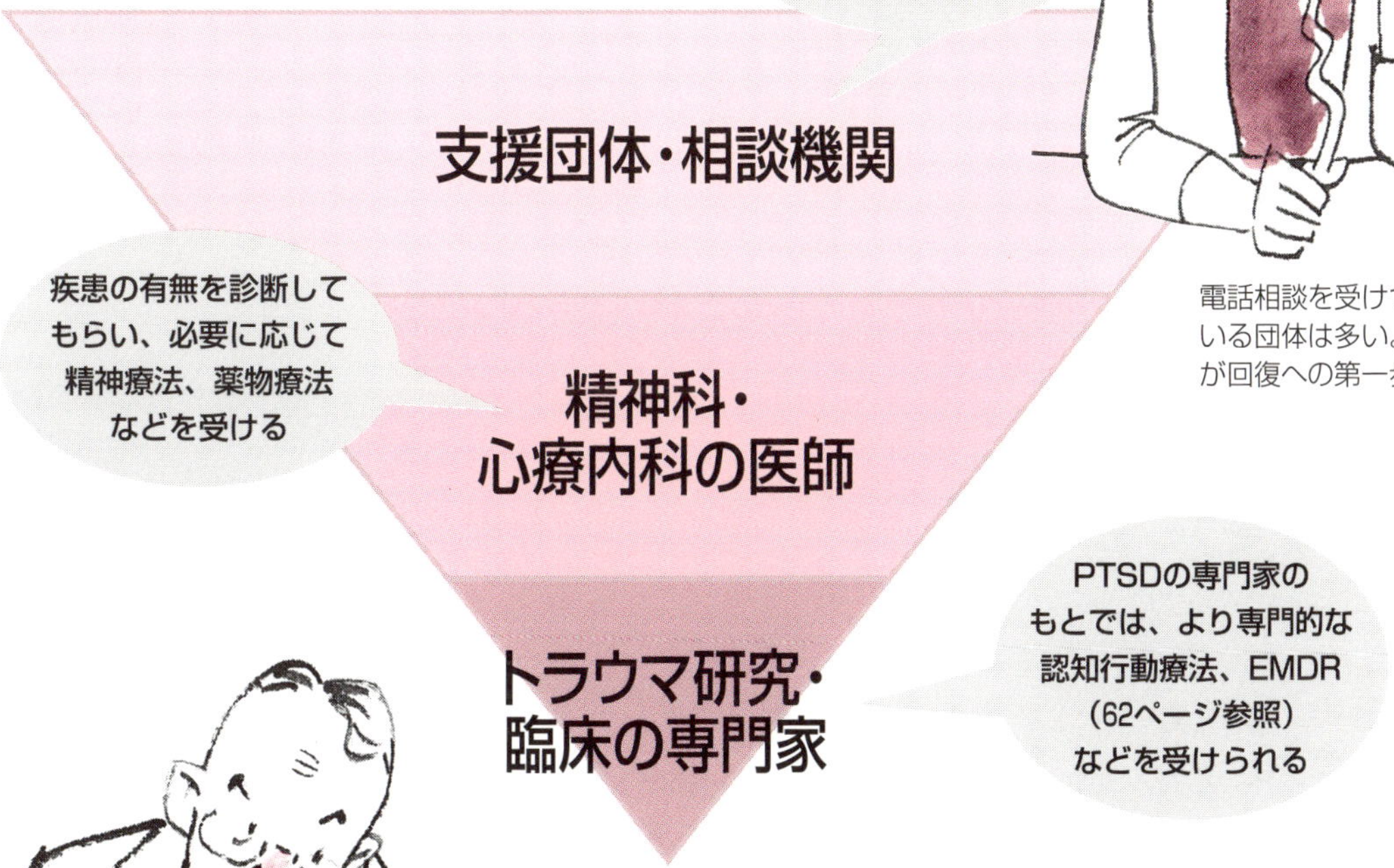
状況を報告したり、悩みを相談したりして、どのような対応をとるべきか考える
支援団体・相談機関
疾患の有無を診断してもらい、必要に応じて精神療法、薬物療法などを受ける
精神科・心療内科の医師
PTSDの専門家のもとでは、より専門的な認知行動療法、EMDR（62ページ参照）などを受けられる
トラウマ研究・臨床の専門家

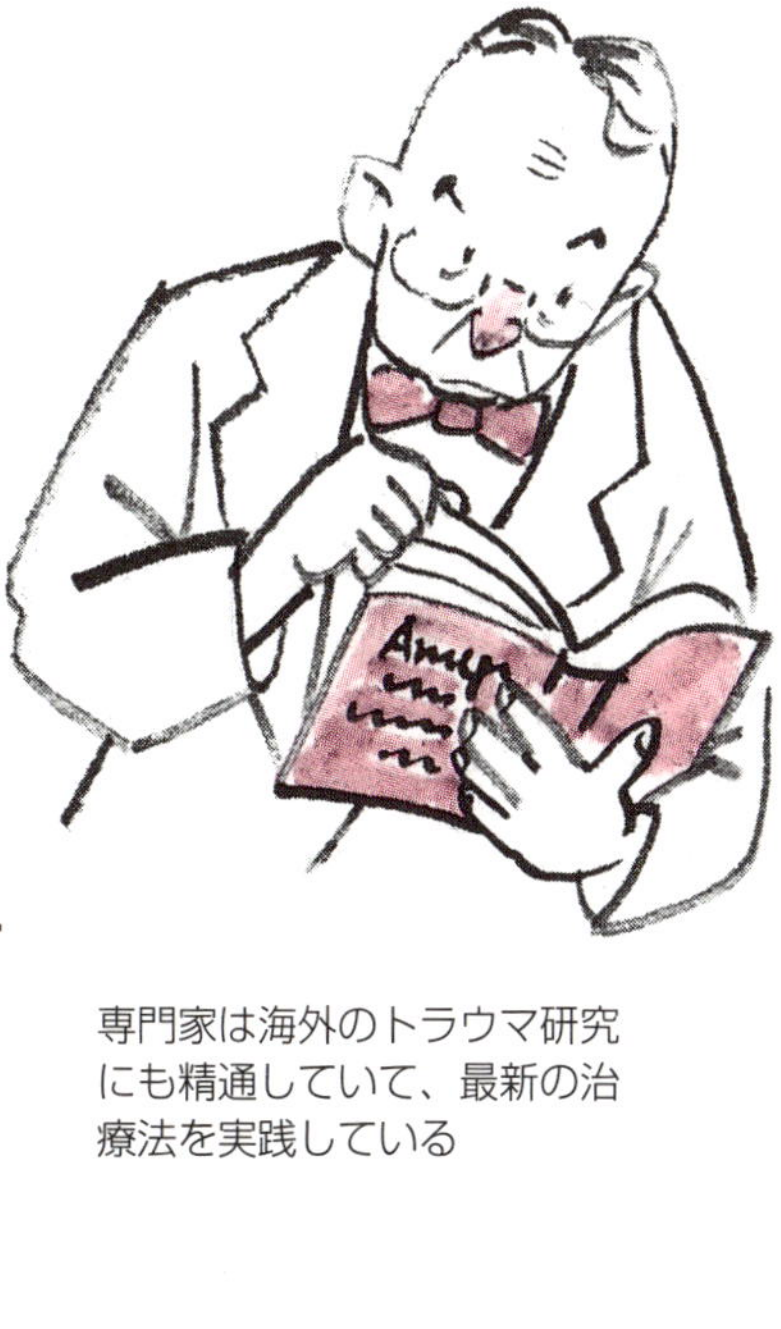

専門家は海外のトラウマ研究にも精通していて、最新の治療法を実践している

治療者の数は増えている

二〇〇七年現在、日本にはPTSD、トラウマ治療の専門家は、あまり多くはいません。

精神科や心療内科、支援団体などの連携によって、適切なケアを受けることはできます。しかし、現時点では、全国各地でいつでも専門家の診療を受けられるというほどには、治療設備や技術は普及していません。

これは、日本でこの問題が注目されてから、まだ十数年しかたっていないからです。治療者の数は増えていますから、今後は態勢がより充実するでしょう。

二種類の心理検査で状態を調べる

トラウマ反応がPTSDに至っているか、あるいはほかの病気を発症しているか、二種類の検査によって診断がくだされます。

診断の流れ

PTSDは原因も結果も、心理的な要素です。形になって、表に出るものではありません。ですから、診察や検査も、すべて心理面に注目していきます。

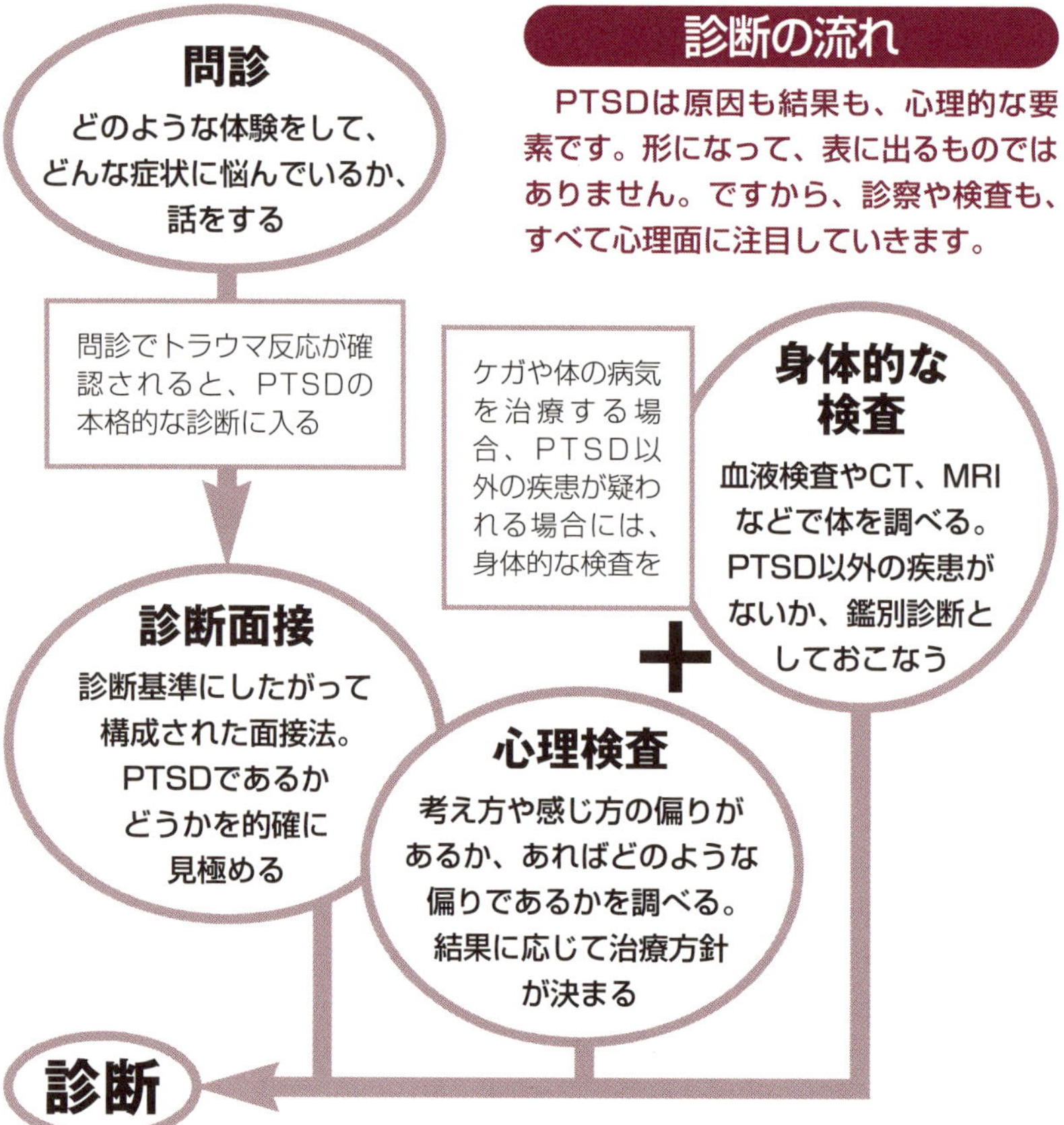
問診
どのような体験をして、どんな症状に悩んでいるか、話をする
問診でトラウマ反応が確認されると、PTSDの本格的な診断に入る
診断面接
診断基準にしたがって構成された面接法。PTSDであるかどうかを的確に見極める
ケガや体の病気を治療する場合、PTSD以外の疾患が疑われる場合には、身体的な検査を
身体的な検査
血液検査やCT、MRIなどで体を調べる。PTSD以外の疾患がないか、鑑別診断としておこなう
＋
心理検査
考え方や感じ方の偏りがあるか、あればどのような偏りであるかを調べる。結果に応じて治療方針が決まる
診断

身体検査はおこなわず、心理検査で調べる

トラウマ関連の診断のための検査は、基本的に心理検査です。脳や体の検査は、鑑別診断の必要性がある場合などをのぞいて、原則としておこなわれません。

検査では、トラウマ反応がPTSD症状になっているかどうか、なっていたらどの程度の症状であるか、ということを調べます。

それによって、治療の方針が固まります。症状の内容や強さにあわせて、医師や専門家が治療計画を立てていくのです。

PTSD症状がなく、ほかの心の病気が疑われる場合には、鑑別診断のために、別の検査をあらためて受けることがあります。

日本でおこなわれている検査は主に2種類

日本でPTSD症状の評価に使われる主な検査は、構造化面接のCAPSと、自記式質問紙検査のIES-Rの2種類です。ほかにSCID、M.I.N.I.、PDSなどもあります。海外ではほかにも検査方法があります。

CAPS

Clinician-Administered PTSD Scaleの略。PTSD臨床診断面接尺度。22項目の質問からなる面接法で、すべておこなうと60〜90分程度かかる。PTSDの診断をするためのもの。訓練を受けた専門家でないと実施できない

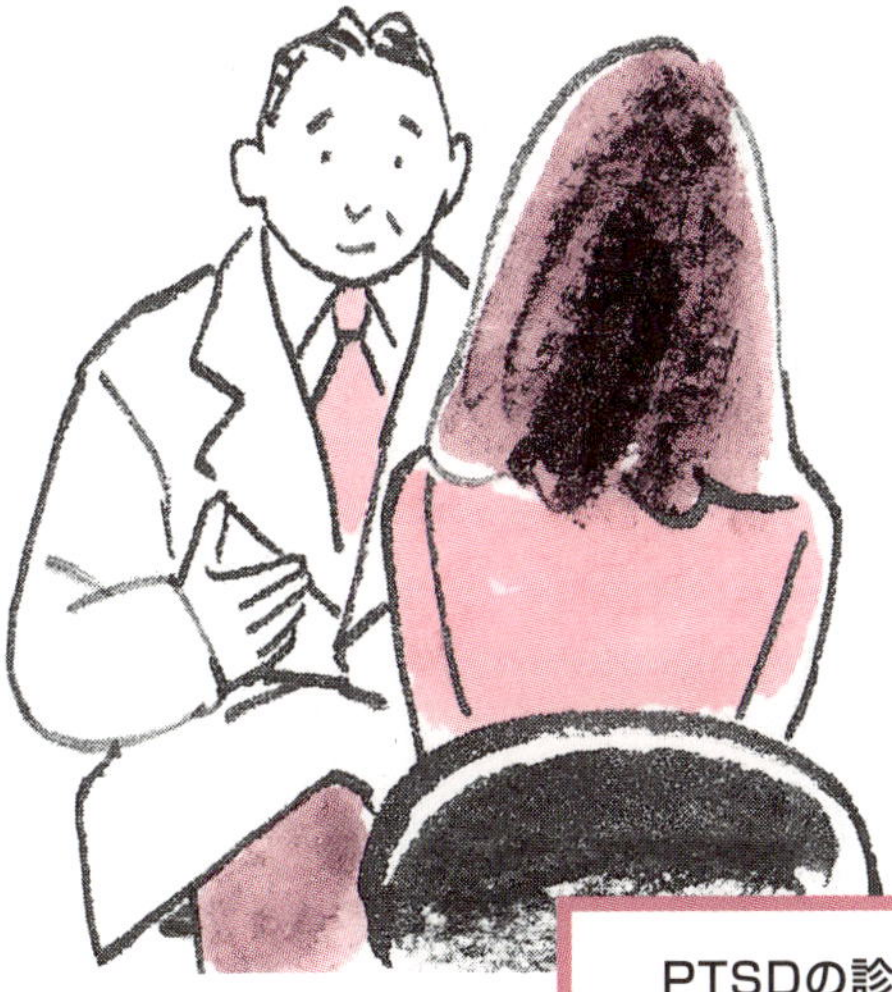

PTSD専門の医師と一対一で面談。診断だけを目的とする場合、CAPSは60分程度で終わる

IES-R

Impact of Event Scale-Revisedの略。改訂出来事インパクト尺度。PTSD症状がそれぞれどのくらい強く現れているか、くわしく調べられる。患者さんが質問紙をみて、自分で答えを記入する形式でおこなわれる

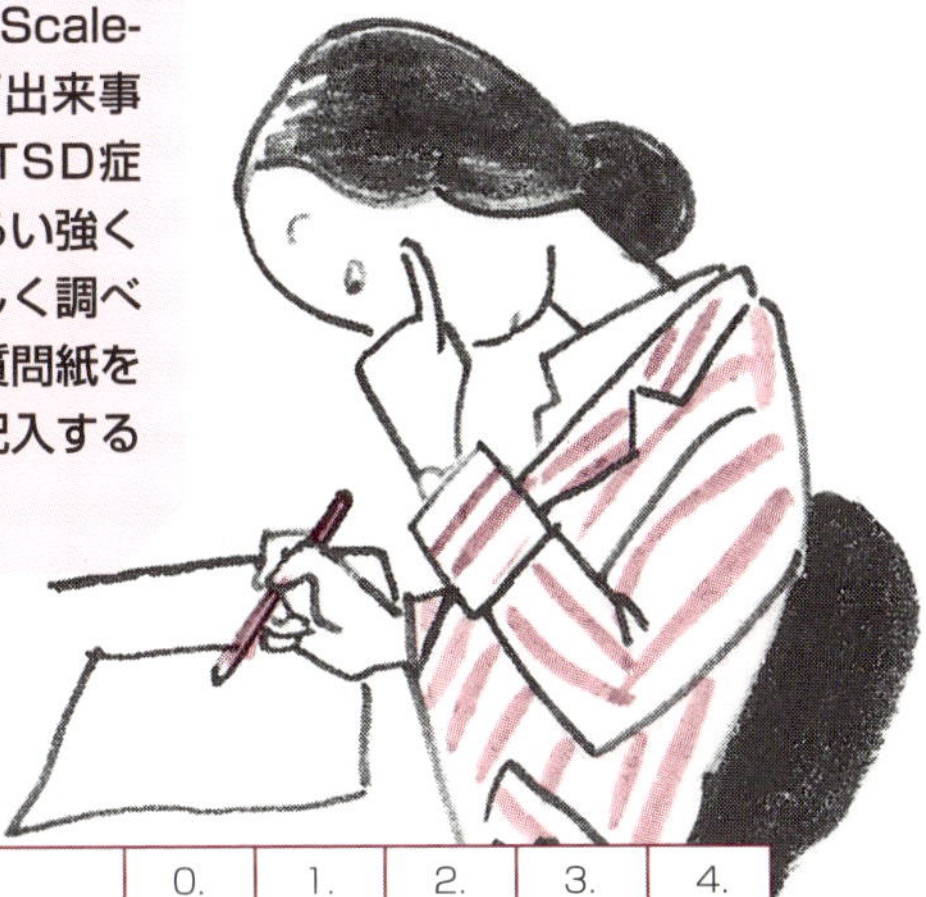

質問をみて、自分がどこにあてはまるか、丸をつけていく

IES-Rの記入例

この1週間の状態についてお答えください	0. まったくなし	1. 少し	2. 中くらい	3. かなり	4. 非常に
1　どんなきっかけでも、そのことを思い出すと、そのときの気持ちがぶり返してくる					
2　睡眠の途中で目が覚めてしまう					
3　別のことをしていても、そのことが頭から離れない					

過去1週間のことを思い出し、それぞれの項目について、どのくらい悩んでいるかを答える。このような質問が22項目ある

飛鳥井望作成「IES-R（日本語版）」より抜粋

そのほかの面接・心理検査

海外では、構造化面接、質問紙検査とともに、ほかの種類の検査もおこなわれている。この分野の研究はいまも進んでいる

生理学的検査

PTSDの診断において、脳や体のほかの部分を調べることはない。ほかの病気との鑑別診断としてはおこなわれる

PTSDの診断は、専門知識がないとできません。自記式の検査によって自己判断することは危険です。必ず専門家のもとを訪れ、正確な診断を受けてください。

診断

診断基準の解釈は、人によって異なる

PTSDの診断基準は、アメリカ精神医学会のDSM-IV-TRや、世界保健機関の基準であるICD-10によって定められています。

どこまでをPTSDとするか

診断基準を満たす場合に治療をするのは当然ですが、それ以外に、基準に一部あてはまる人や、基準からはずれても同様の症状に苦しんでいる人も、治療の対象となります。

PTSDの診断基準

（17ページ参照）

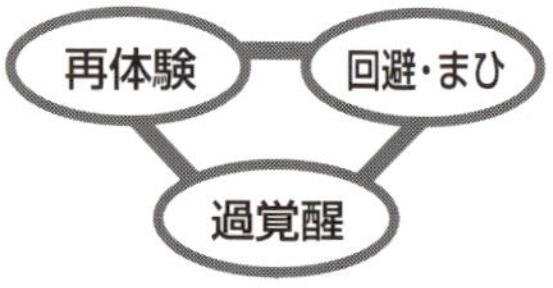

PTSD ○

診断基準のすべてにあてはまり、PTSDと診断される人。症状の強さを判定して、状態に応じた治療を受ける。

3つの症状すべてあてはまる

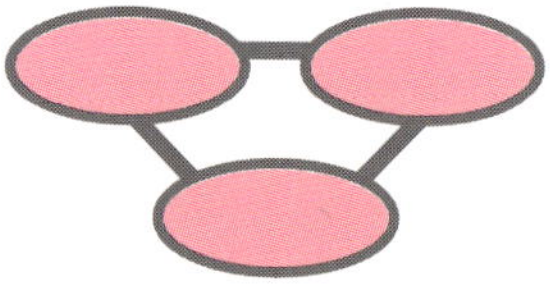

部分PTSD △

症状が一部に限定されていて、完全なPTSDではない人。治療を必要とすることも多い。

一部の症状のみあてはまる

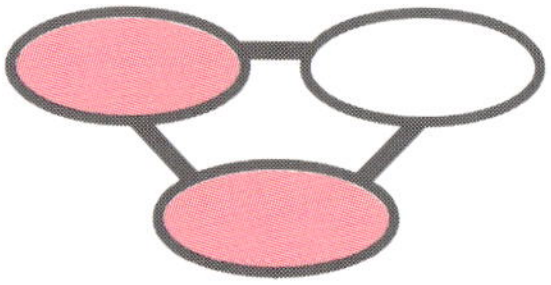

似た症状 ?

診断基準にはあてはまらないが、PTSDと似た症状があり、実際に生活に困っている人。柔軟な対応が求められる。

診断基準にはあてはまらない

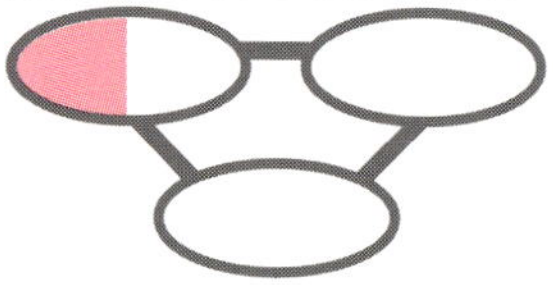

いずれにせよ、症状があれば対処は必要

PTSD治療において大切なことは、心身を回復させ、日常生活を問題なく送っていくことです。回復こそが第一義なのです。

症状が診断基準を満たさず、PTSDと診断されない場合でも、

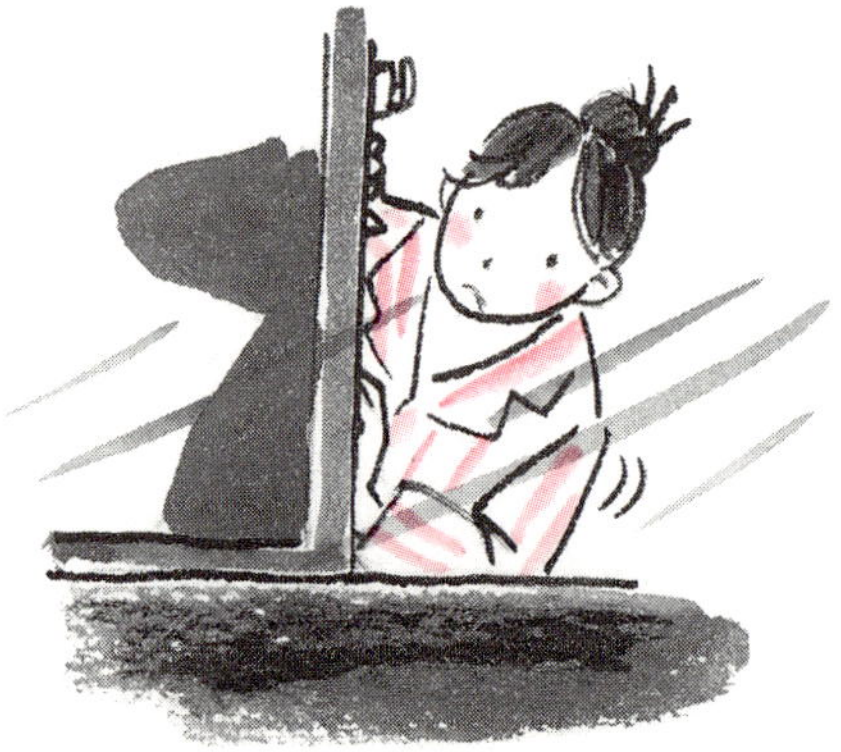

「過剰な警戒心ではない」と診断されるが、本人は戸締まりが気になって落ち着かず、困っている

症状にあわせて柔軟に対応

トラウマ反応の中心的な症状となってくるのはPTSDですが、PTSDの診断にこだわらず、症状全体をみて、対応することが大切です。

診断

PTSD以外の病気

●うつ病
●不安障害
気力がなくなる、不安が強まるなど、心理面に大きな変化が出て、心の病気と診断される。

→ **治療を受ける**
状態ごとに適切な治療法があり、医療機関で対応してもらえる

PTSDと診断、もしくは疑いあり

●PTSD、ASD
ストレス障害の症状がはっきりと現れ、PTSDもしくはASDと診断される。

→ **PTSD治療**
専門の医療機関に通い、PTSDの本格的な治療を受ける

●似た症状
PTSDに似た症状が出て、様子をみながら対応をしていくことが求められる。

→ **症状への対応**
生活に影響が出ないよう、各症状に個別に対応。場合によっては薬を使う

とくに病気ではない

●一過性の反応
●正常な悲嘆
心身に変化は出ているが、とくに疾患がないと診断される。

→ **周囲がサポート**
気分の落ちこみや疲れが悪化しないよう、周囲が支えとなる

生活に支障が出ていれば、治療は必要です。診断の有無にこだわらず、悩みがあればなんらかの対処をすべきです。

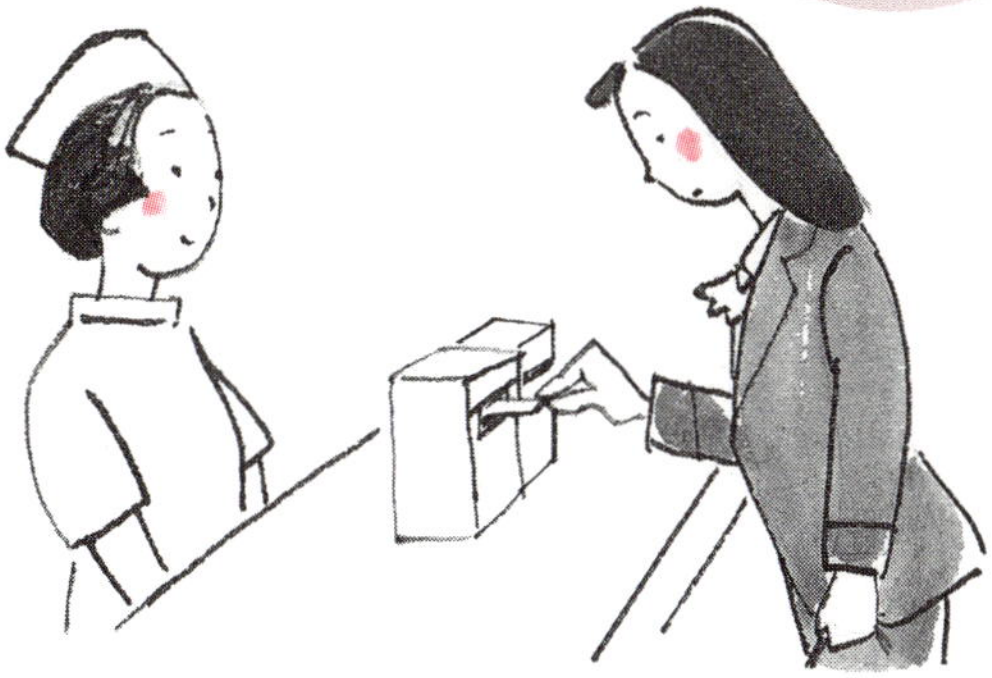

診断が下った場合は、医療機関に定期的に通うことになる

診断が下れば、賠償金を請求できる?

PTSDの原因が、事件・事故であるときには、加害者に、損害賠償を請求できる場合があります。その場合は、専門医による診断書や意見書が必要となります。

治療の基本

PTSD・トラウマは治療を受ければ治るのか

トラウマ体験を受ける前の自分に戻ることはできません。しかし、体験を乗り越えて、もとの生活に近い暮らし方をすることはできます。それがPTSD治療です。

記憶は消せないが、社会復帰はできる

体のケガは、完治しても傷跡が残ります。それと同じように心の傷も、たとえ克服しても、その苦い記憶は心に残り続けます。記憶を消すことはできません。

しかし、治療を受ければ、その記憶に悩まされることは減ります。社会生活ができるようになり、トラウマ体験による実質的な被害をなくせます。それがPTSDやトラウマの、現実的な治療です。

費用や期間は状況によって異なる

治療にかかる費用や期間は、人によって異なります。PTSDなどのトラウマ反応は、現れ方も、回復に必要な期間も、状況によって違うからです。

ですから、いつになったら治るのかとあせっても、先のことは誰にもわかりません。足元をみて、生活を少しずつ戻していくように心がけることが大切です。

治療のゴールは生活をとり戻すこと

PTSD治療の現実的な目的は、症状を軽減し、トラウマ体験前の生活にできるだけ近い暮らしができるようになることです。

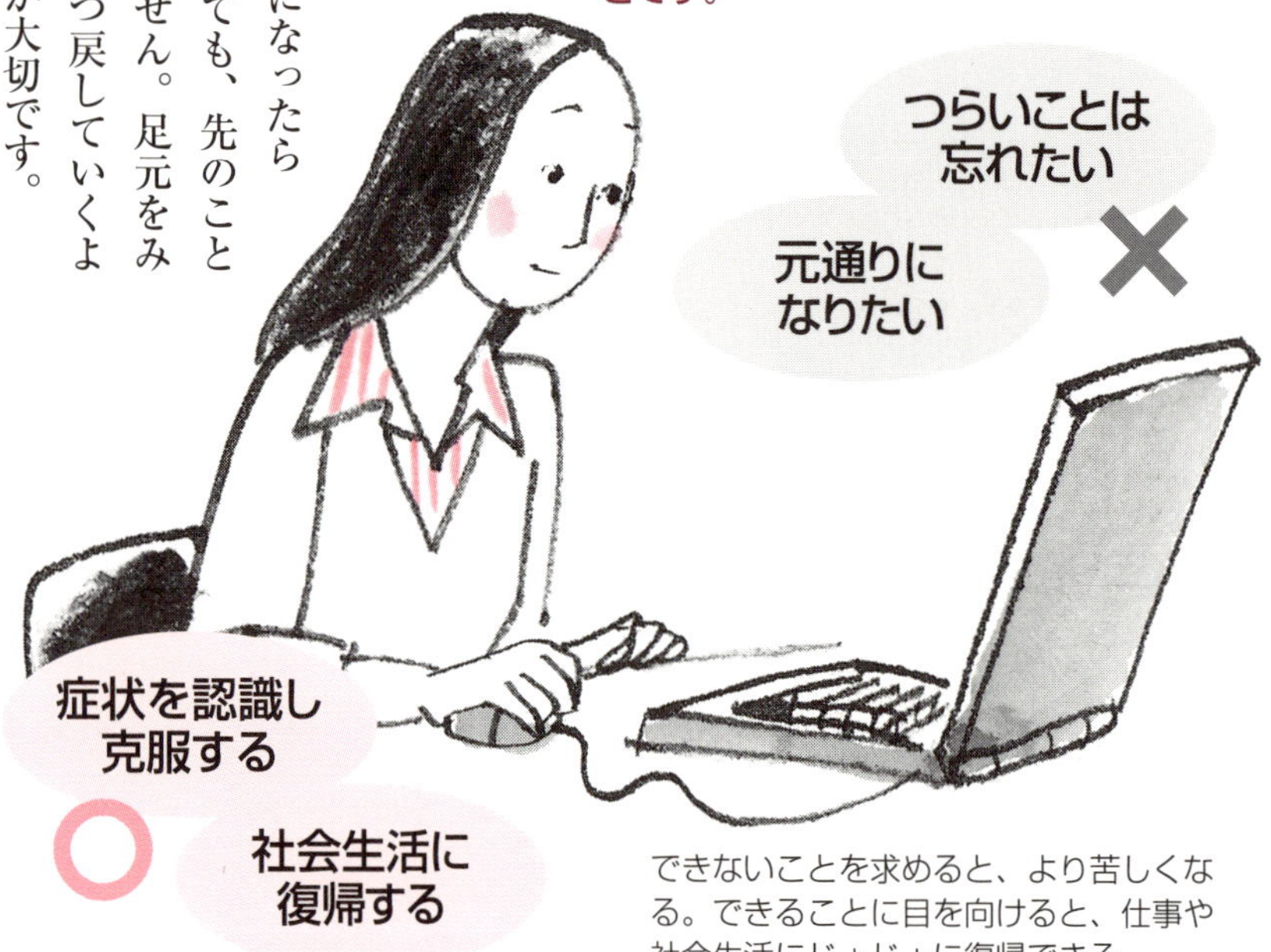

つらいことは忘れたい
元通りになりたい
×
症状を認識し克服する
○
社会生活に復帰する

できないことを求めると、より苦しくなる。できることに目を向けると、仕事や社会生活にじょじょに復帰できる

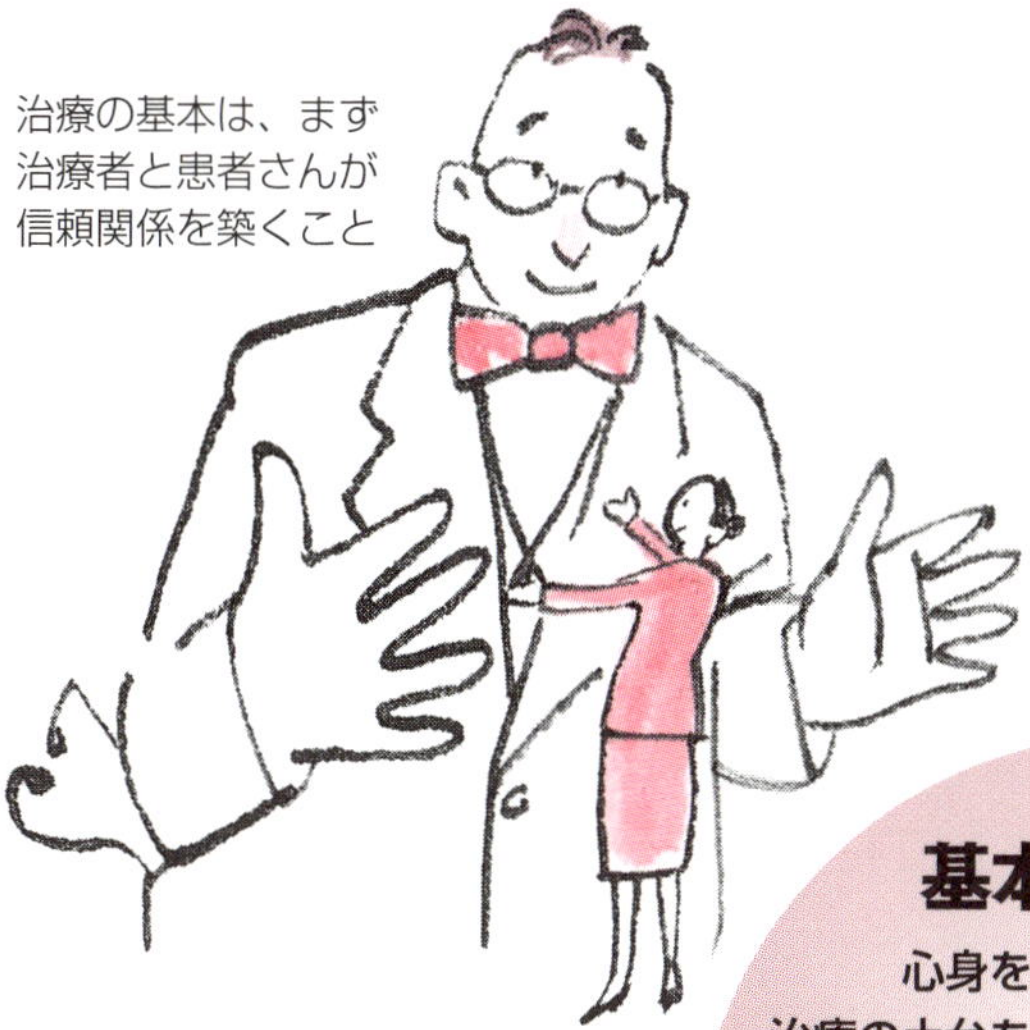

治療の基本は、まず治療者と患者さんが信頼関係を築くこと

さまざまな治療を受けて、状況を変える

専門家との面談や各種治療を受けることによって、心理面の偏りが少しずつもとに戻っていきます。考え方や感じ方が変われば、生活全体によい影響が出ます。

基本的なケア

心身をケアすることで、治療の土台をつくる。患者さん本人、治療者、家族や友人などが協力しあうことが大切。

- ●トラウマについての心理教育
- ●周囲の人の理解をえる
- ●生活環境をととのえる
- ●ストレスマネジメント

（64ページ参照）

面談やストレスケアなどの基本的なケアを下支えとして継続しながら、本格的な治療を組みあわせていく

認知行動療法

（56ページ参照）

EMDR

（眼球運動による脱感作と再処理法）

（62ページ参照）

薬物療法

（60ページ参照）

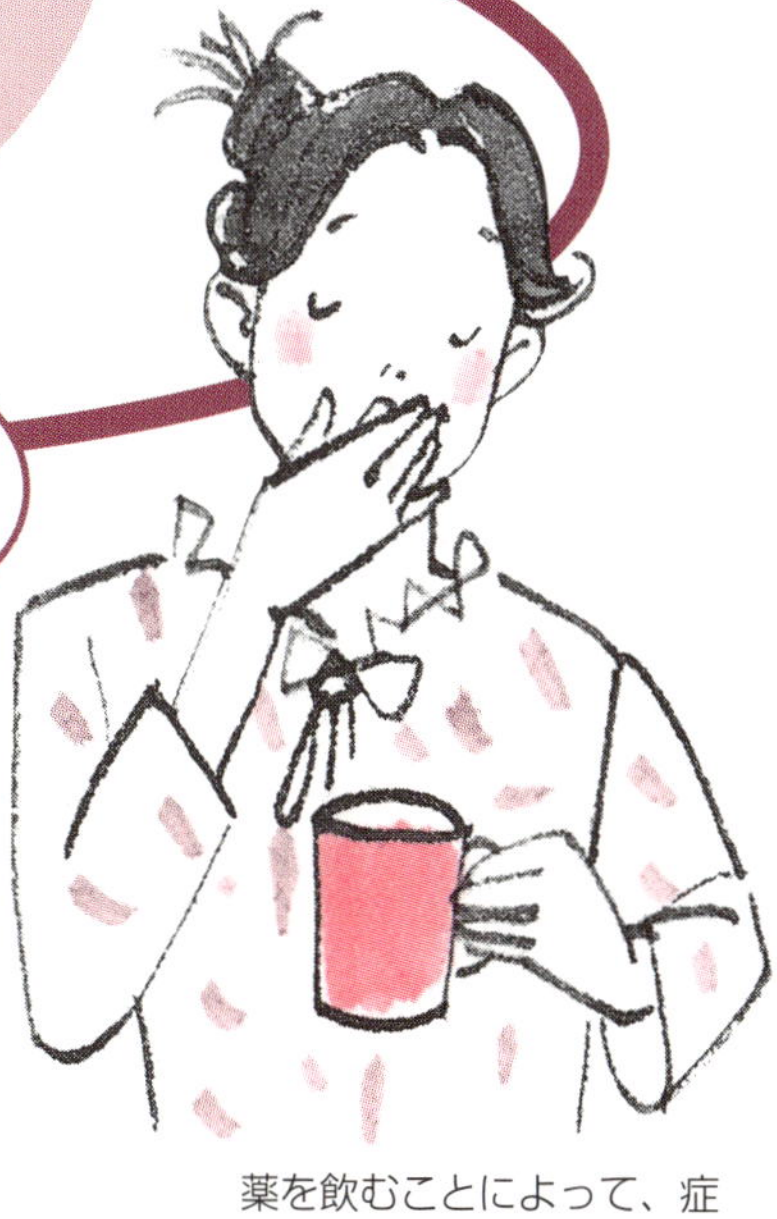

薬を飲むことによって、症状がやわらぎ、そのほかの治療法の効果もあがる

治療の考え方

- ●治療の種類にかかわらず、基本的なケアを心がける
- ●精神療法と薬物療法が有効である
- ●精神療法では、認知行動療法とEMDRが有効である
- ●薬物療法ではSSRIが第一選択薬となる
- ●認知行動療法やEMDRは、適切な訓練を受けた治療者によって実施されなければいけない

治療は心理教育からスタートする

PTSDの治療は、医師やカウンセラーとの面談からスタートします。トラウマによる反応とはなにか、どのように対処すべきか、ということを学ぶための、心理教育です。

心理教育は治療の導入部

心理教育は、治療の導入にあたる部分です。心理教育でトラウマについての基本的な情報を理解してから、本格的な治療に入っていきます。

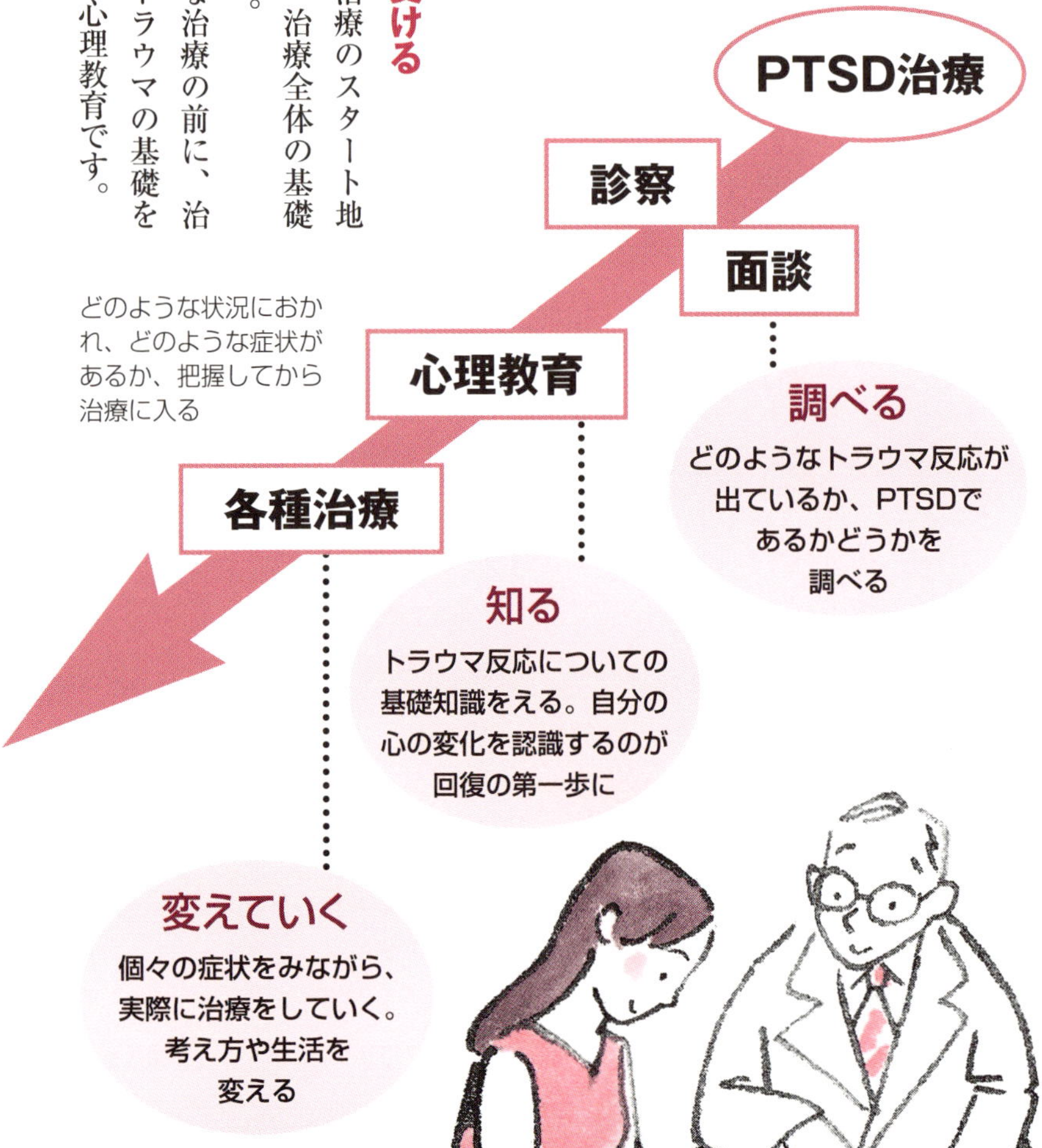
PTSD治療
診察
面談
心理教育
各種治療
調べる
どのようなトラウマ反応が出ているか、PTSDであるかどうかを調べる
知る
トラウマ反応についての基礎知識をえる。自分の心の変化を認識するのが回復の第一歩に
変えていく
個々の症状をみながら、実際に治療をしていく。考え方や生活を変える
どのような状況におかれ、どのような症状があるか、把握してから治療に入る

面談による心理教育を受ける

心理教育は、治療のスタート地点であり、また、治療全体の基礎ともなるものです。

まず、本格的な治療の前に、治療者との面談でトラウマの基礎を学びます。最初の心理教育です。

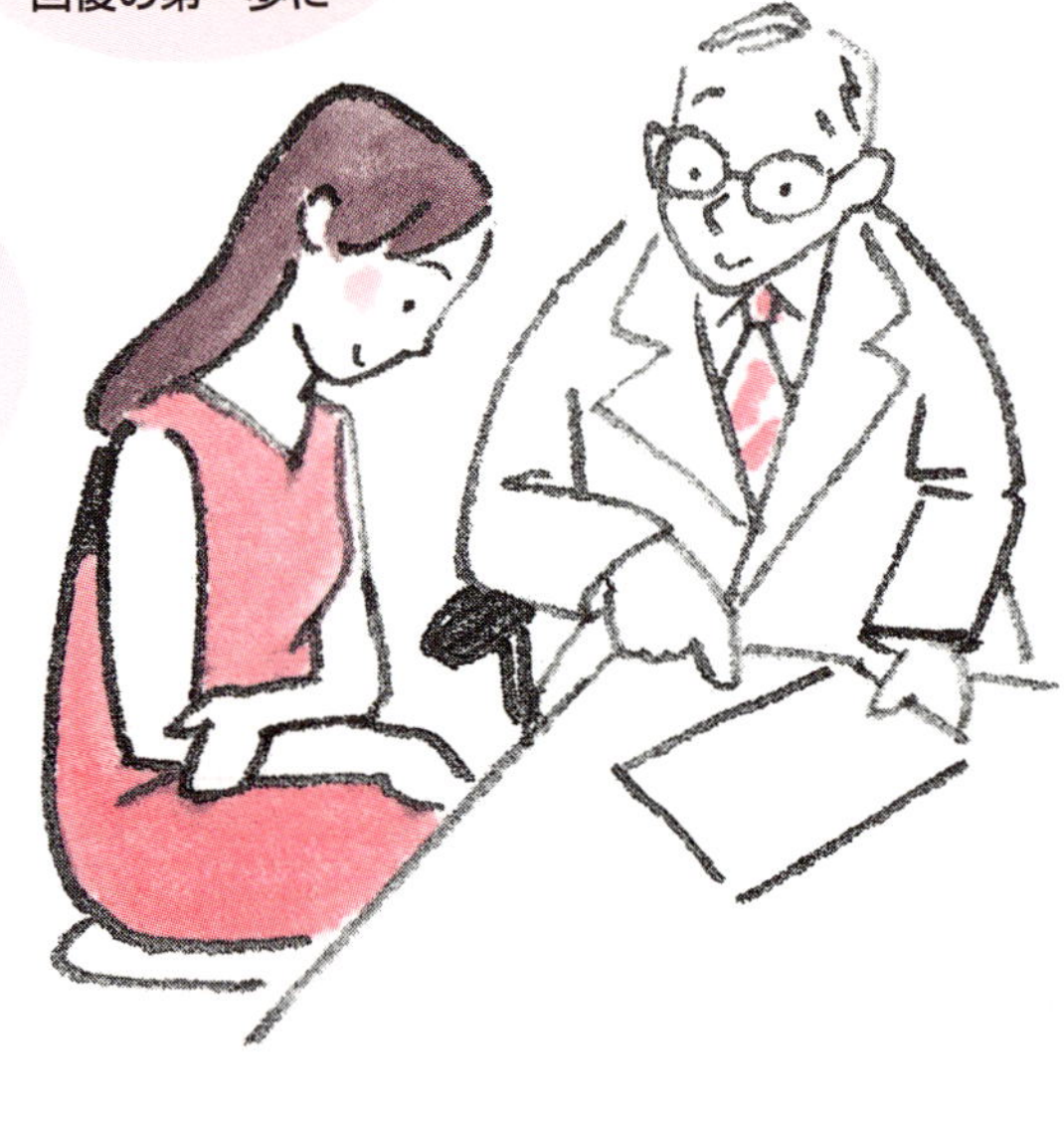

治療者と面談し、心理教育を受ける

ＰＴＳＤ治療では、トラウマ体験後の自分の心の変化を自覚することが大切です。そのために、最初に心理教育を受けることに大きな意味があるのです。

そして、治療に入ってからも、状況に応じて、治療の効果や方向性を確認したり、トラウマへの理解を深めたりするために、心理教育がおこなわれます。

心理教育で 4つの変化を理解する

トラウマ体験にあうと、心身にさまざまな変化が生じます。その変化を4つの点で理解していくのが心理教育のねらいです。

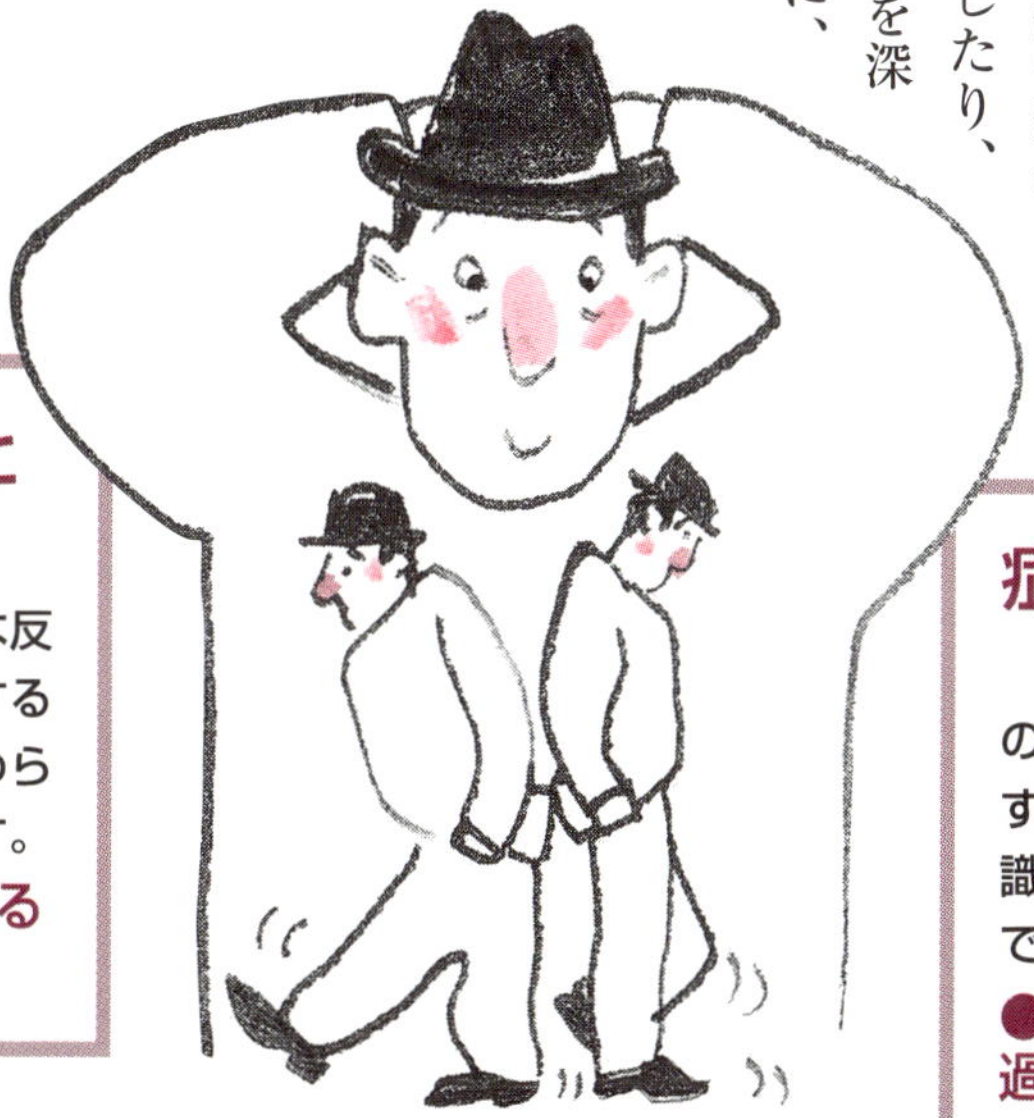

イライラして当然と思うと、気持ちが少し楽になる

症状を理解する

トラウマ関連の症状はどのようなものかを把握します。自分の変化を症状と認識することで、変化に対応できるようになります。

●再体験、回避・まひ、過覚醒を知る

症状を「正常」と考える

症状が出るのは、自然な反応だと理解します。そうすることで症状への不安がやわらぎ、気持ちが落ち着きます。

●異常な出来事に対する正常な反応だと考える

思考を理解する

罪悪感や自己評価の低下、人間不信など、トラウマ体験後に起こりやすい思考の変化を理解します。考え方が冷静に、バランスがとれるように、論理的になります。

●考え方が変化していることを自覚する

回復の見通しを立てる

治療を受けることによって症状はやわらぐのだと認識します。回復の見通しを立て、治療に前向きにとりくみます。

●心身にそなわる回復力を引き出す

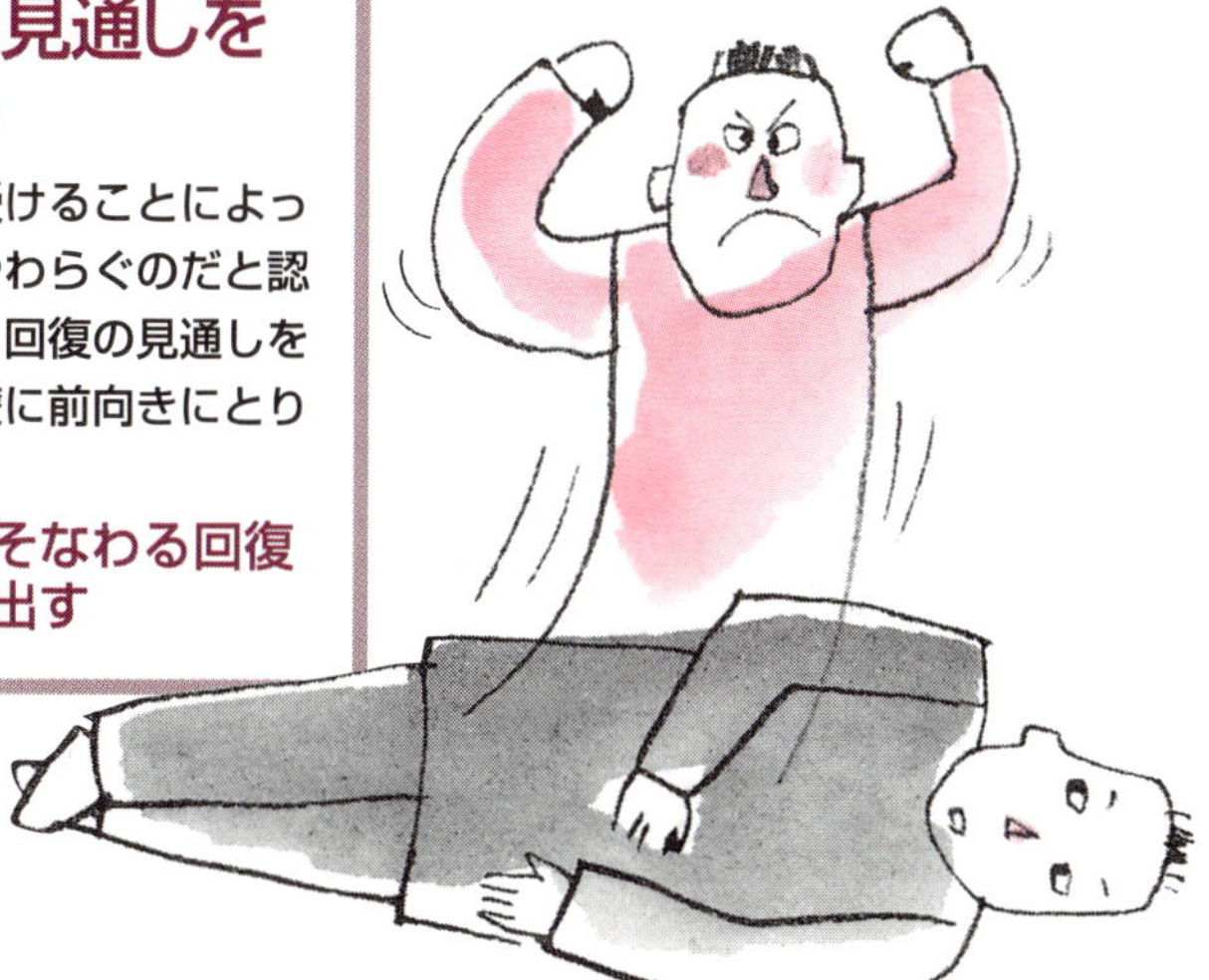

本来の回復力を引き出す

事件を受け止められるようにする曝《ばく》露《ろ》療《りょう》法《ほう》

認知行動療法とは、文字通り、認知と行動に焦点をあて、働きかける治療法です。トラウマ体験によって変化した考え方と行動パターンを、修正していきます。

イメージ曝露
（想像曝露）

トラウマ体験をあえて思い出す

事件や事故の詳細を思い出すことによって、体験を事実として受け入れ、克服します。記憶に慣れることで、記憶への恐怖感情が弱くなります。

面接

▼

思い出す・話す

目を閉じて、自分が体験したことをできるかぎりくわしく思い出し、口に出す。リラックスした環境でおこなう

▼

面接

▼

ホームワーク

話したことを録音して、帰宅してから自分で聞く

SUDsをチェック

治療者の指示にしたがい、事件や事故のイメージを頭のなかで再生する

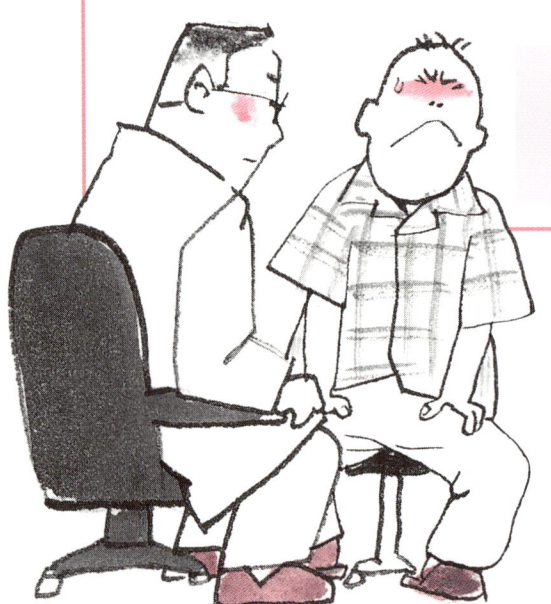

治療が向かない場合

下記の行動や症状がみられる人には、曝露療法は向かない。

- 自殺の危険が高い人
- 自傷行為を繰り返している人
- 重いうつ状態の人
- 幻覚・妄想症状がある人
- 重い解離症状がある人
- 知的障害がある人

SUDs*（サズ）とは

不安指数のこと。患者さん自身が不快感を0～100の数値で表現する。数値が高いほど不快感が強い

＊Subjective Units of Distress Scaleの略

嫌な記憶と正面から向きあう

PTSD、トラウマを克服するためには、トラウマ体験の記憶から逃げず、正面から向きあうことが必要です。

そのためにもっともよく使われる治療法のひとつが、曝露療法。あえて嫌な記憶を繰り返して思い出し、言葉にすることでそれと対峙して、少しずつ慣れていくという治療法です。

このように、トラウマ体験によってゆがんだ考え方や行動パターンを治す治療法を、認知行動療法と呼びます。曝露療法は、その一種です。

実生活内曝露
（現実曝露）

不快なものに近づき、じょじょに慣れる

イメージ曝露とは対照的に、体を使って記憶に慣れるのが、実生活内曝露です。トラウマ体験を思い出させる不快なものに、あえて接するようにします。

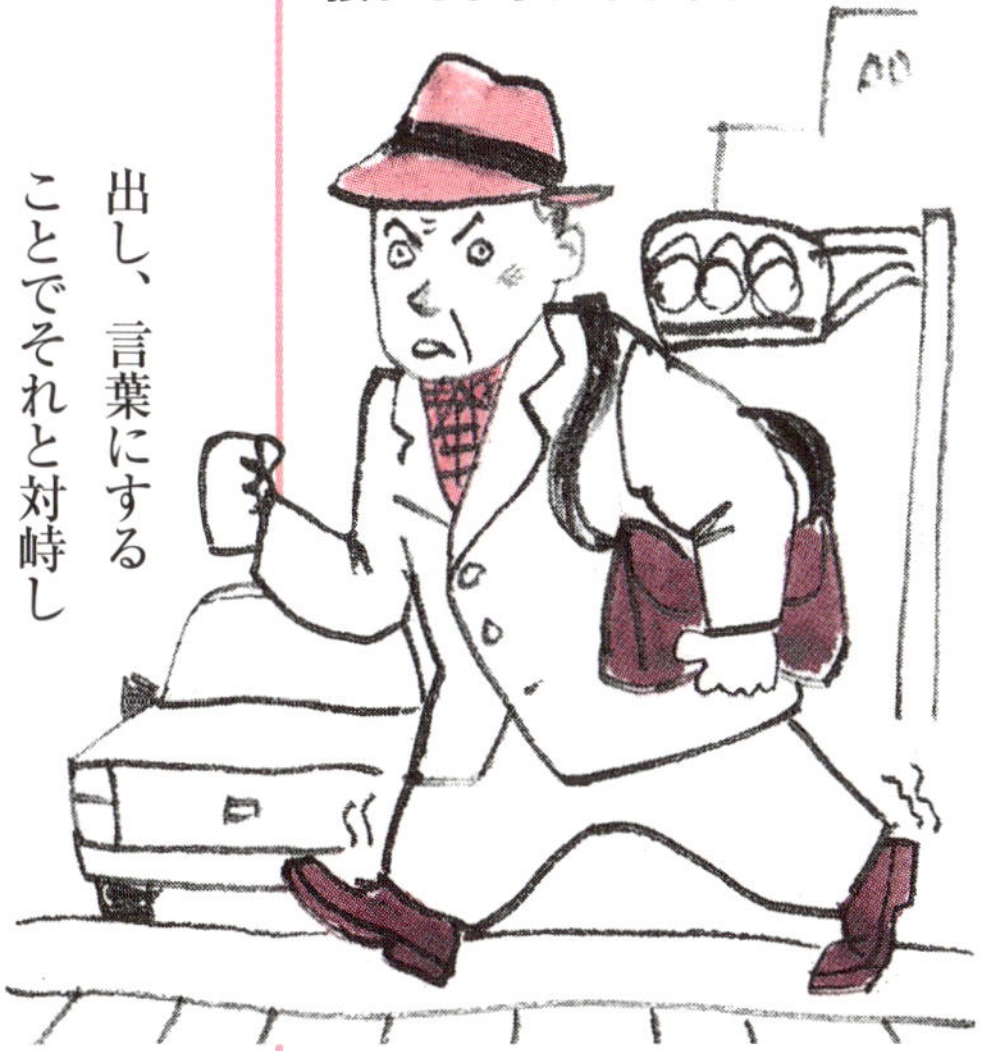

事故現場の交差点を渡ることをめざす

リストアップ
回避している場所や人物などを列記。それぞれどの程度の不安か、SUDsで評価する

▼

課題の設定
リストの状況でSUDsがどうなるか調べ、乗り越えるべき課題を設定する

▼

課題に対面する
設定した課題に、段階的にとりくむ。事件や事故の現場に近づいたり、似た状況や人物に直面したりする。SUDsを課題設定時の半分以下にまで下げる

▼

評価する
課題をおこなうことで心身にどのような変化があったか、確認する

効果

記憶への恐怖が減る

トラウマ体験を思い出さないようにしていると、いつまでも記憶は生々しいままで、恐怖が強まってしまいます。記憶と向きあい、不安や恐怖を繰り返し言葉にすることで、恐怖を克服できます。

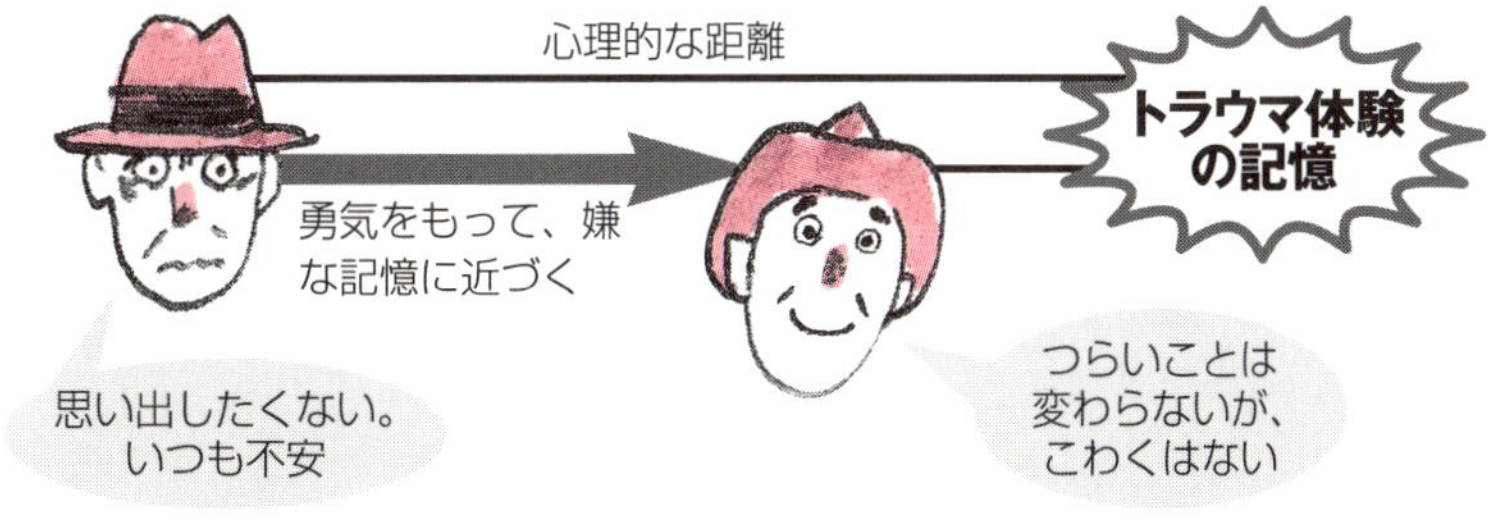

心理的な距離
トラウマ体験の記憶
勇気をもって、嫌な記憶に近づく
思い出したくない。いつも不安
つらいことは変わらないが、こわくはない

認知行動療法

社会生活への復帰をめざして認知を修正

トラウマ体験にあうと考え方が消極的、否定的になります。そのままでは人生全般に悪影響がおよびます。思考や認知のゆがみを直すことが必要です。

認知の修正

考え方のゆがみをくわしく検証する

治療者との面談を通して、自分の考え方のどこが変化したのか、くわしく検証します。そして、問題点を改善していきます。

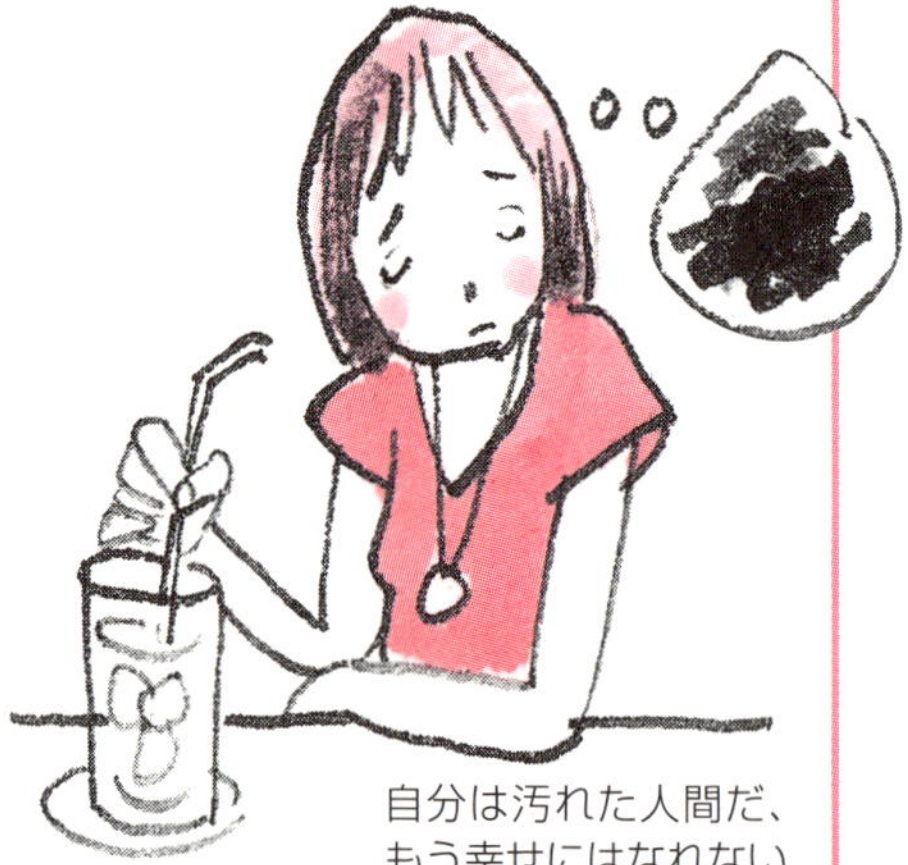

自分は汚れた人間だ、もう幸せにはなれないと思いこむ

治療が向く場合

心理面の改善をねらいとする。

●罪悪感、無力感、怒りなどが強い人

●自己評価が不当に低下している場合

現在の考え方を確認する

面談や心理検査によって、考え方を具体的に確認していく

▼

考え方にゆがみがないか、検証する

考え方にトラウマの影響とみられるゆがみがないか、検証する

▼

適切な考え方におきかえていく

ゆがみと考えられる部分を、治療者と話しあいながら少しずつ修正する

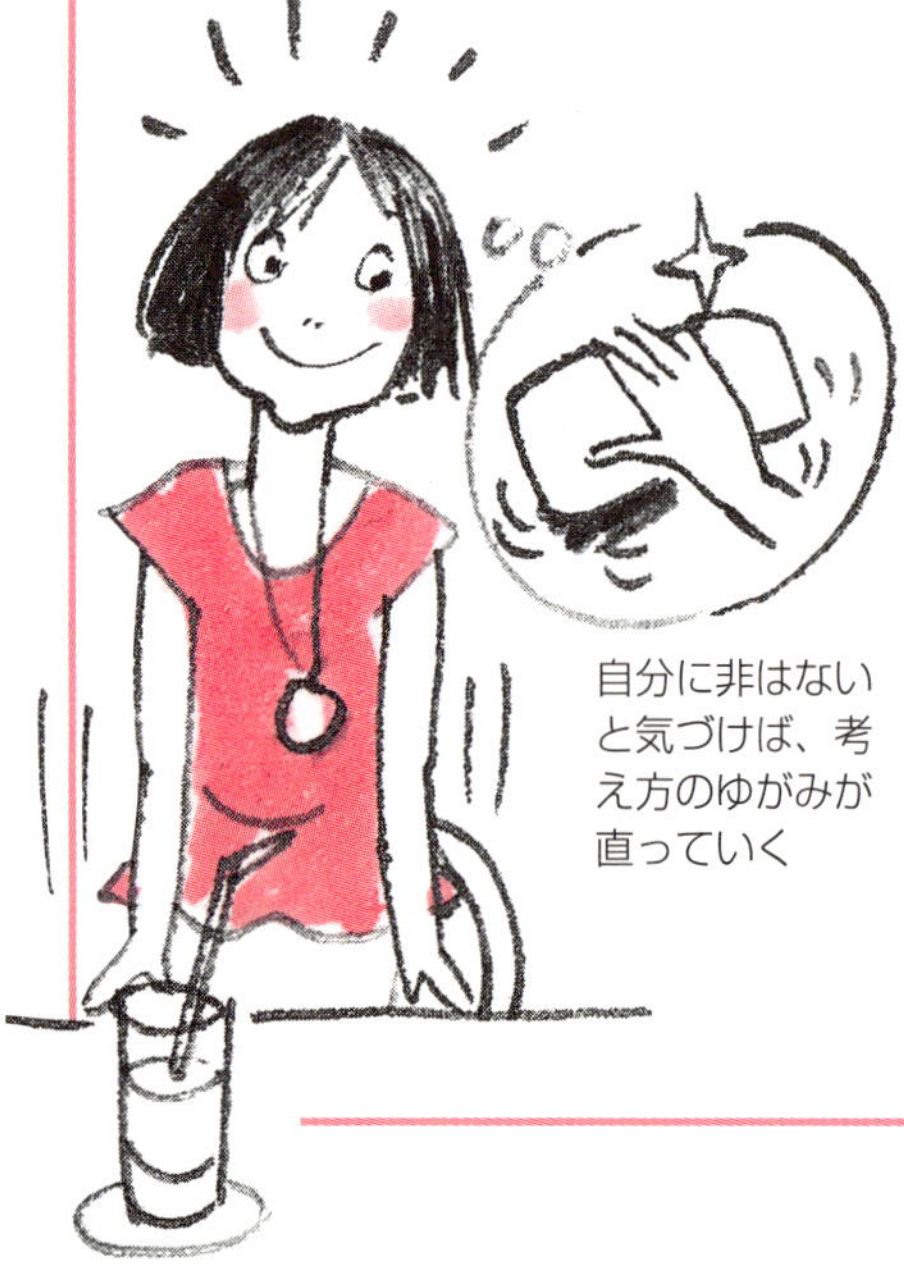

自分に非はないと気づけば、考え方のゆがみが直っていく

トラウマ体験でゆがんだ考え方を直す

認知行動療法には、トラウマ体験と向きあう曝露とは別のアプローチもあります。トラウマによってゆがんだ考え方に焦点をしぼり、そこを修正していく治療です。認知の修正といいます。

トラウマ体験の前後で考え方がどう変わったかを調べ、それを一つひとつ、もとに戻していきます。

被害者は「つらい体験をしたのだから、傷つき、性格が変わるのは当然」と思っていることもありますが、その変化は多くの場合、トラウマ反応によるものです。そうであれば、認知の修正によって直ります。

効果　論理的な考え方ができるようになる

自分の心理に対しても、事件・事故の記憶に対しても、客観的な評価をできるようになります。そのため、考え方が論理的なものに変わります。

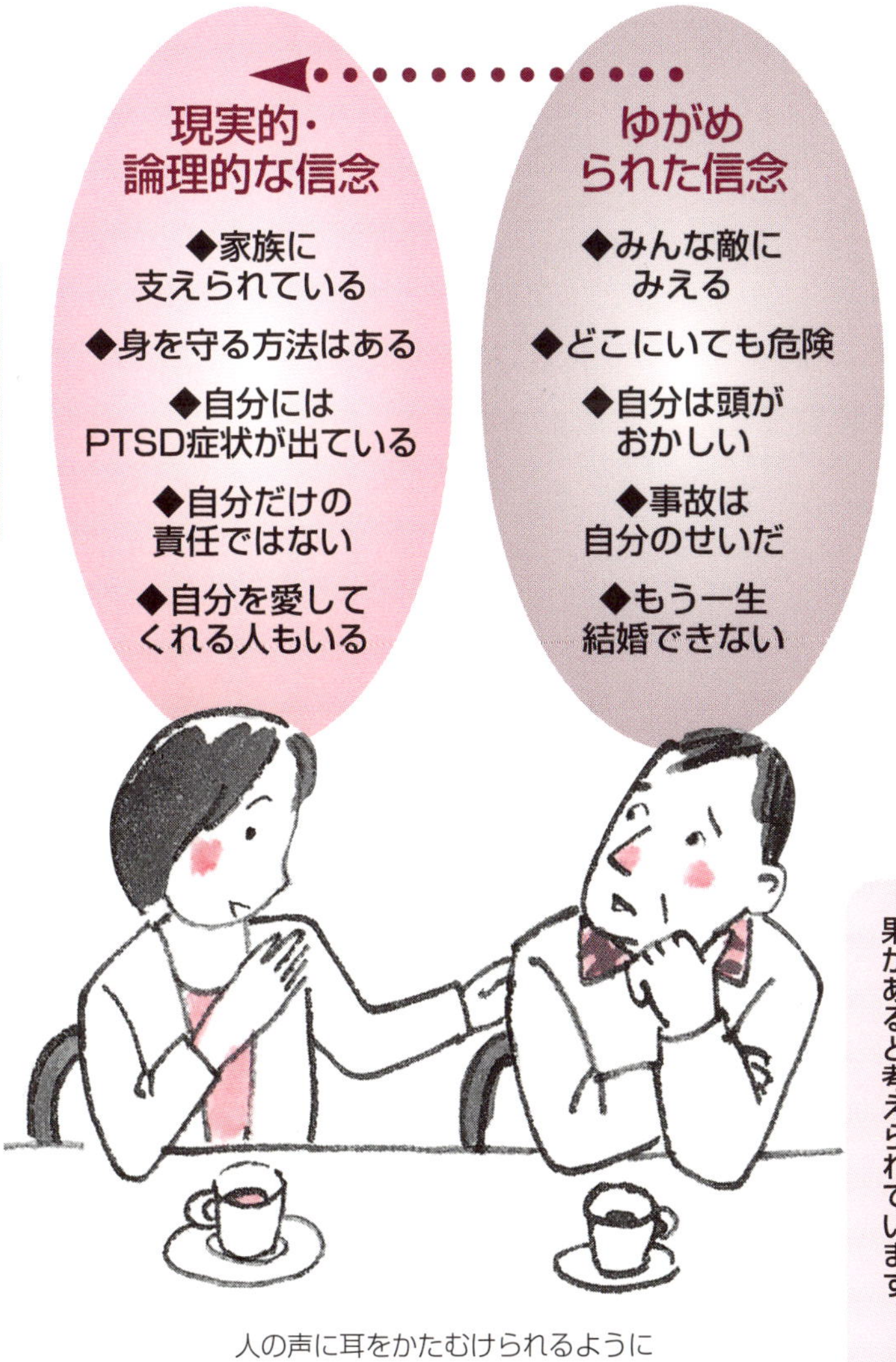
ゆがめられた信念
◆みんな敵にみえる
◆どこにいても危険
◆自分は頭がおかしい
◆事故は自分のせいだ
◆もう一生結婚できない
現実的・論理的な信念
◆家族に支えられている
◆身を守る方法はある
◆自分にはPTSD症状が出ている
◆自分だけの責任ではない
◆自分を愛してくれる人もいる

人の声に耳をかたむけられるようになり、家族とも真剣に相談できる

心理デブリーフィングと認知行動療法

以前は、災害や事件の発生直後にPTSDの予防策として、集団への心理デブリーフィングがおこなわれていました。体験やそれにまつわる感情を表出させる技法です。この方法は現在では効果が疑問視され、意見がわかれています。

現在は、体験直後の治療法として、個人向けの認知行動療法に効果があると考えられています。

薬物療法

SSRIを使って、三つの中核症状をやわらげる

PTSD症状の多くは、脳機能の働きの異常によって起きるものだと考えられています。その異常をおさえるために、抗うつ薬が役立ちます。

薬物療法

抗うつ薬を1年以上服用する

PTSD症状は、抗うつ薬SSRI（選択的セロトニン再とりこみ阻害薬）を服用することによって、全体的にやわらぎます。多くの場合、開始から2週間程度で効果がみられはじめます。

ピリピリした緊張がほぐれる

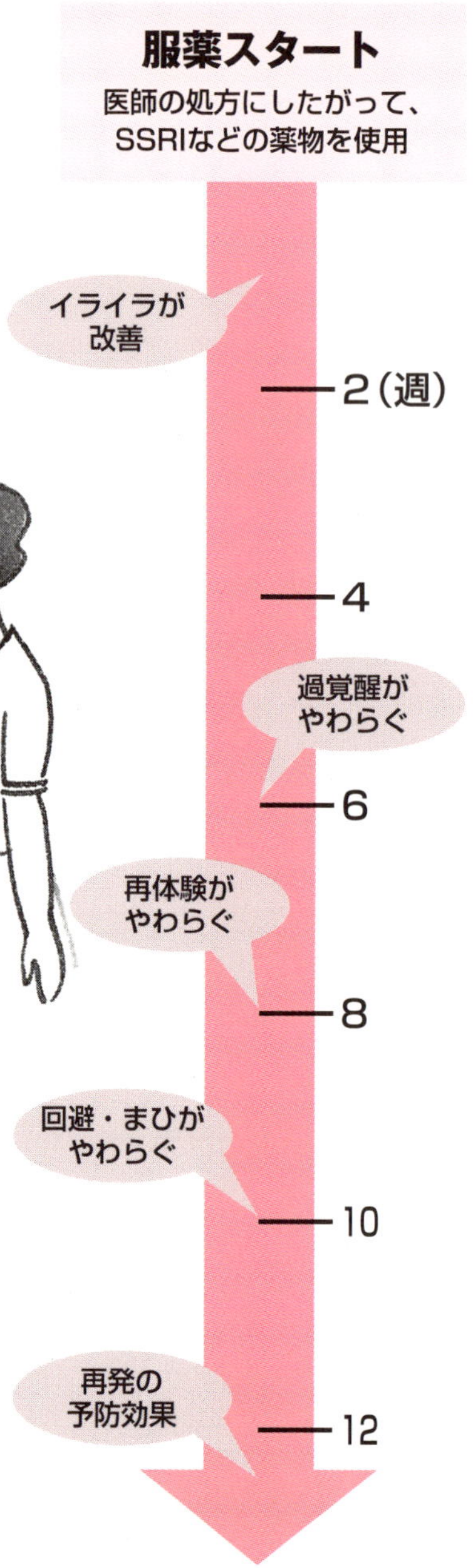

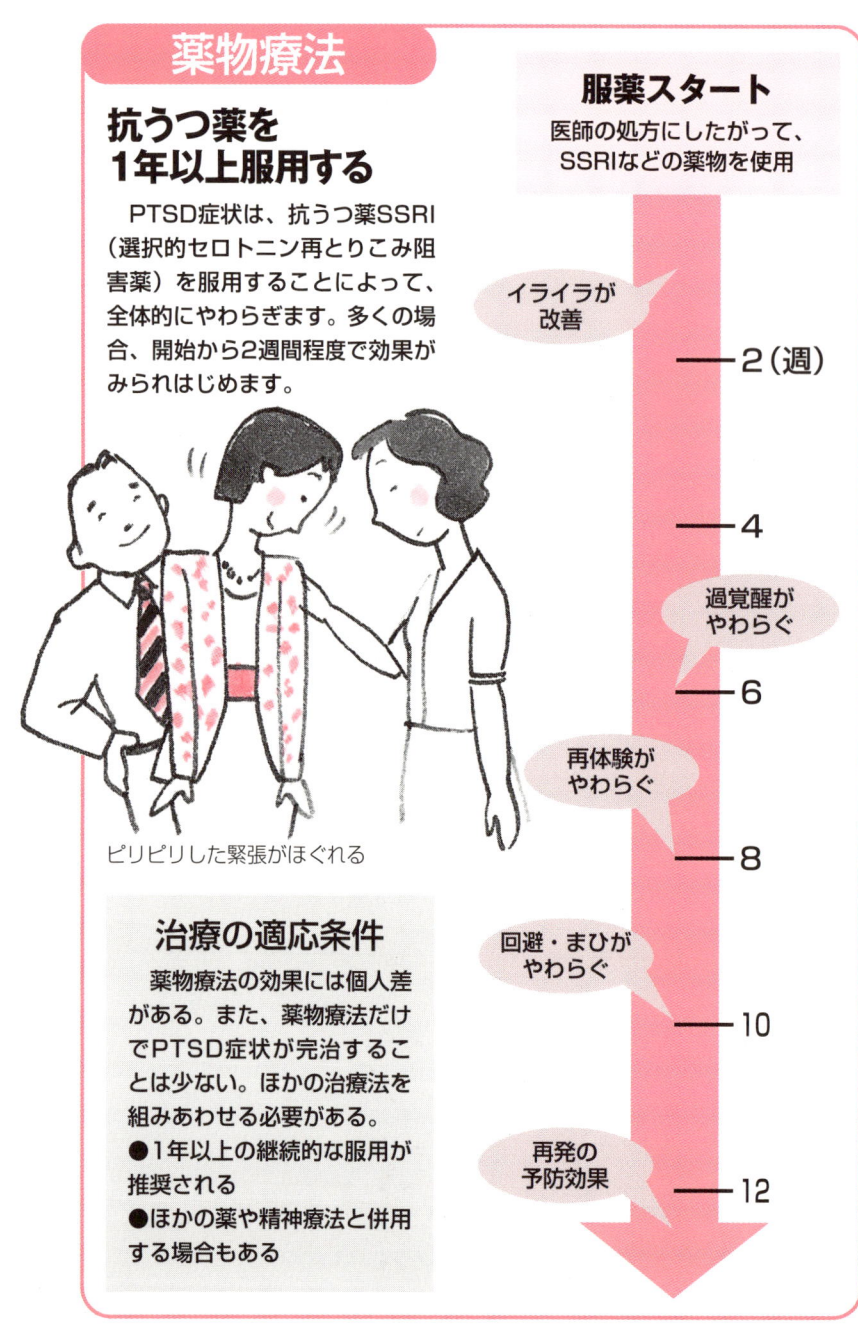

服薬スタート
医師の処方にしたがって、SSRIなどの薬物を使用
イライラが改善
2（週）
4
過覚醒がやわらぐ
6
再体験がやわらぐ
8
回避・まひがやわらぐ
10
再発の予防効果
12

治療の適応条件

薬物療法の効果には個人差がある。また、薬物療法だけでPTSD症状が完治することは少ない。ほかの治療法を組みあわせる必要がある。

- ●1年以上の継続的な服用が推奨される
- ●ほかの薬や精神療法と併用する場合もある

＊現在、日本ではPTSDに対して保険適応を認められている薬剤はありませんが、実際には症状にあわせて処方されています。

PTSDのすべての症状に効果が期待できる

PTSDの薬物療法に使われる薬は、これまで数々の研究によって、中核症状への効果が確認されてきたものです。安心して用いることができます。

使うのは主に抗うつ薬のSSRIで、再体験、回避・まひ、過覚醒の三つの症状すべてに対して効果が期待できます。症状を医師に正確に伝え、それにあった薬を出してもらってください。

PTSD治療に使われている薬[*]

薬物療法における第一の選択肢はSSRIです。SSRIに効果がみられない場合は、ほかの薬の使用を検討します。

分類・薬名	効果
SSRI（パロキセチン、セルトラリン、フルボキサミンなど）	PTSDの3つの中核症状を緩和する
三環系抗うつ薬（イミプラミン、アミトリプチリンなど）	主に再体験症状を軽減する
そのほかの抗うつ薬（トラゾドンなど）	再体験、過覚醒、不眠症状の改善
ベンゾジアゼピン系薬（アルプラゾラム、クロナゼパムなど）	過覚醒、不安症状を軽減する
気分安定薬（カルバマゼピン、バルプロ酸など）	再体験、過覚醒、衝動性をやわらげる
新規抗精神病薬（オランザピン、リスペリドンなど）	過覚醒の症状をやわらげる

効果　トラウマ症状が全体的にやわらぐ

薬物療法の効果は、症状の強さをおさえることです。完全に治るわけではないのですが、生活の質が改善します。

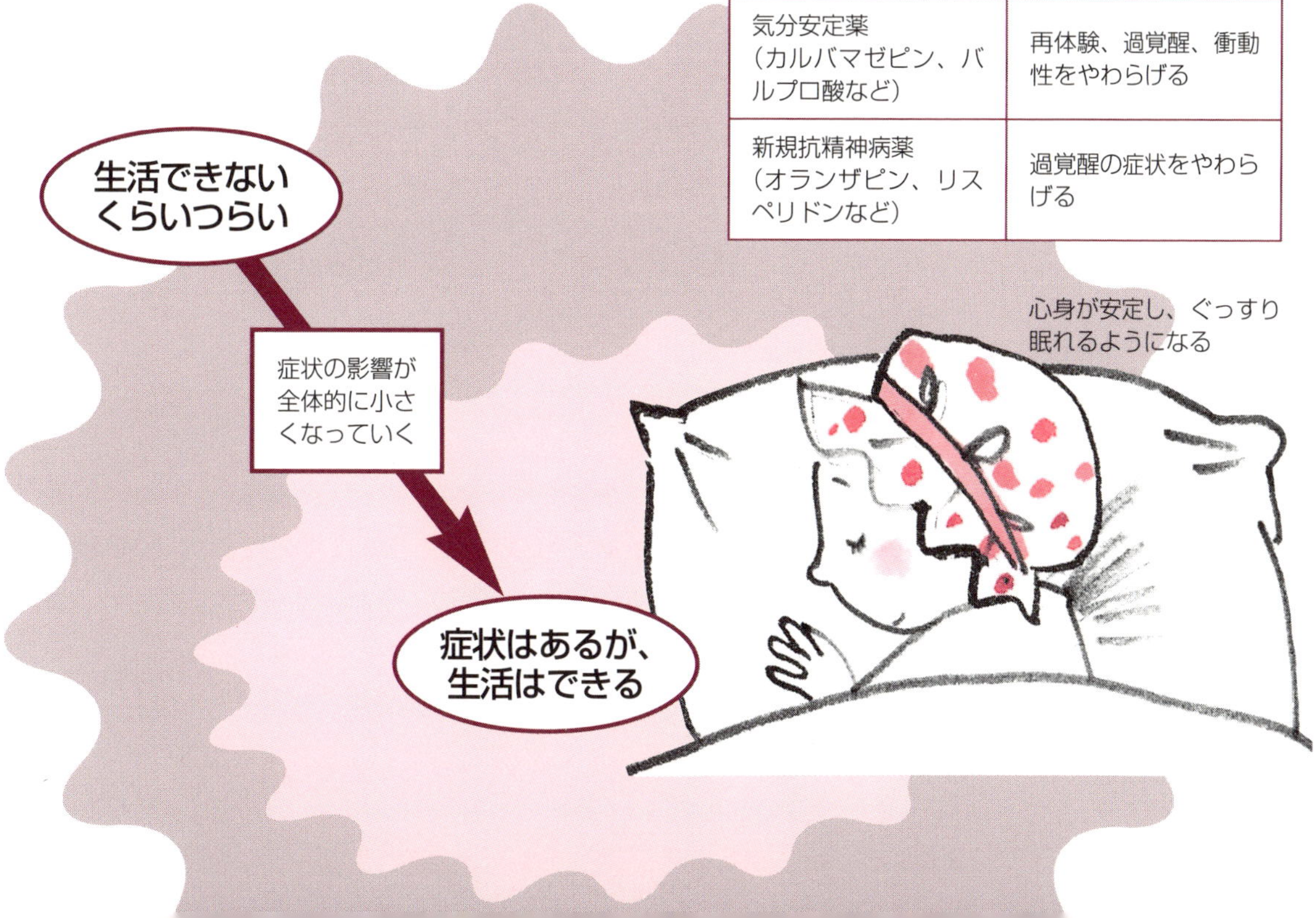

生活できないくらいつらい
症状の影響が全体的に小さくなっていく
症状はあるが、生活はできる
心身が安定し、ぐっすり眠れるようになる

EMDR

眼球運動によって、認知のゆがみを正す

医師と対話をしながら目を左右に動かすという、特殊な治療法があります。
トラウマ体験への認知を正常化する効果が実証されています。

生育歴の確認

これまでの経験などをふまえ、EMDR実施の安全性を確認する

治療の準備

心理教育を受けて、治療の概要を理解する

▼

現状の評価

実際にどのような症状が出ているか、SUDsなどで評価する

▼

脱《だつ》感《かん》作《さ》
（じょじょに慣れていく）

1.トラウマ記憶についての嫌なイメージや考え方を思い浮かべる
2.医師の指をみて眼球運動をおこない、終了後は深呼吸してリラックス
3.イメージや考え方に変化が出れば報告する。
このセットを繰り返す

認知を正す

嫌なイメージが薄れてきたら、肯定的な認知を思い浮かべながら再度、眼球運動

▼

身体の確認

緊張や不快感が残っていたら、落ち着くまで眼球運動をおこなう

◀

終了・リラックス

リラクセーションをおこないながら、治療を終わらせる

状況の再評価

症状を再評価して効果を確認。次の治療計画を立てる

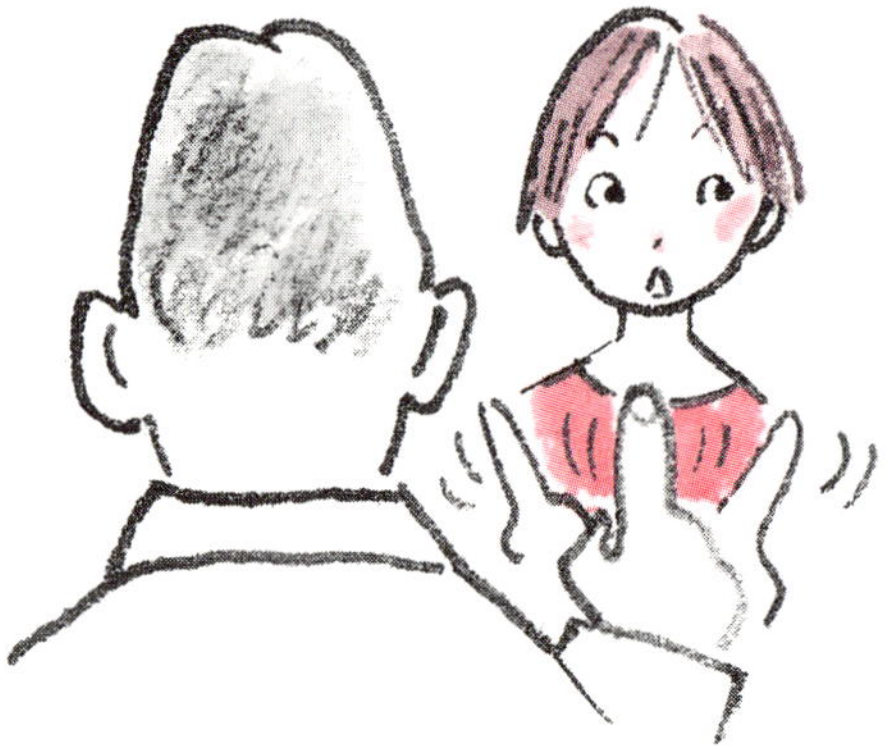

医師が指を左右に振り、患者さんはその指を目で追う

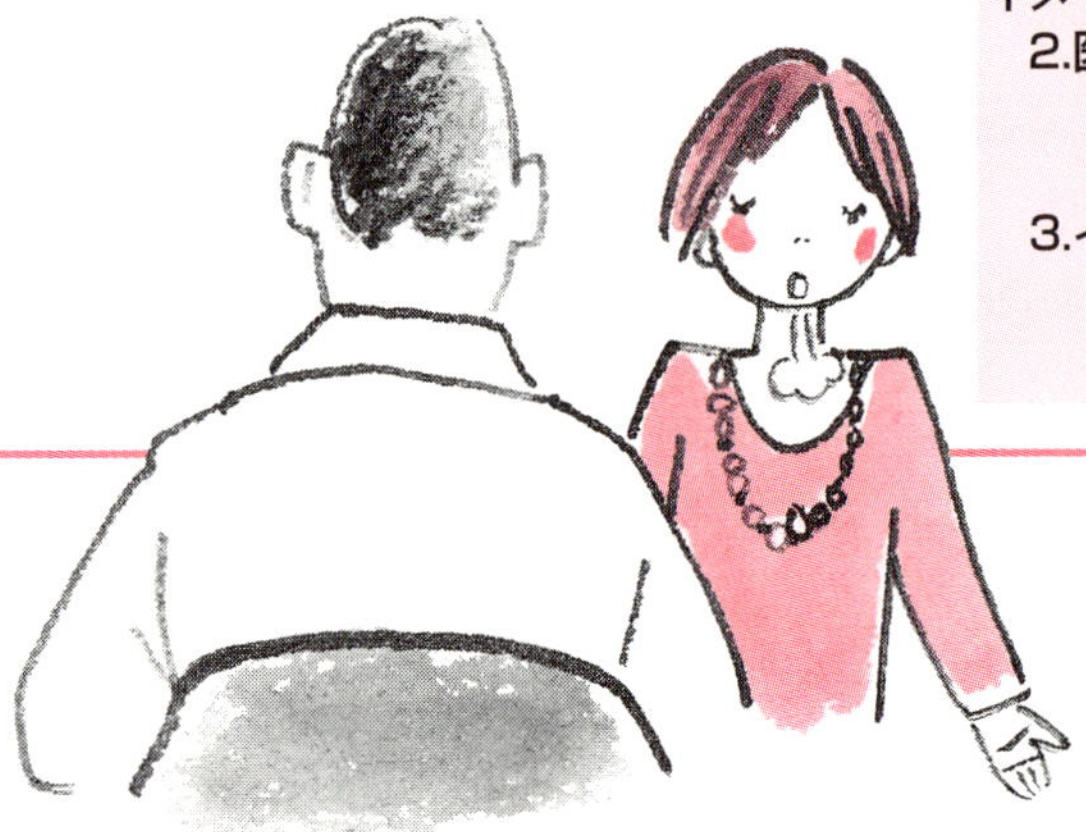

眼球運動のあとには、深呼吸をして心身を落ち着かせる

EMDR*
眼球運動による脱感作と再処理法

目を動かしながらイメージを直す

認知行動療法と同じように、医師との面談を通じて思考や認知を直します。面談の最中に目を左右に動かす「眼球運動」をとり入れることが特徴です。

治療の適応条件

詳細がはっきりしていないため、どのような場合に効果が期待できるのか、正確な条件はまだわかっていない。

- PTSD症状全般に効果がある
- 詳細は担当医に確認する

効果

PTSD症状が軽減される

EMDRは認知行動療法と同様に、PTSDの中核症状への効果が認められています。

再体験症状の緩和が期待できる

回避・まひに対しても効果がある

過覚醒への効果は高くはない

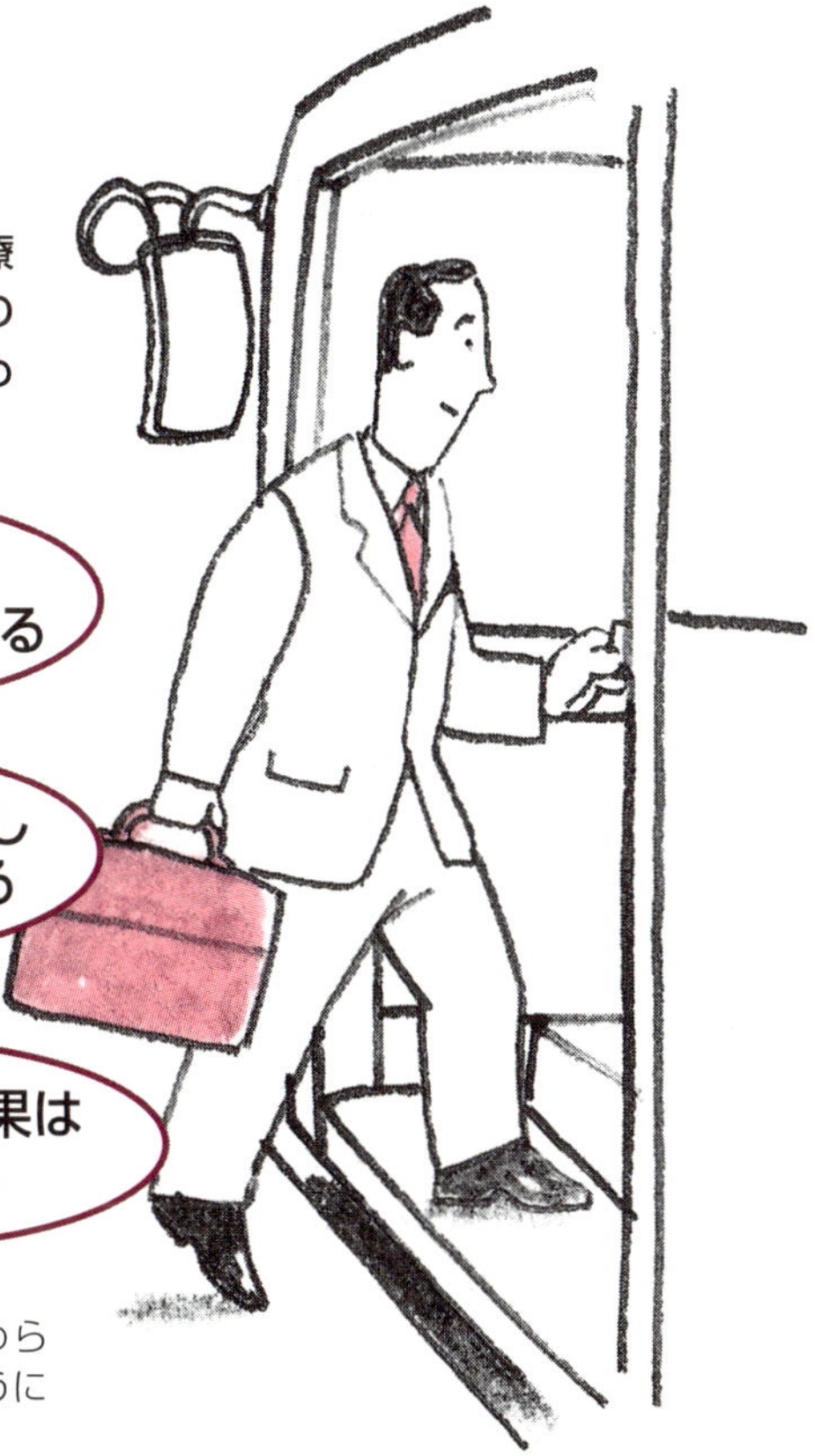

回避・まひの症状がやわらぎ、バス通勤ができるように

詳細は不明だが効果が確認されている

ＥＭＤＲは、研究によってＰＴＳＤの治療効果があることは確認されています。

しかし、手順全体のどの部分が、症状のどこに効くのか、その詳細まではわかっていません。アメリカを中心に、世界中でいまも研究が進められています。

治療のねらいは認知行動療法とほとんど同じで、トラウマ体験の記憶を克服し、認知のゆがみを直すことをめざします。

日本ではこの治療を受けられる機関は少ない

ＥＭＤＲは、ＰＴＳＤ治療のひとつの柱として注目を集めている治療法ですが、日本ではこの方法を実施している医療機関は少なく、誰でもすぐに受けられる治療ではありません。

ただ、今後はトレーニングを受けた治療者が増えていくことが考えられます。

＊Eye Movement Desensitization and Reprocessingの略

ストレスマネジメント

ストレスへの対処法を学び、実践する

トラウマ反応は、心身に負担をかけ、多くのストレスのもととなります。そのストレスにうまく対処すれば、治療の効果が上がります。

ストレスマネジメントの流れ

自分がストレスを感じるポイントやその対処法を、具体的に学び、実践します。専門家の指示を受けることが大切です。

ストレスを知る
心理教育を受け、トラウマ体験とストレスの関係を理解する

自分の現状を調べる
トラウマが自分の心身にどのようなストレスをかけているか、把握する

対処法を実践する
医師や専門家の指示にしたがいながら、各種治療を参考とした対処法を実践していく
- 考え方を変える
- リラクセーション
- 話を聞いてもらう

状態の変化をみる
ストレス対処法が実際に効果があるかどうか、確認する

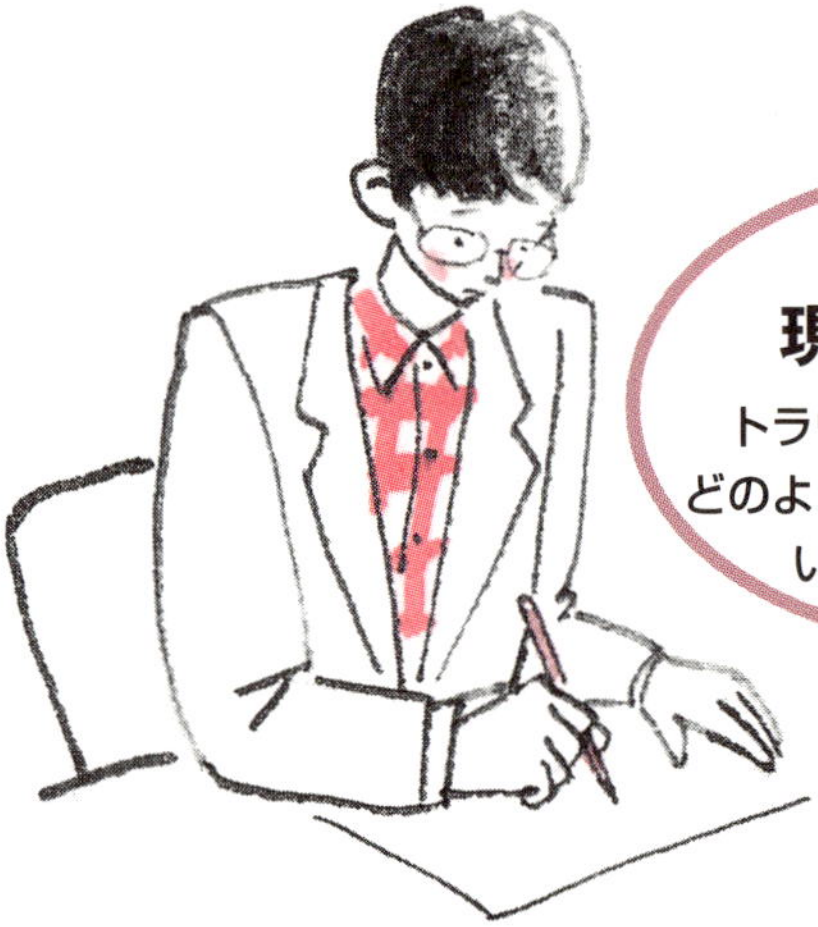

効果を確認するため、実施の前後にストレス評価をおこなう

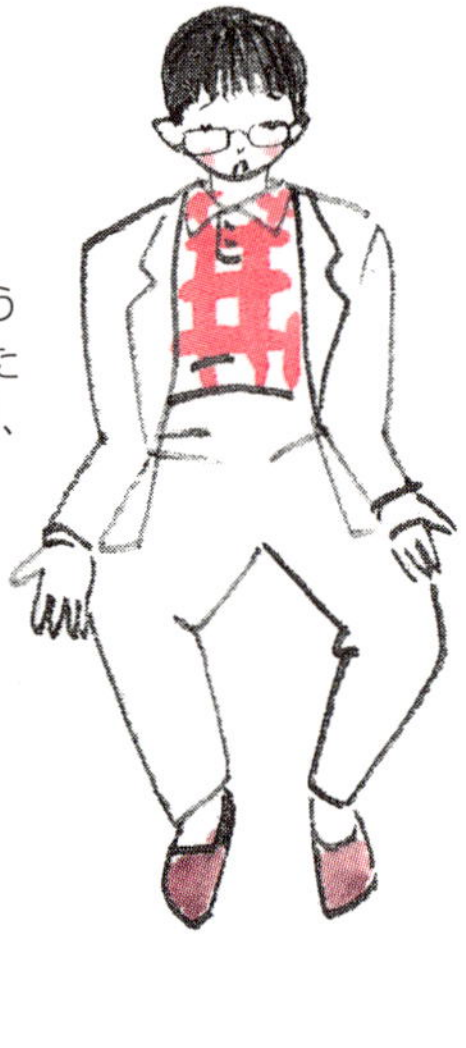

ゆっくりと腹式呼吸をおこなう「呼吸法」や、筋を緊張させたあとに力を抜く「筋弛緩法」が、代表的なリラクセーション法

※このページは『精神療法』第33巻第2号P164〜169、冨永良喜・高橋哲「トラウマ臨床に活用できるストレスマネジメント技法」を参考に作成しました

ストレス対策で治療をサポート

ストレスマネジメントは、治療の一環としておこなわれるストレス管理法です。

トラウマ体験にあい、再体験や回避・まひ、過覚醒などの症状に悩まされると、心身に強いストレスがかかります。

そこで、ストレス対策を身につけ、自己管理をすることが必要になってくるのです。

医師の指導を受ければより的確な管理ができる

ストレス対策は、生活のなかで自分でもおこなえますが、医師と相談しながら、自分にあったやり方を確認すれば、よりいっそうの効果が期待できます。

また、リラクセーションや、考え方の意識的な変更など、PTSD治療のよい点をとり入れた対策を活用すると、治療の補助効果もより高まります。ぜひ実践してみましょう。

本来の回復力がよみがえる

ストレスを管理できれば、疲労や気分の落ちこみにとらわれにくくなって、PTSD治療に好影響が出ます。

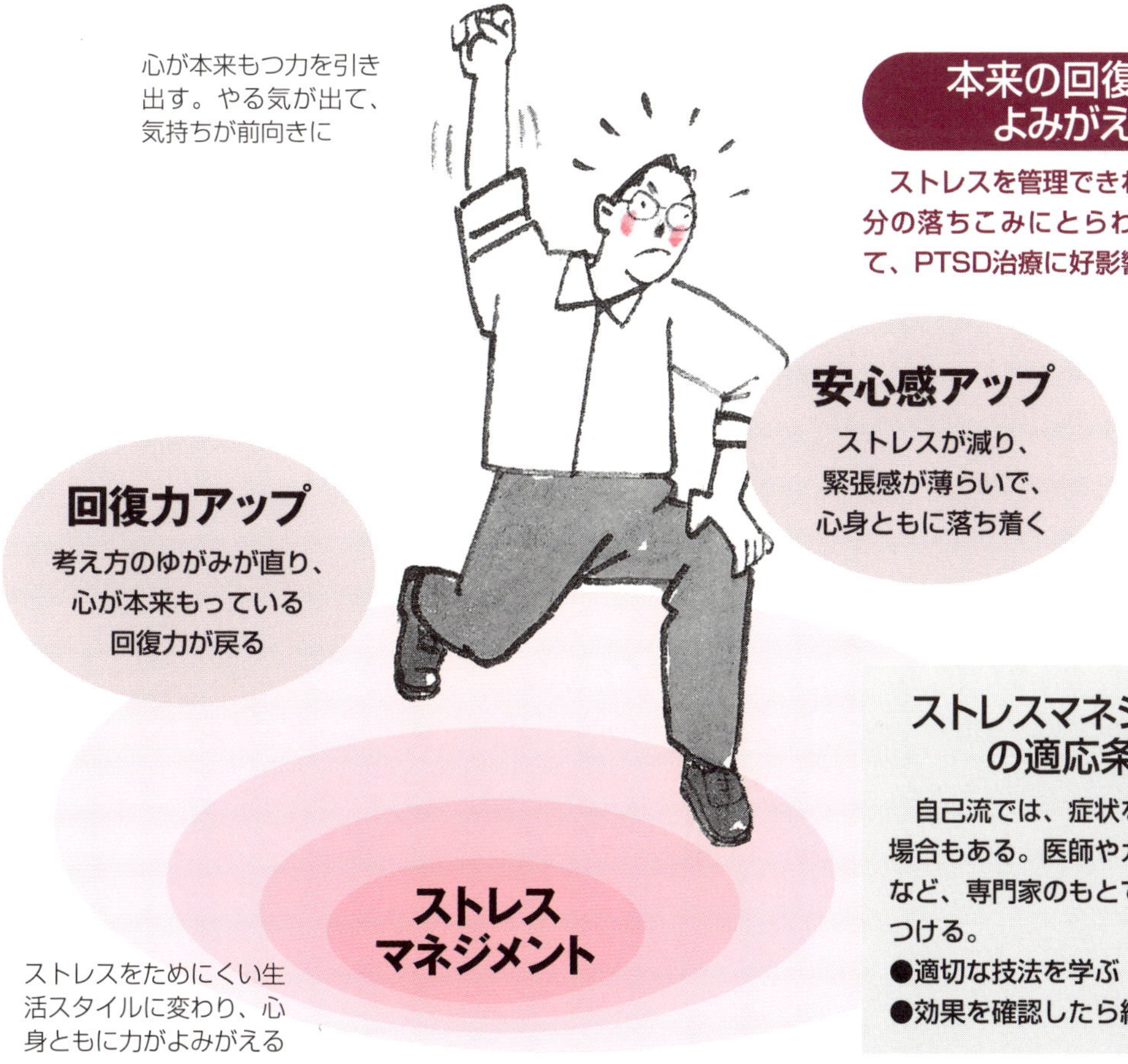
心が本来もつ力を引き出す。やる気が出て、気持ちが前向きに
安心感アップ
ストレスが減り、緊張感が薄らいで、心身ともに落ち着く
回復力アップ
考え方のゆがみが直り、心が本来もっている回復力が戻る
ストレスマネジメント
ストレスをためにくい生活スタイルに変わり、心身ともに力がよみがえる

ストレスマネジメントの適応条件

自己流では、症状を悪化させる場合もある。医師やカウンセラーなど、専門家のもとで技法を身につける。

- 適切な技法を学ぶ
- 効果を確認したら継続する

医療機関と相談機関はどう違うのでしょうか？

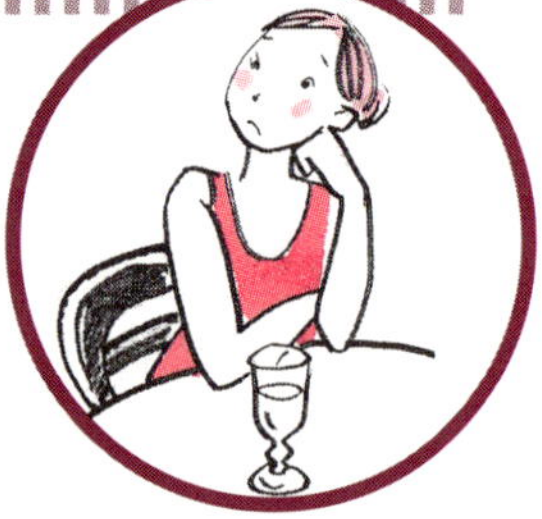

支援センターや相談室は相談機関

ＰＴＳＤやトラウマの問題の相談先として、「被害者支援センター」「心の相談室」など、医療機関の診療科ではない名称で運営されている機関があります。

これらは、相談機関や支援団体です。トラウマ反応に悩む人が、その対処法を相談するところです。カウンセラーがいるところでは、情報提供のほかに、カウンセリングを受けることもできます。

薬物療法は医療機関でしか受けられない

薬物療法を受ける場合は、医療機関で精神科や心療内科など、心の病気の診療をおこなっている診療科を訪れてください。

近所にそれらの診療科がない場合は、総合病院に診療を受けつけてもらえるか、たずねてください。あるいは、下記のような相談機関に問いあわせて、医療機関を紹介してもらってもよいでしょう。

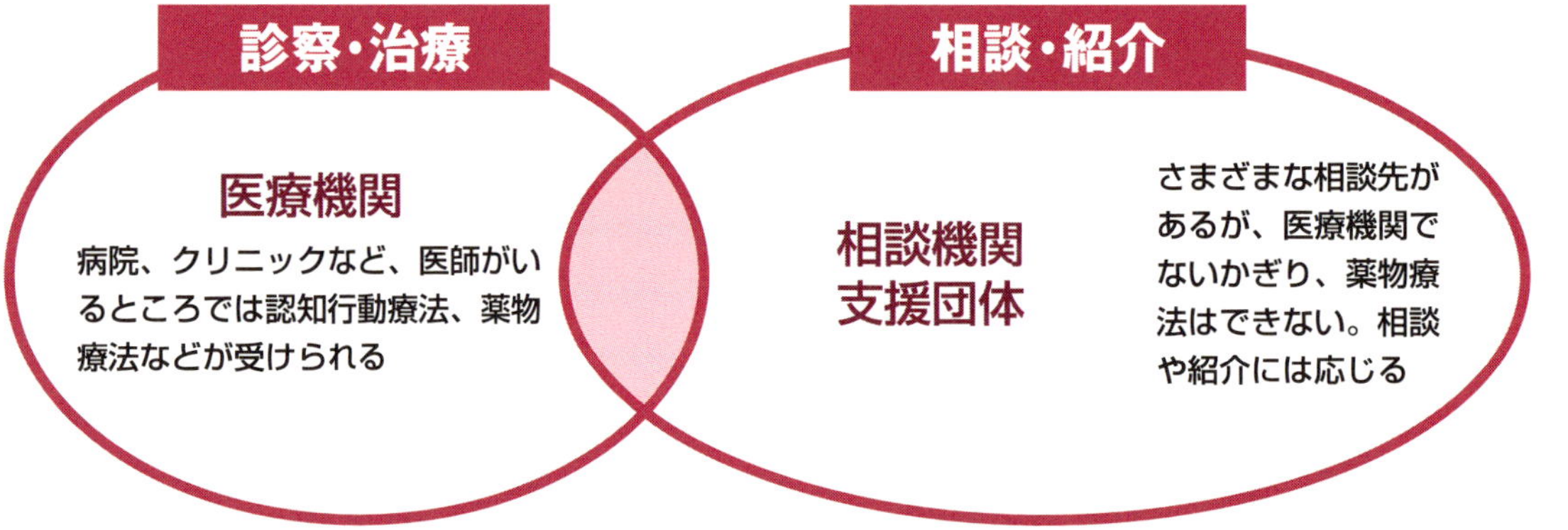
診察・治療
医療機関
病院、クリニックなど、医師がいるところでは認知行動療法、薬物療法などが受けられる
相談・紹介
相談機関
支援団体
さまざまな相談先があるが、医療機関でないかぎり、薬物療法はできない。相談や紹介には応じる

4

症状の悪化を防ぐには

事件や事故にあってPTSDなどの症状が引き起こされ、
生活に支障が出てきたら、早めに対処をすべきです。
なんとか我慢をすればと考えて、症状をそのままにしていると、
さらに生活に支障をきたすようになります。
場合によっては、仕事や友人を失うような、深刻な状況に陥ることも。
自分は平気だと過信せず、手を打ってください。

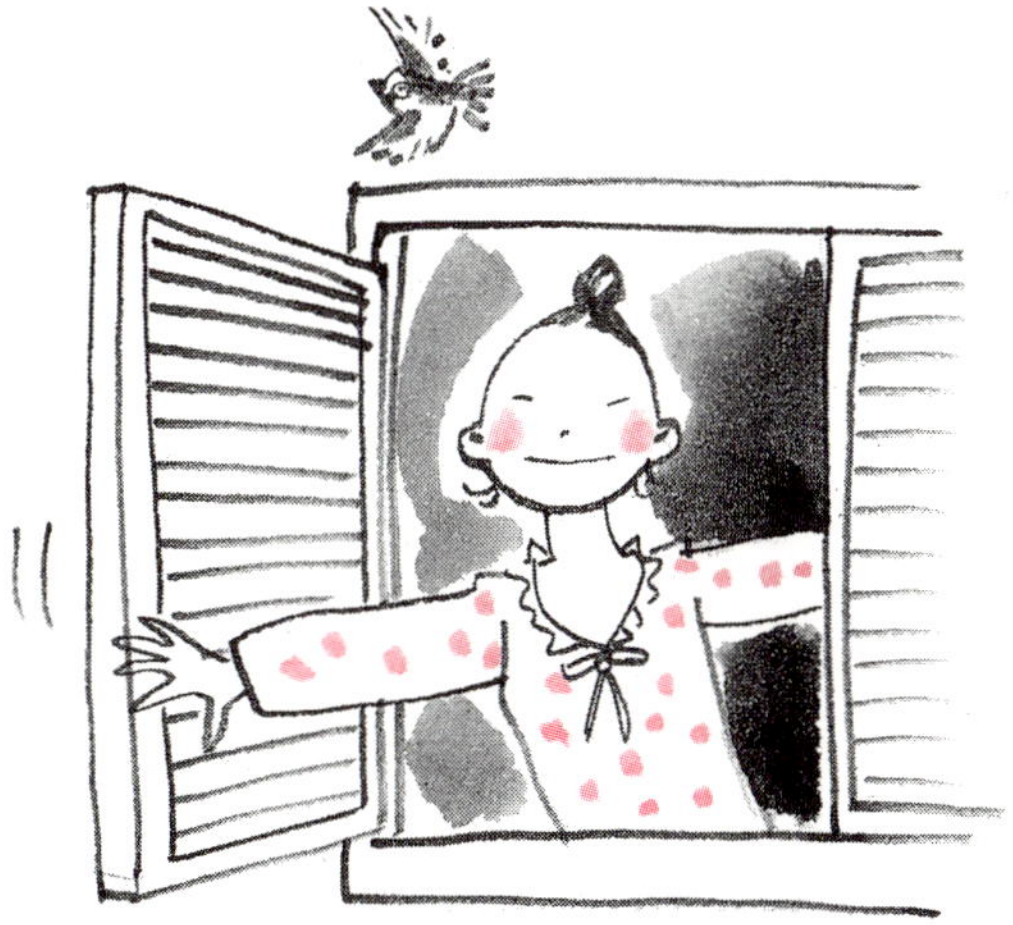

悪化を防ぐ

変化を受け入れてしまうと、回復が遅れる

トラウマ症状の悪化を防ぐうえでもっとも大切なことは、あきらめないことです。自分はもうダメだと考えると、本来は治る症状も、治らなくなります。

変化への対応が明暗のわかれめに

トラウマによって自分の身に起きたトラウマ反応を、仕方がないことだとあきらめるか、それとも、治していこうと認識するか、その違いが、回復の経過を左右します。

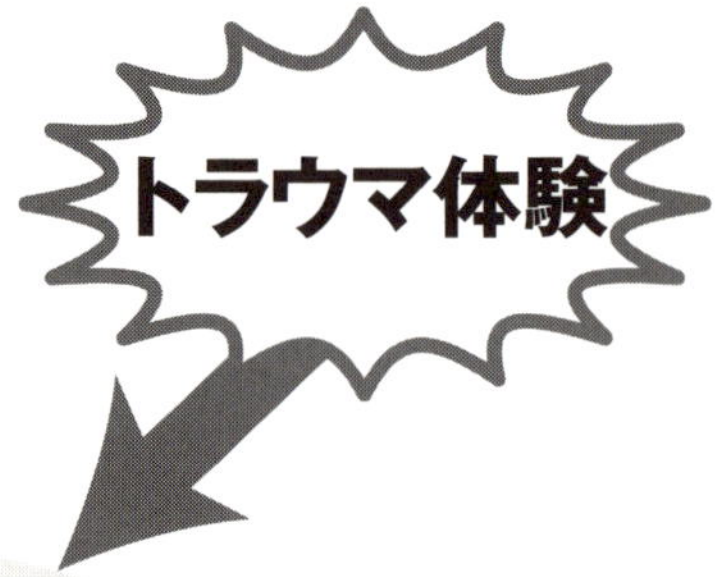

トラウマ体験

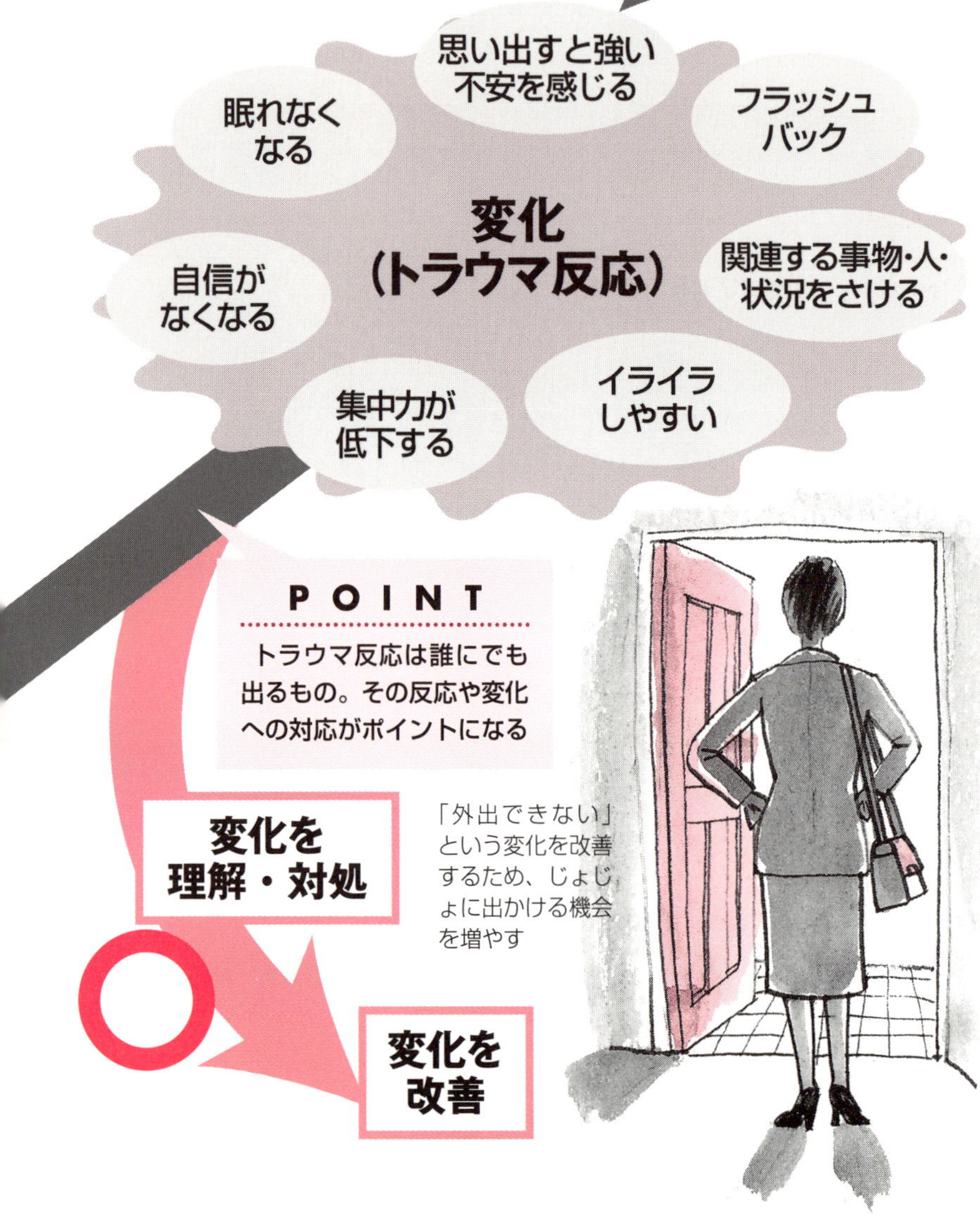

思い出すと強い不安を感じる
フラッシュバック
眠れなくなる
変化（トラウマ反応）
関連する事物・人・状況をさける
自信がなくなる
イライラしやすい
集中力が低下する
POINT
トラウマ反応は誰にでも出るもの。その反応や変化への対応がポイントになる
変化を理解・対処
変化を改善

「外出できない」という変化を改善するため、じょじょに出かける機会を増やす

変化のほとんどが症状だと考えられる

トラウマ反応の悪化を防ぐためには、自分の身に起きている変化を理解することが大切です。

トラウマ体験にあったあとで心身に起きる変化は、そのほとんどがトラウマ反応です。それをそのまま受け入れていたら、症状はいつまでも消えません。

変化のなかには、改善できる部分もあります。「自分はもうダメだ」とあきらめず、「また健康な生活をしたい」と願って、自分を変える努力をしましょう。

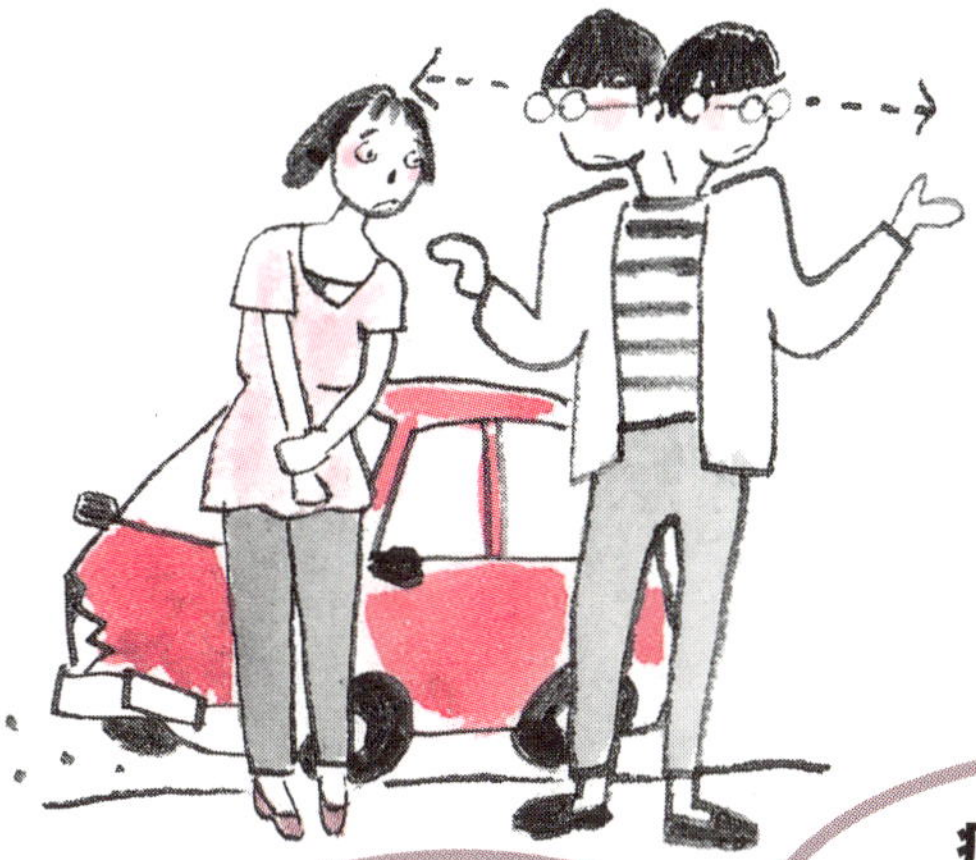

過去の暴力被害がトラウマとなり、男性の大声を聞くと強い不安を感じて萎縮してしまう

トラウマ反応が悪化するとどうなるか

とくに対応をせず、変化を受け入れてすごしていると、トラウマ症状が悪化して、生活にさまざまな支障が生じてきます。

症状の悪化

回避行動や心理面の変化がじょじょにエスカレートして、神経過敏になる

アルコール問題

不安をまぎらわせるために酒に頼っていると、肝障害やアルコール依存となる危険がある

対人関係の破たん

「どうせわかってもらえない」と考えて対話を拒んでいるうちに、友人が減る

ほかの病気を併発

うつ病、不安障害などの病気にかかり、健康を維持することがますます困難に

生活基盤を失う

なにごとにも自信をもてず、家族や仕事など生活の支えを自ら遠ざけてしまう

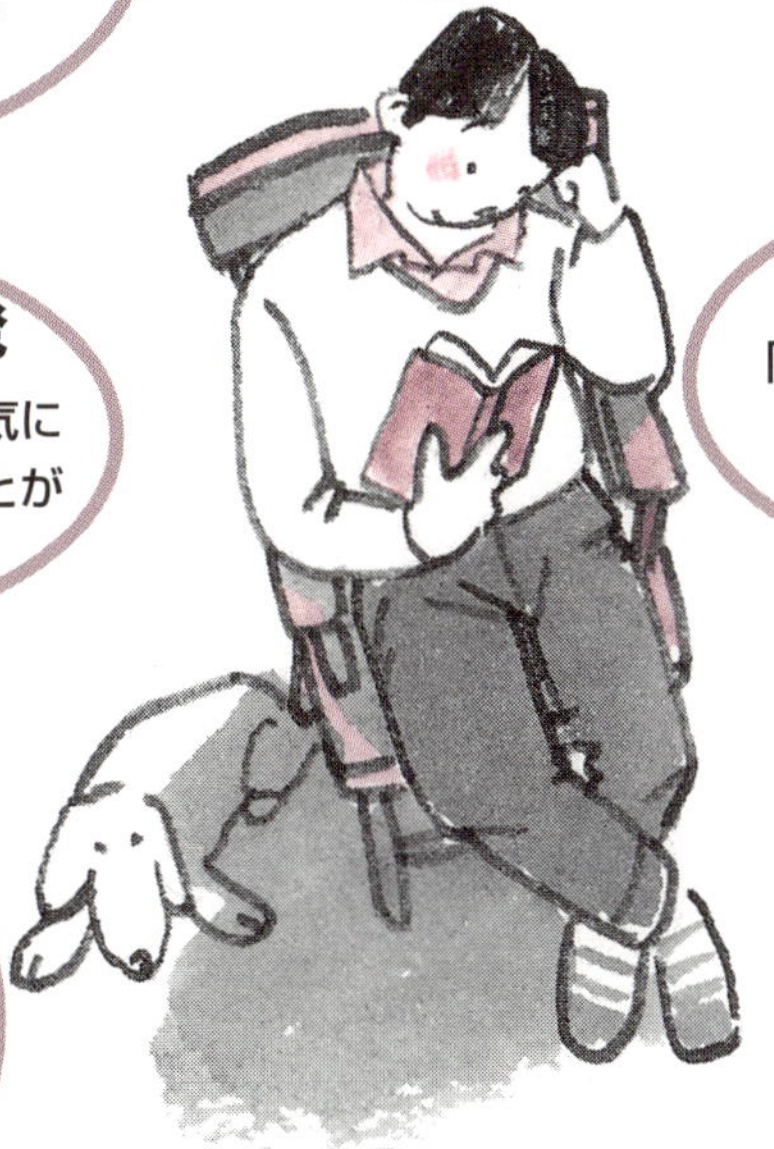

人をさけて家にとじこもる生活が続き、不安障害などの症状も出はじめる

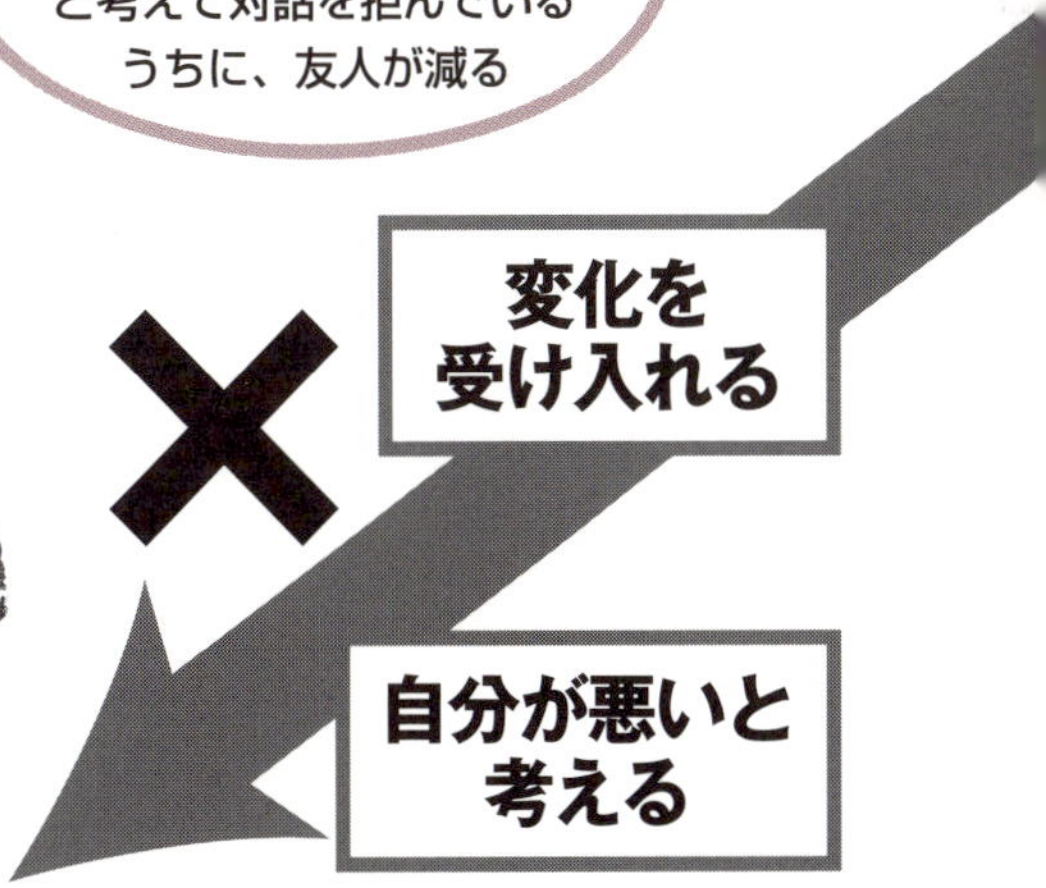

悪化を防ぐ

トラウマによって、心がどう変わったかを知る

心身の変化に対処して、症状の悪化を防ぐためには、変化の内容を知ることが必要です。自分の心身がどう変わったか、具体的にみていきます。

変化を理解する

トラウマ体験前の自分を思い出し、体験にあったあとの現在の自分と、どのような点で違っているか、検証します。

もともと弱かった部分

トラウマ体験にあう前の自分が、完璧だったわけではない。神経質、傷つきやすいなど、自分の弱い部分を思い出す

よかった部分

自分の長所を思い出す。穏和、面倒見がいい、活発、よく笑うなど、体験によって消えてしまった部分を確認する

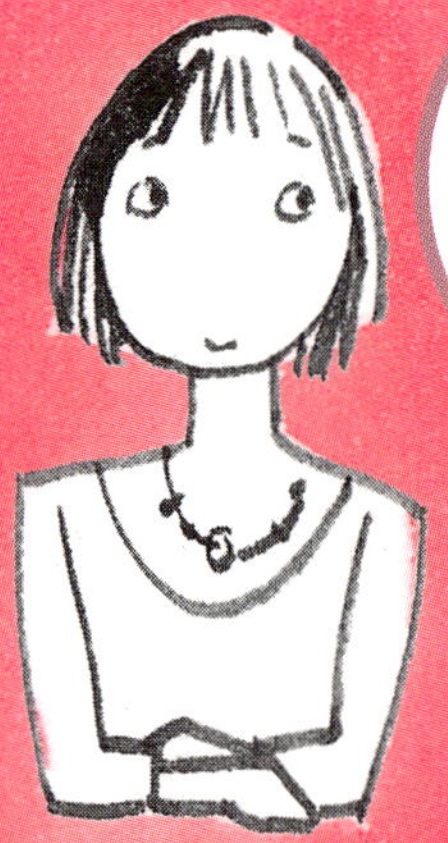

もとはのんびり屋で、くよくよ考えることもなかった

本来の自分の心

面談や検査、対話で自分を再発見

治療者や家族、知人などとの対話によって、自分の本来の姿を思い出します。変化が出ていることを自覚します。

- ●医師やカウンセラーとの面談
- ●家族や知人との対話

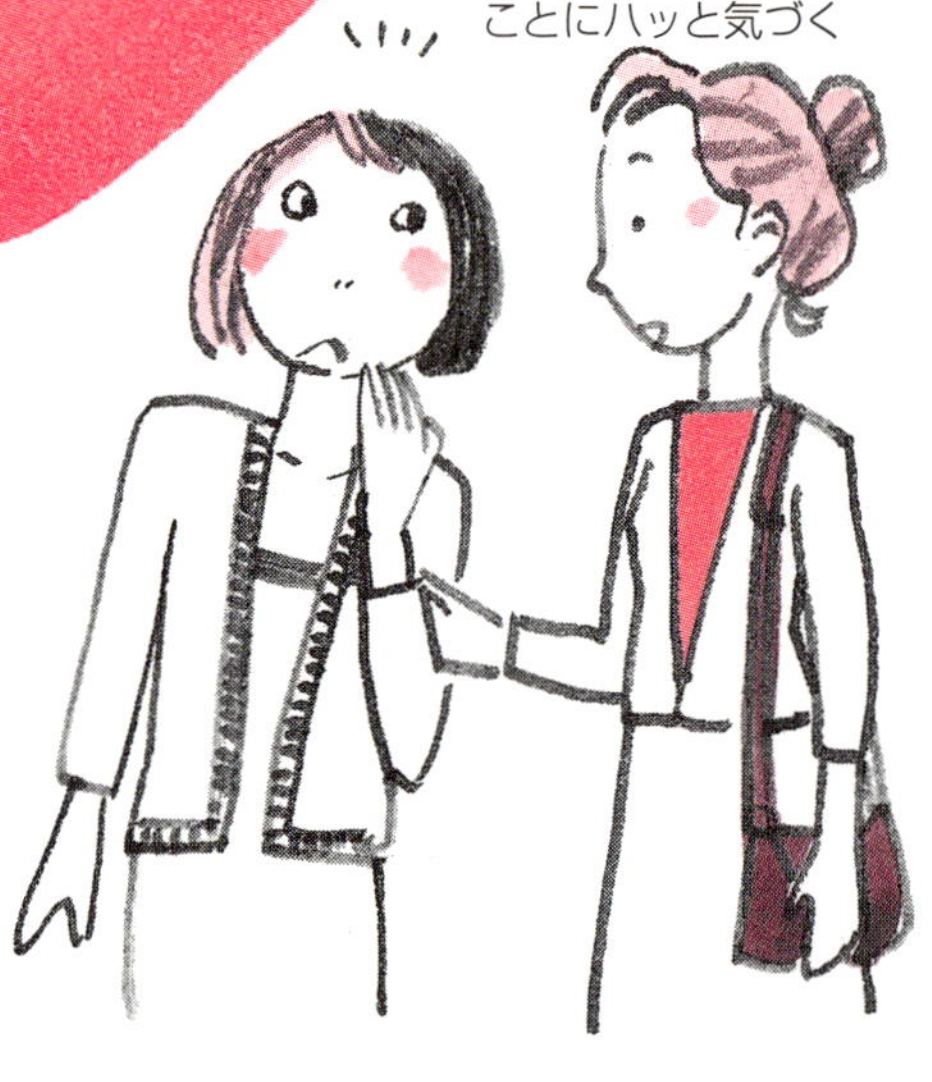

友人から指摘を受けて、自分が変わったことにハッと気づく

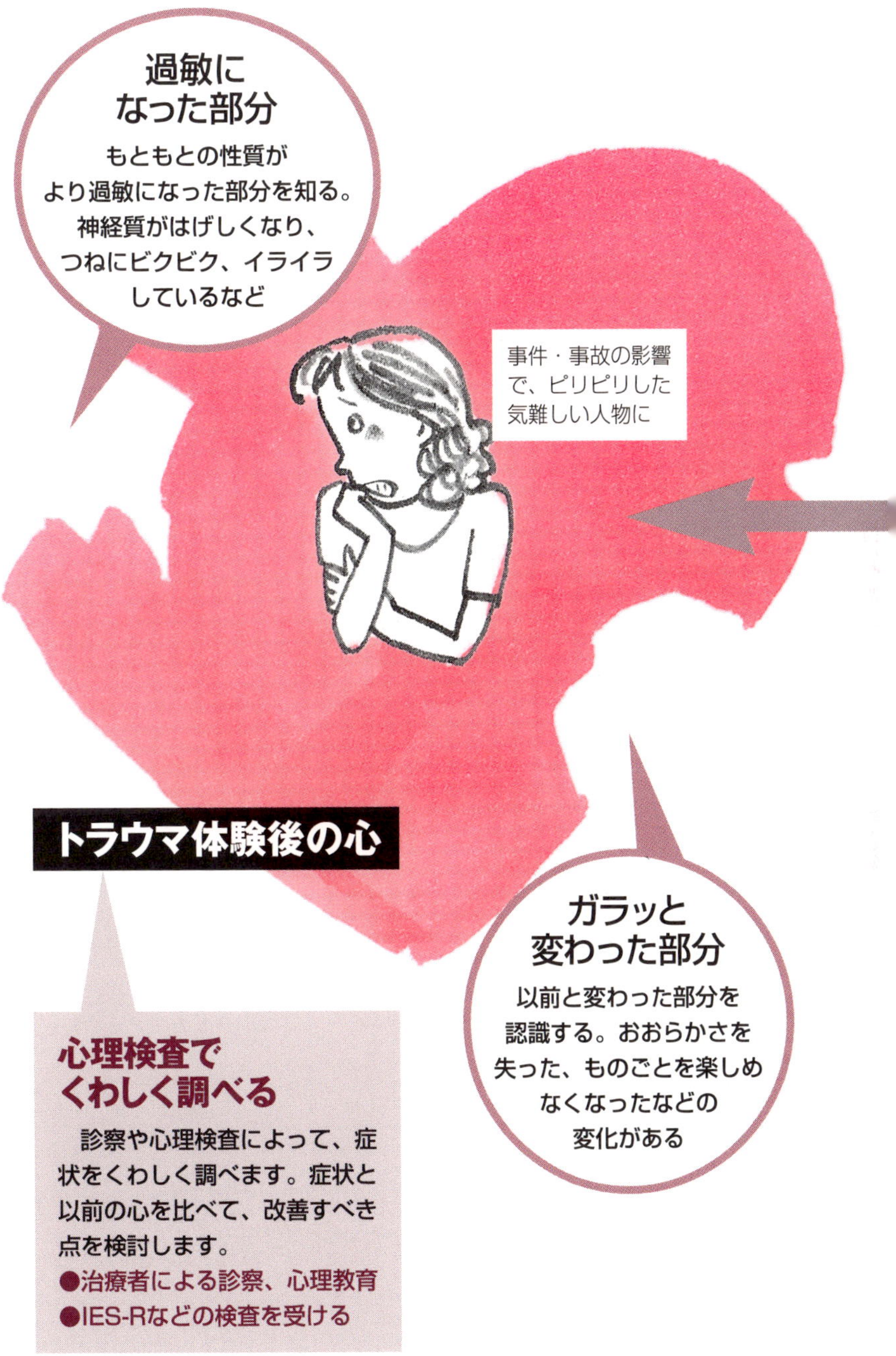
過敏になった部分
もともとの性質がより過敏になった部分を知る。神経質がはげしくなり、つねにビクビク、イライラしているなど
事件・事故の影響で、ピリピリした気難しい人物に
トラウマ体験後の心
ガラッと変わった部分
以前と変わった部分を認識する。おおらかさを失った、ものごとを楽しめなくなったなどの変化がある

心理検査でくわしく調べる

診察や心理検査によって、症状をくわしく調べます。症状と以前の心を比べて、改善すべき点を検討します。

- 治療者による診察、心理教育
- IES-Rなどの検査を受ける

トラウマの影響をはっきりと自覚する

トラウマによって起きた変化を理解するには、事件や事故にあう前の心と、体験後の心を比べてみる必要があります。そうすることで、なにが失われ、なにが生じたのか、はっきりとわかります。

よくある間違いが、変化をもとからあった性格だと思いこむことや、事件や事故のあとの自分を、とり返しのつかない状況にあると決めつけることです。

実際は、過去の自分の長所は、きちんと残っています。考え方が悲観的・否定的になっていると、それらの要素がみえなくなってしまうのです。

自分ひとりで理解することは難しいので、家族や専門家の力を借りて、検証していきます。

悪化を防ぐ

変化した部分を改善して、生活を戻していく

自分の変化が把握できたら、その部分を改善するための努力をします。考え方や生活リズムを変えて、ゆがみを正していくのです。

変化を改善する

トラウマ体験によって変貌をとげた心を、もとの姿に近づけていきます。自分本来の心をモデルとして、考え方を変えます。

いつもイライラする

他人の助言に反抗したり、小さなことで怒ったりする。トラウマ体験後に出てきた特徴

↓

もっとのんびり考えていたはず

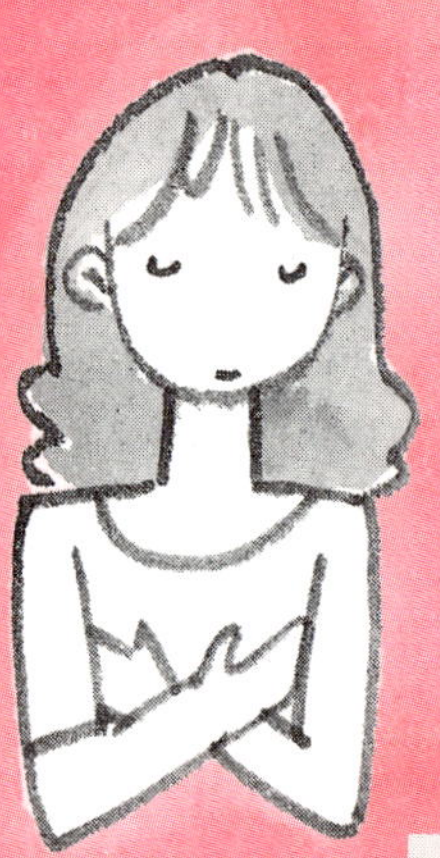

自分のなかのよい部分を思い出し、もとに戻していく

毎晩眠れない

寝つきが悪く、眠れなくて苦しむ日が何日も続く。改善のきざしがみられない

↓

以前は毎晩ではなかった

人と会うのがこわい

みんなトラウマ体験のことをわかってくれないため、人と会うのが嫌になった

↓

わかりあえる友だちもいるのでは

以前の自分に生活を近づけていく

体験前後の変化が認識できたら、その部分をもとの姿に戻していきます。完全にもと通りになることはありませんが、できるかぎり近づけていきます。

それによって、生活の乱れや症状も改善し、以前の自分に近い健康状態をとり戻すことができるのです。

変化した部分を改善するためには、治療を受けて記憶を克服したり、認知を修正したりするだけでなく、生活改善も並行すると、効果的です。

以前の自分はどのような考え方をしていたか、生活はどうだったか、それを意識して暮らすことが、回復にむすびつくのです。

治療と生活改善を並行

認知行動療法や薬物療法などの専門的な治療を受けることに加えて、生活面の見直しもおこなえば、症状の悪化を防げます。

トラウマ・PTSD治療

心理教育 ＋α
- 行動する前にひと呼吸おく
- リラクセーションを活用

認知行動療法 EMDR ＋α
- 少しずつ仕事に復帰
- 家族や知人に相談する
- 出かける習慣をつくる

薬物療法 ＋α
- 生活リズムをもとに近づける
- 症状が治ることを信じる

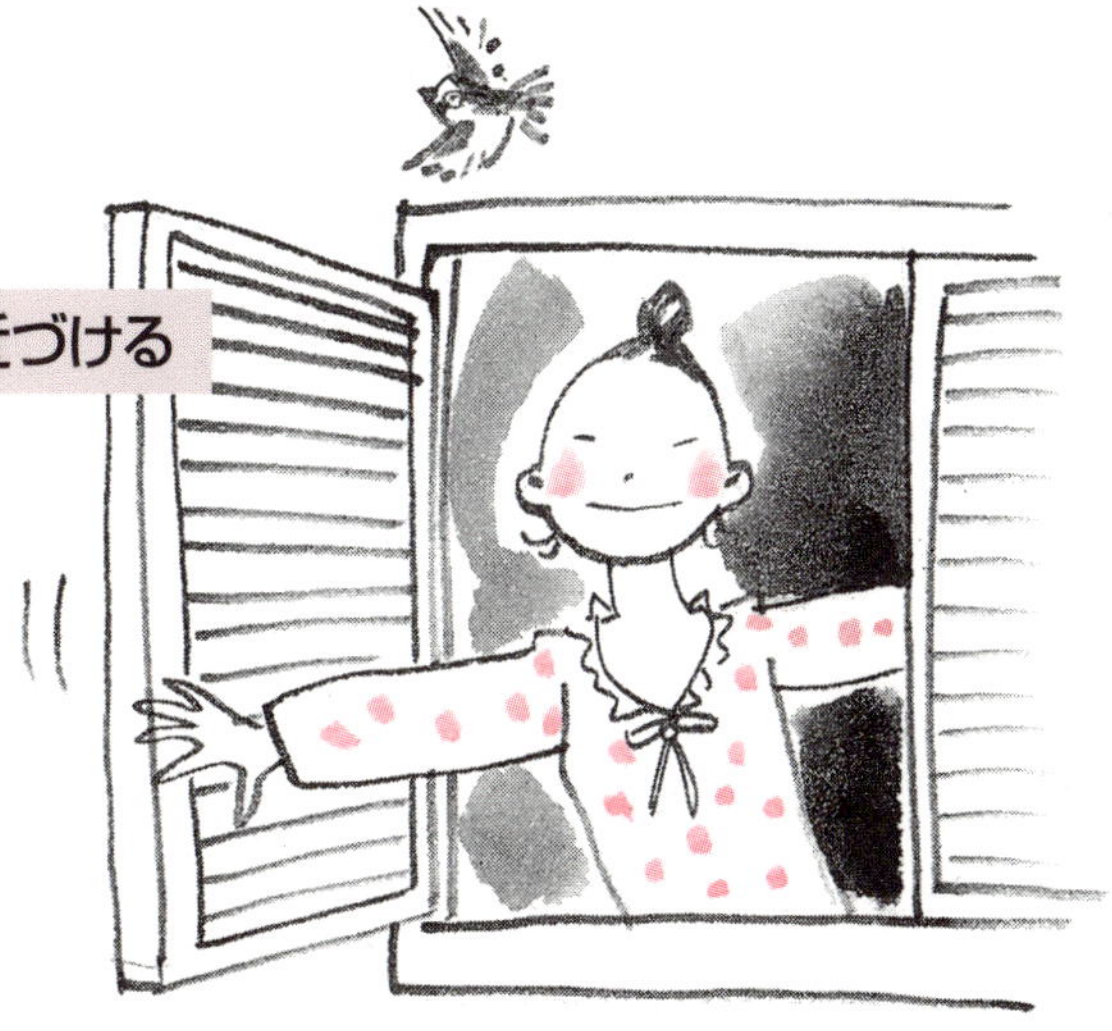

朝起きて、外出する習慣ができると、不眠がじょじょに改善し、症状全体がやわらいでいく

二次被害を防ぐ

無神経な助言を受けても、心を閉ざさないで

周囲の人のトラウマに対する無理解に苦しみ、二次的な被害を受ける人がいます。家族や知人に理解を求め、治療しやすい環境をととのえましょう。

二次被害とは

事件や事故にあってトラウマ反応、PTSDに悩んでいる人が、周囲の無理解な言動にさらされ、体験後にさらに傷つくことを「二次被害」といいます。

トラウマ体験

↓

一次被害

トラウマ反応・PTSD症状

再体験や回避・まひ、過覚醒など、トラウマ体験後には誰にでも起こる反応

↓

二次被害

心理的負担・生活への妨げ

周囲の人の対応によって傷ついたり、生活が困難になったりすること

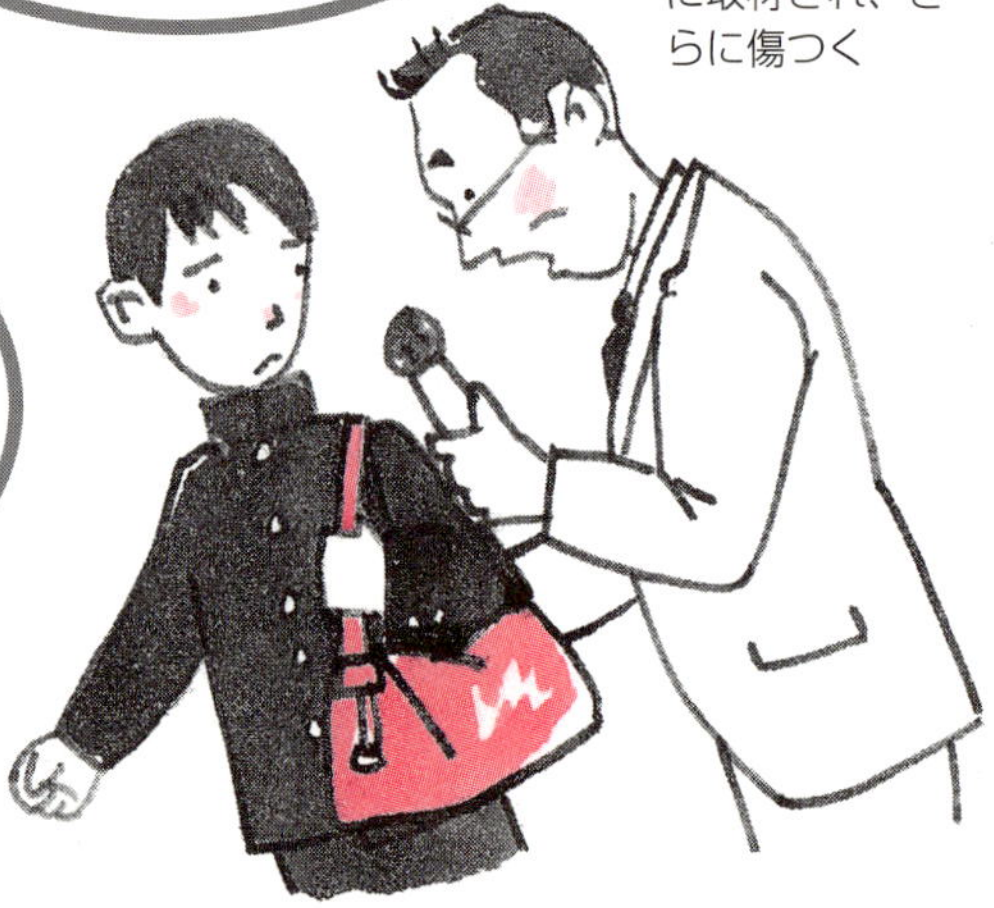

事件のショックで落ち着かない時期にマスコミに取材され、さらに傷つく

周囲との摩擦が二次的な被害をうむ

症状がそのまま悪化することと、二次被害を受けることとは、意味が大きく違います。

二次被害は、トラウマ体験による症状ではありません。体験後の周囲との関係によって起きてくる被害です。

周囲の人が無神経な対応をしたり、心ないうわさ話をしたりすると、被害者の心理的な負担となります。人間関係への悩みが深まり、二次的な被害となって、被害者を苦しめるのです。

こうした被害を防ぐために、トラウマを体験した本人も、周囲の人も、ＰＴＳＤやトラウマをよく理解する必要があります。

被害を防ぐポイント

周囲の人に誤解されたままでは、二次的な負担がかかり、精神的につらくなっていきます。正しい理解を求めましょう。

被害

「油断してたんじゃないの？」「もう忘れなよ」などと無神経な助言をされて、心の傷が深くなる

↓

本人は助言を受け流す。家族や知人は助言した人にその発言が誤解であることを指摘する

被害

同じ事件・事故にあったほかの人が治癒したことと比べられ、回復が遅いと非難される

↓

自分を人と比べない。トラウマ反応は個々に違うことを人にも伝える

被害

自分本来の姿とかけ離れた報道やうわさが広まり、以前と同じ生活ができなくなる

↓

報道・うわさを止める。理解者に協力を頼み、正しい理解を広める

被害

事件や事故のせいで周囲の人に敬遠され、近所付き合いや仕事がそれまで通りにいかなくなる

↓

生活を維持する。家族や知人と協力して、誤解をとく

（90ページ参照）

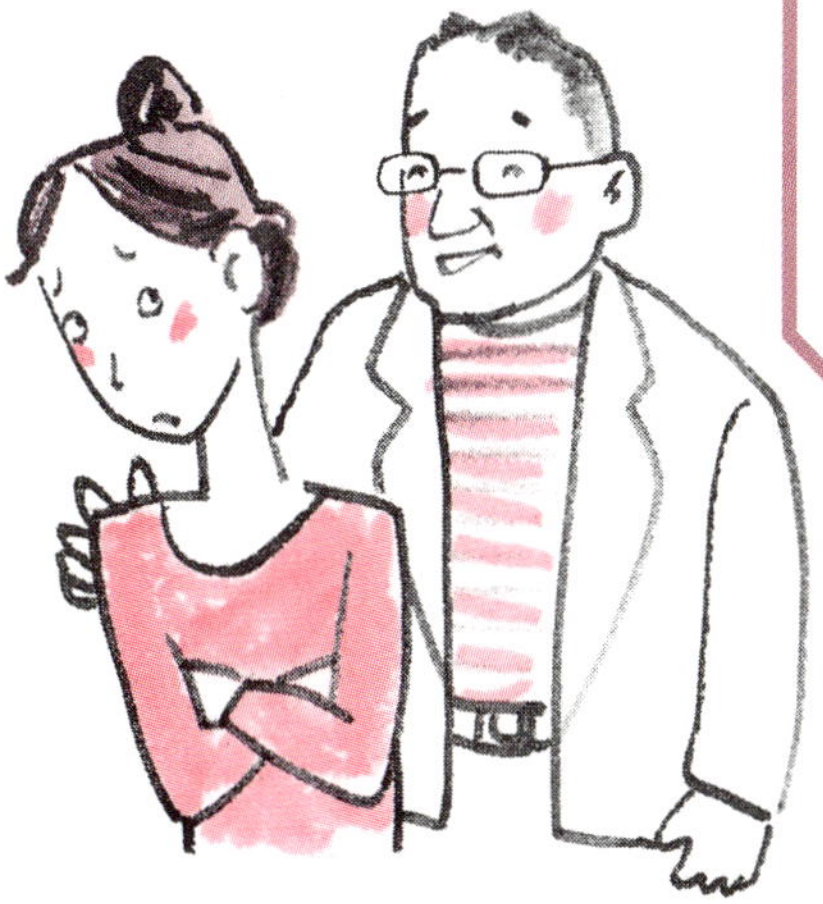

的はずれな励ましでも、相手に悪気はない。できることなら聞き流したい

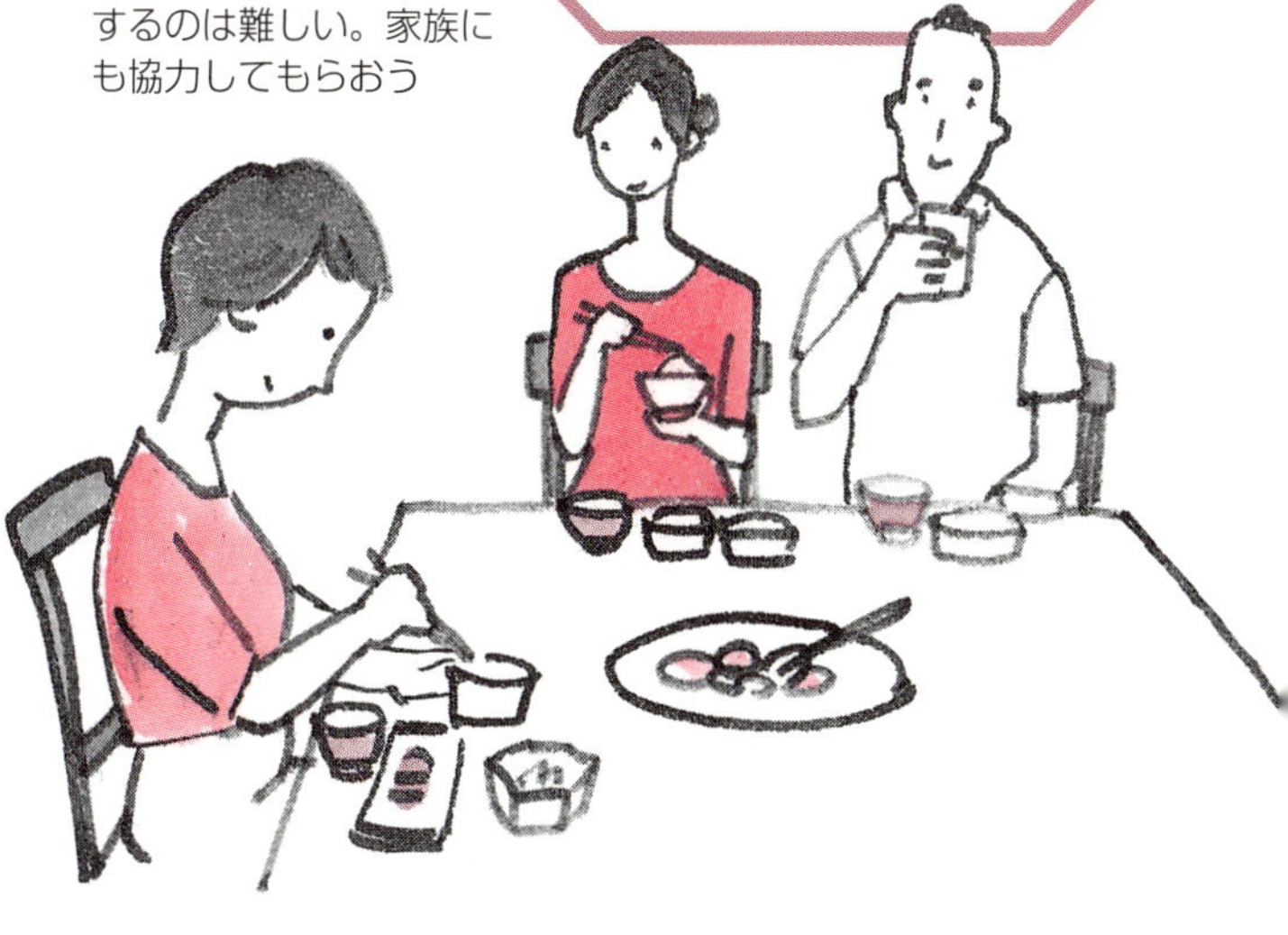

ひとりで生活水準を維持するのは難しい。家族にも協力してもらおう

二次被害と二次受傷はどう違う？

二次被害は、トラウマ体験にあった本人が、周囲の人の不適切な対応によって、さらに傷つき、被害を受けることです。

二次受傷で傷つくのは周囲の人です。被害者のつらそうな様子をみたり、話を聞いたりしていた人に、トラウマ反応が出ます。

併発症状を治す

うつ病、不安障害を発症したら治療が必要

トラウマはＰＴＳＤだけでなく、うつ病や不安障害など、ほかの心の病気の原因にもなります。それらの病気が併発することもあります。

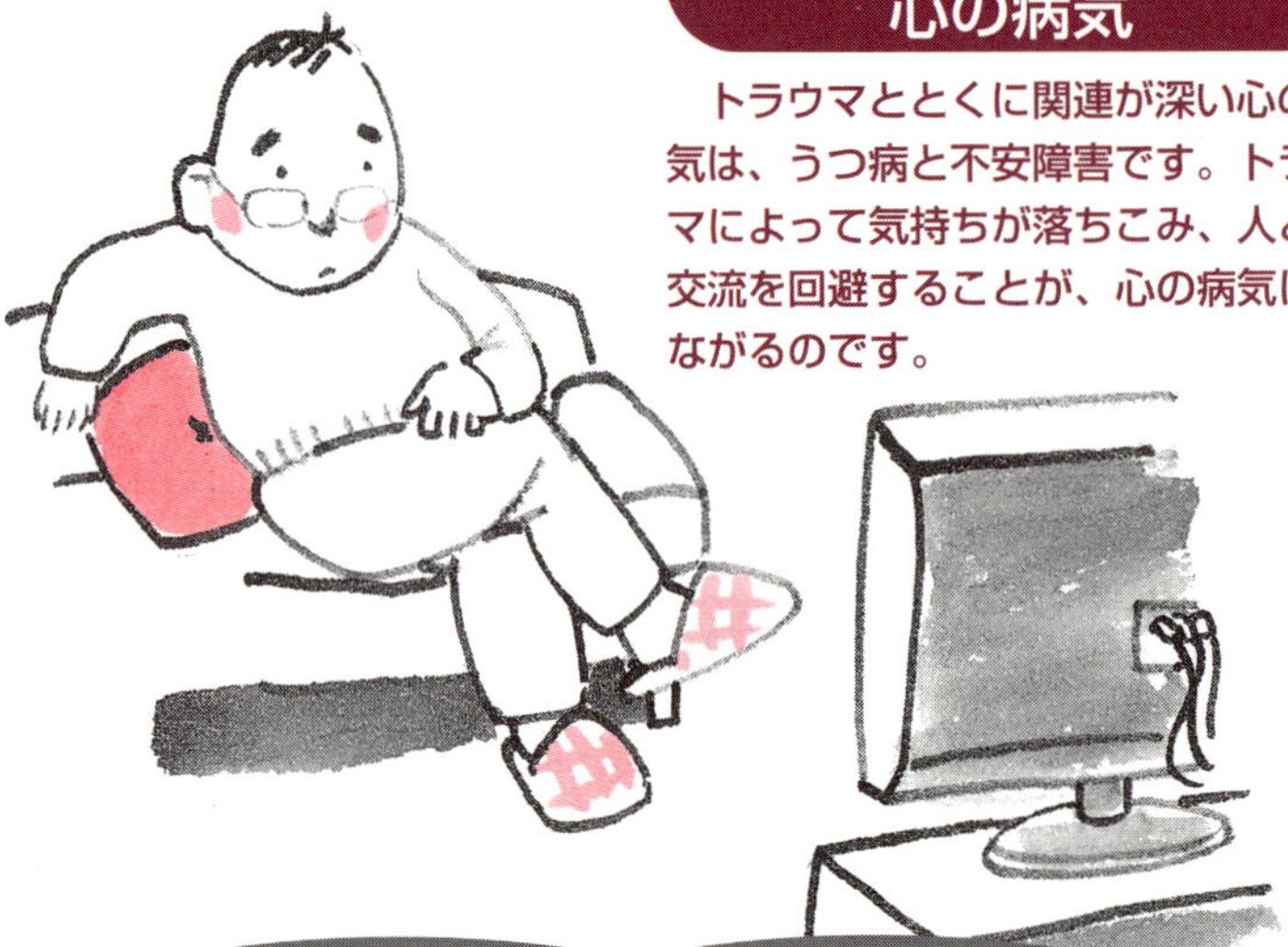

事故にあって仕事への意欲を失い、うつ病を発症してしまう人も

PTSDと併発しやすい心の病気

トラウマととくに関連が深い心の病気は、うつ病と不安障害です。トラウマによって気持ちが落ちこみ、人との交流を回避することが、心の病気につながるのです。

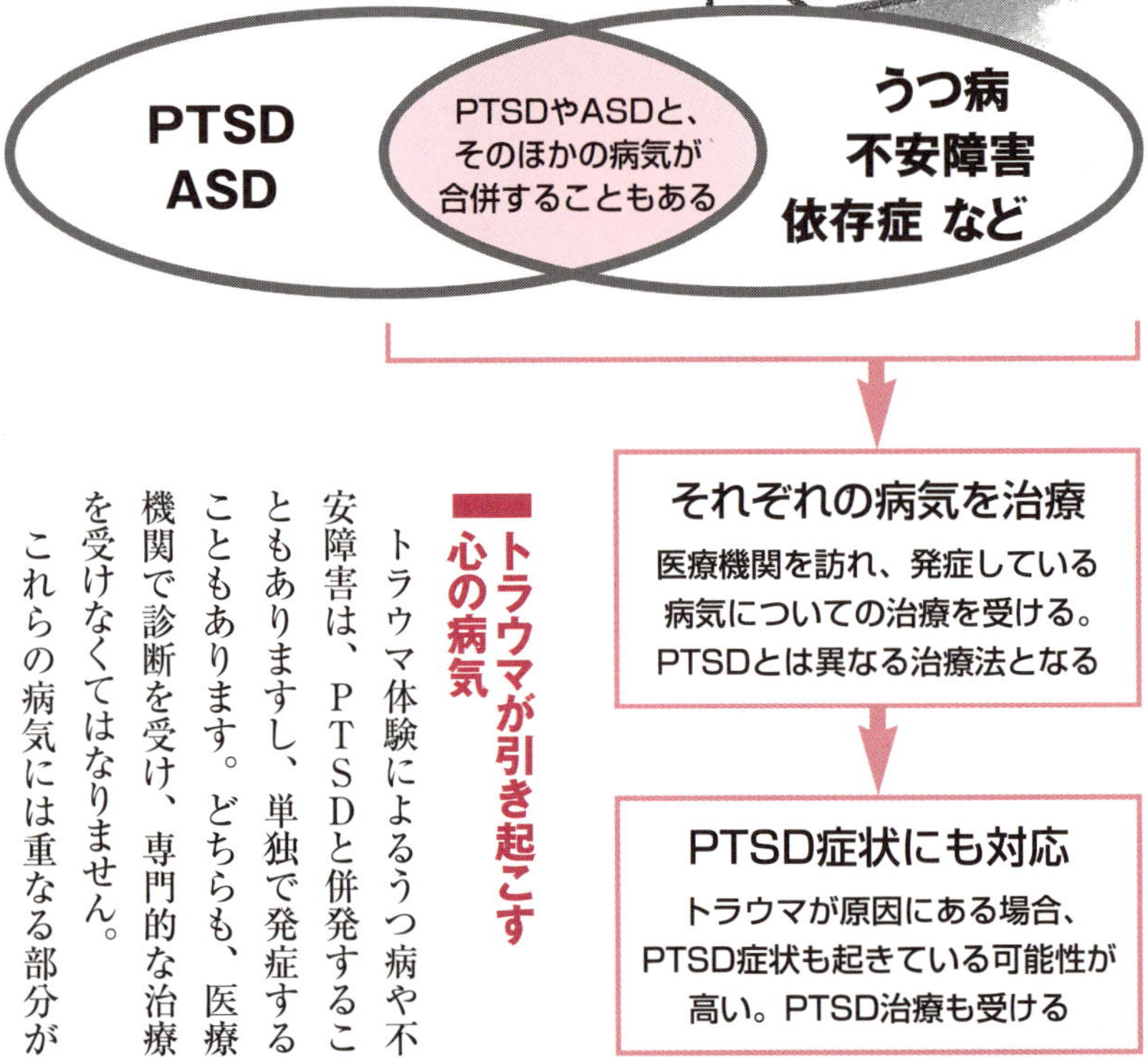

PTSD
ASD
PTSDやASDと、そのほかの病気が合併することもある
うつ病
不安障害
依存症 など
それぞれの病気を治療
医療機関を訪れ、発症している病気についての治療を受ける。PTSDとは異なる治療法となる
PTSD症状にも対応
トラウマが原因にある場合、PTSD症状も起きている可能性が高い。PTSD治療も受ける

トラウマが引き起こす心の病気

トラウマ体験によるうつ病や不安障害は、ＰＴＳＤと併発することもありますし、単独で発症することもあります。どちらも、医療機関で診断を受け、専門的な治療を受けなくてはなりません。

これらの病気には重なる部分が

医療機関で治療を受ける

心の病気は、自分の努力や気の持ちようで解決できることではありません。治療者のもとで専門的な治療を受ける必要があります。

不安障害

●どんな病気？

強い不安をかかえて、生活が乱れる。社会への不安、密室への不安など、不安の対象は人それぞれ違う。

●この症状に注目！

- 人との対話や交流が不安で外出できない
- 電車内でパニックを起こすため出勤できない

CHECK!

認知行動療法で不安の対象を克服

極度の不安をやわらげるための治療を受ける。認知行動療法で考え方を変えるとともに、不安の対象に慣れることをめざす。

うつ病

●どんな病気？

気分障害のひとつ。なにをするにもやる気がおきなくなる。食事や睡眠も不安定になって、生活がままならなくなる。

●この症状に注目！

- 2週間以上ずっと気分がふさいでいる
- 仕事や家事、勉強が手につかない

CHECK!

薬物療法で脳の働きを改善

うつ病の症状は、薬によっておさえられる。PTSD治療にも使われる抗うつ薬SSRIで神経伝達物質の量を調整して、脳の働きを改善する。

あります。ＰＴＳＤの患者さんがうつ症状に悩んだり、不安障害の様相を呈《てい》して外出できなくなったりするのは、よくあることです。

ですから、ＰＴＳＤの治療は、ほかの病気の予防や治療につながります。また、その逆も同じことがいえます。うつ病や不安障害の治療をすれば、ＰＴＳＤ症状の改善にもつながるのです。

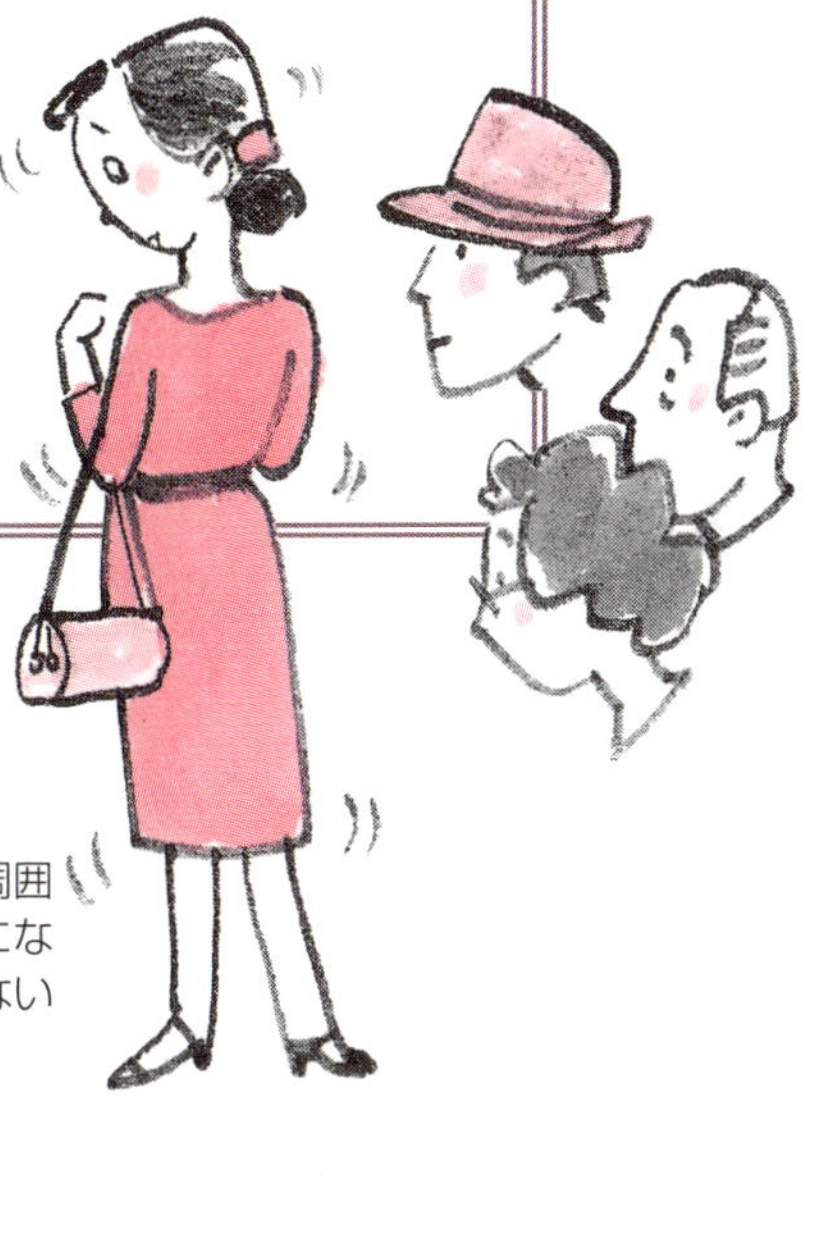

どこにいても、周囲の人の視線が気になって、落ち着けない

依存、うつ、不眠は悪影響をおよぼしあう

トラウマと関連の深い心の病気にもうひとつ、依存症があります。依存は心身に悪影響をおよぼし、ＰＴＳＤの経過を悪化させるため、注意が必要です。

併発症状の悪循環

PTSDの悩みから依存症を併発している場合には、依存が生活全般を乱し、それによって心身の症状が重くなり、ますます依存に走るという、悪循環に陥りがちです。

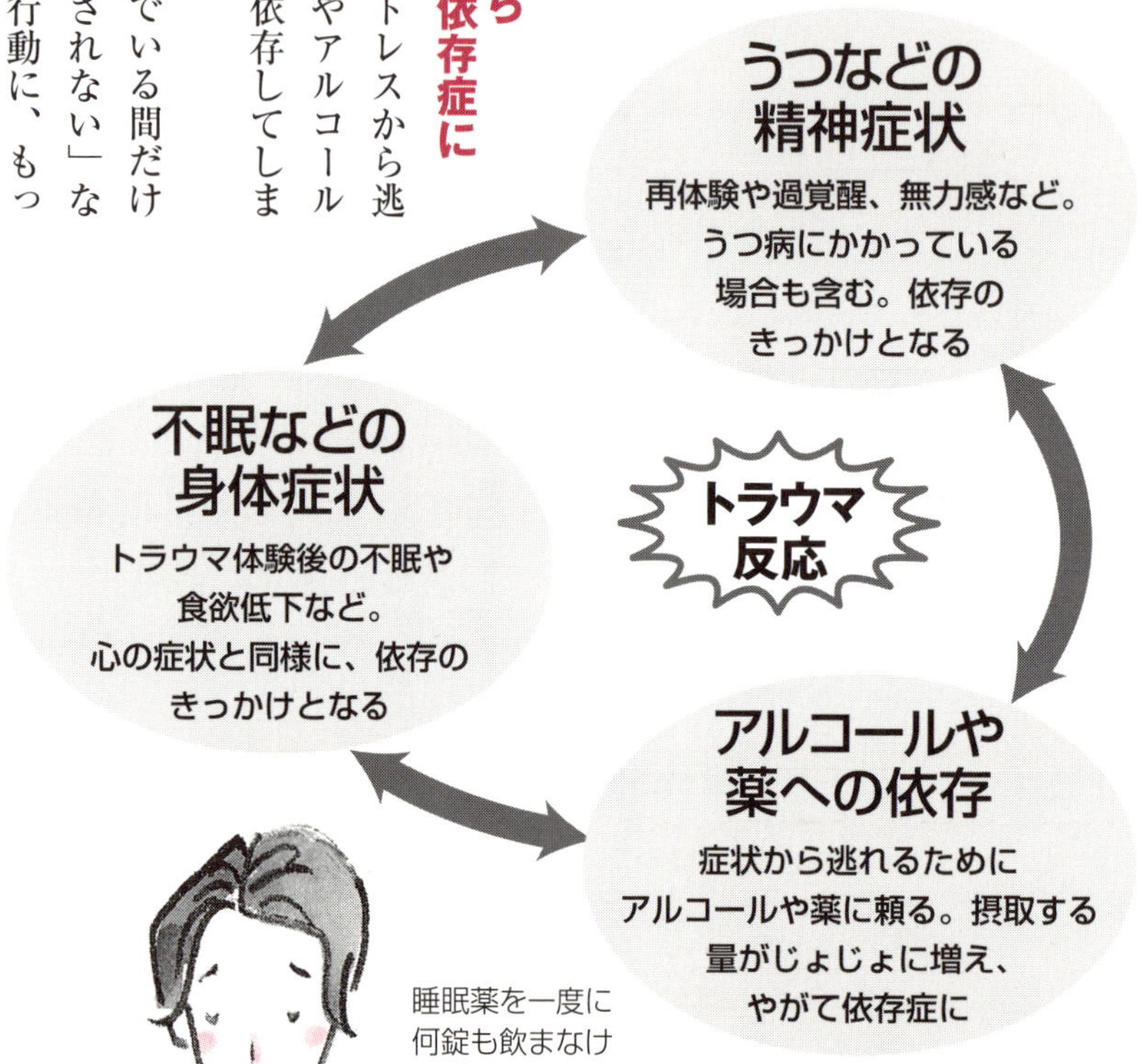
うつなどの精神症状
再体験や過覚醒、無力感など。うつ病にかかっている場合も含む。依存のきっかけとなる
トラウマ反応
不眠などの身体症状
トラウマ体験後の不眠や食欲低下など。心の症状と同様に、依存のきっかけとなる
アルコールや薬への依存
症状から逃れるためにアルコールや薬に頼る。摂取する量がじょじょに増え、やがて依存症に

不眠や不安が強い場合には、医師から薬を処方してもらうと、症状を楽にすることができます。医師と相談しながら指示を守って服用すれば、依存症の心配はありません。

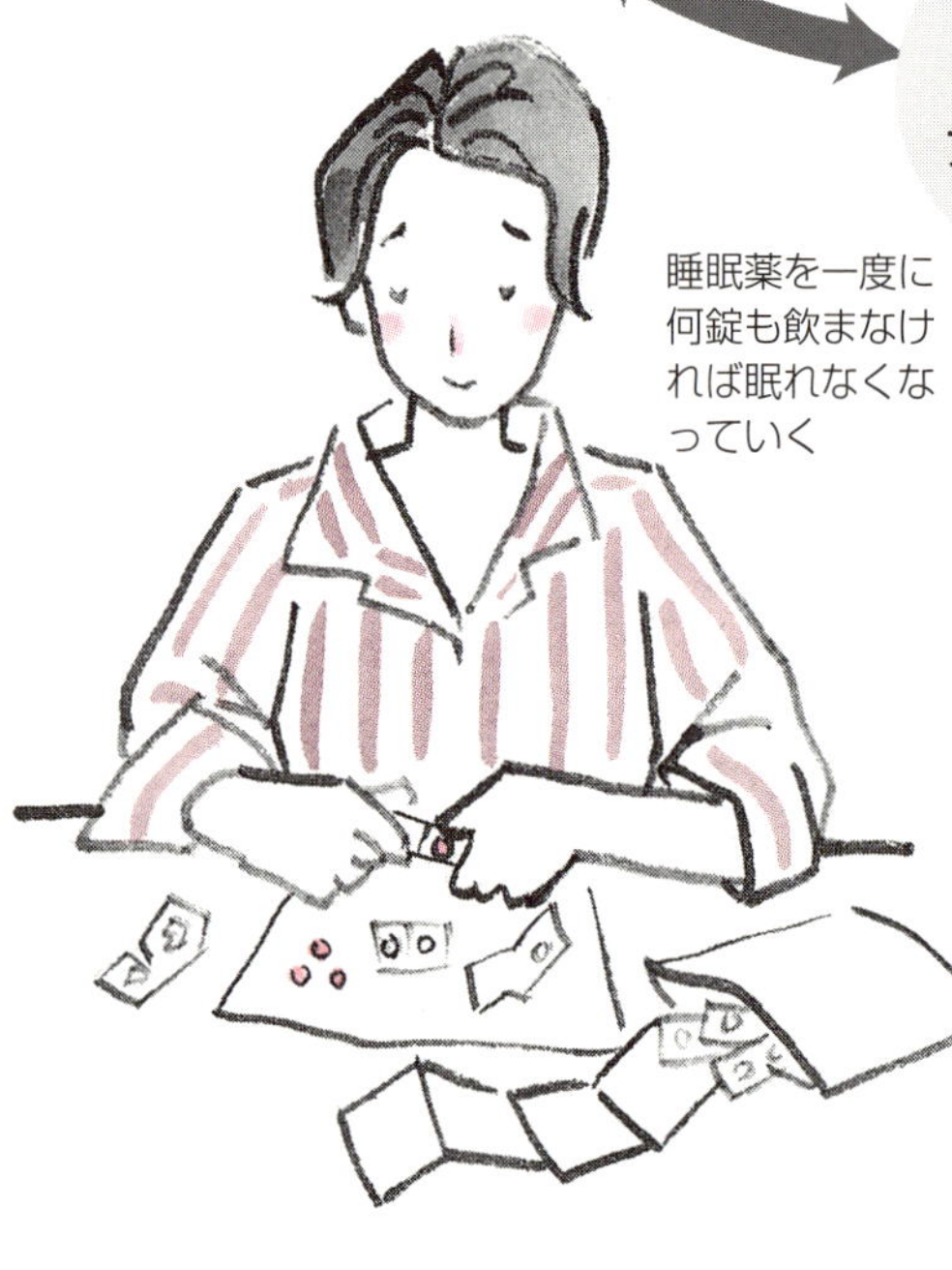

睡眠薬を一度に何錠も飲まなければ眠れなくなっていく

トラウマ反応から逃れようとして依存症に

ＰＴＳＤ症状のストレスから逃げようとして、薬物やアルコールなどに頼り、やがて依存してしまう人がいます。

「アルコールを飲んでいる間だけは再体験症状に悩まされない」などと、本人は自分の行動に、もっ

ともらしい理由をいだいているものです。

しかしそれは、病気の根本的な治療にはならない行為です。

ＰＴＳＤを治すためには、症状から逃げるのではなく、向きあうことが必要です。それができれば依存しなくなります。

依存症をほうっておくと、心身両面に悪影響が出ます。ＰＴＳＤ症状の治療と並行して、依存症の改善もするべきです。

性的な行動がめだつ人もいる

アルコールや薬物の摂取行動ではなく、性的な行動がめだつようになる人もいます。とくに性的被害を受けた女性がトラウマ体験後に、性的に逸脱した行動をとる場合があります。

恋愛関係にある相手に依存しているようにみえたり、非行にみえたりしますが、これもトラウマの影響のひとつです。

依存症も治療が必要

依存症も、うつ病や不安障害と同様に、専門的な治療を必要とする心の病気です。悪いくせだと軽視して、ほうっておかないようにしましょう。

依存症

●どんな病気？

アルコールや薬、ギャンブル、買い物などでストレスを発散することがくせになる病気。その行為がどんどんエスカレートして、生活に支障をきたす。

●この症状に注目！

・やめようとしてもやめられない
・もっともっと、と求め続ける

CHECK!

基本は精神療法だが場合によっては入院も

医師との面談を通して依存の問題点を理解し、生活をじょじょに変えることが治療になる。生命の危険がある場合は一時的な入院も考慮する。

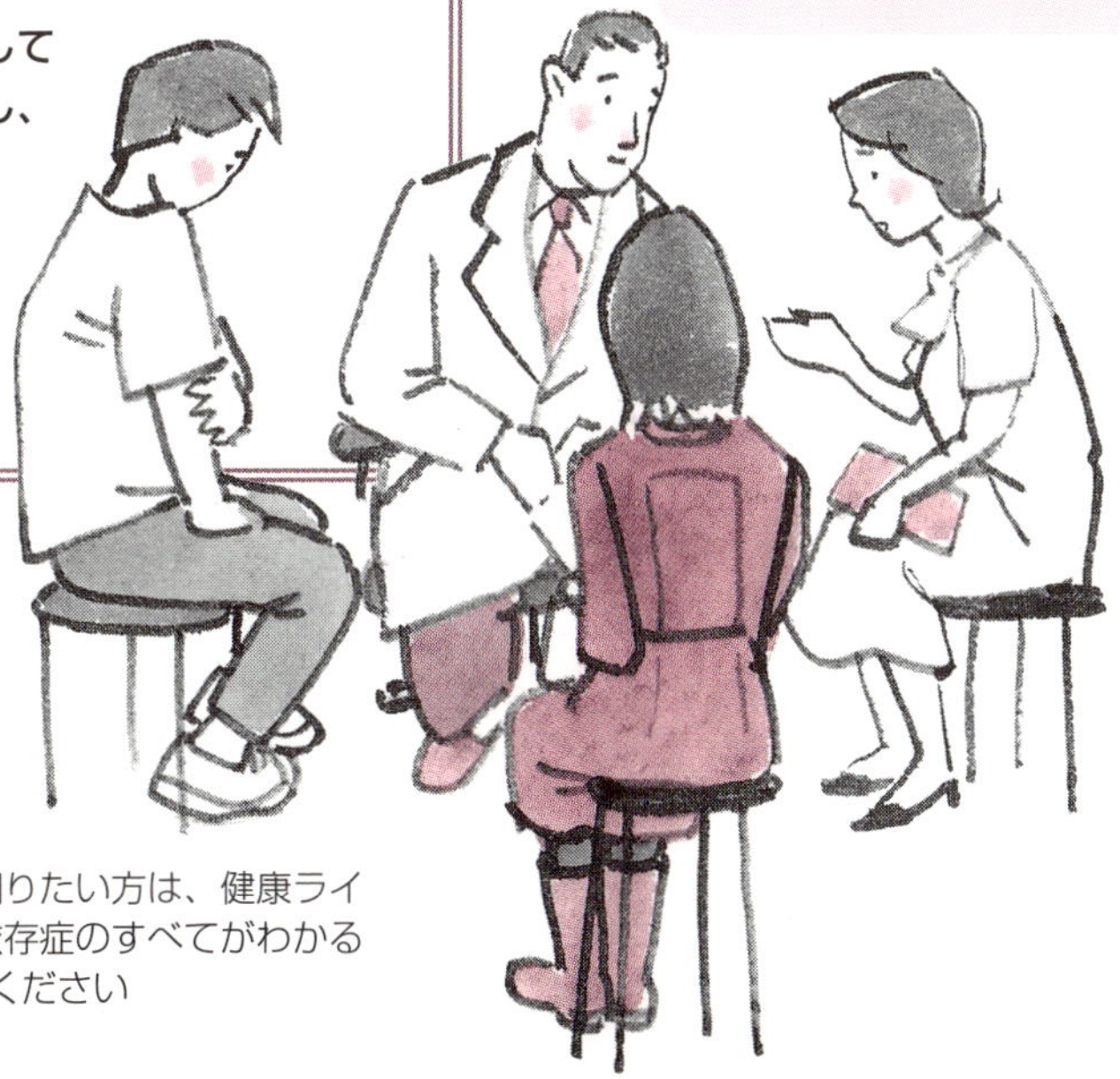

医師をまじえて、ほかの患者さんと互いの問題点を話しあう

依存症についてくわしく知りたい方は、健康ライブラリー・イラスト版『依存症のすべてがわかる本』（渡辺登監修）をご覧ください

受診することを、学校や職場に公表しなければいけませんか？

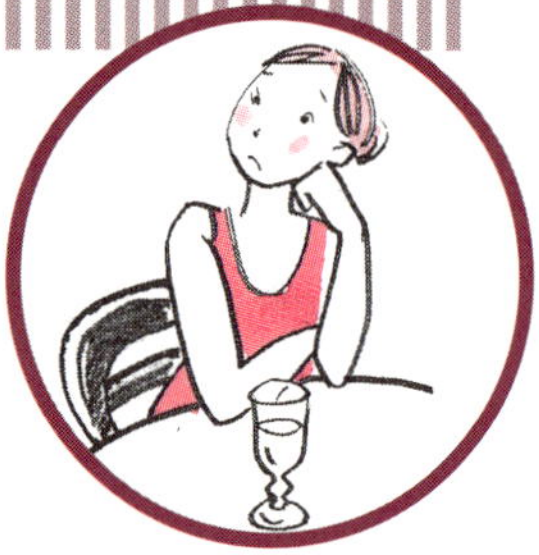

公表して協力を頼むのがベスト

ＰＴＳＤは、本人の努力だけで治る病気ではありません。できるだけ多くの人に理解してもらい、みんなでとりくむべき問題です。

状況にもよりますが、受診することを周囲に伝えるほうがよいでしょう。家族はもちろん、友人や同僚にも協力を頼むのが、理想的な態勢です。

その際、できることなら、再体験や過覚醒、心理的な変化などがあることも周知しましょう。

症状への理解がえられれば、そうした変化をきっかけに人間関係が悪化したり、仕事の評価が低下したりすることを、ある程度予防できます。

家族や友人から伝えるとよい

ただ、トラウマ体験にあったばかりの人が、自分の状態を把握してきちんと説明することは、期待できません。理解をえるために、周囲とこまやかなコミュニケーションをとるのも難しいことです。

本人が説明できればしてもよいのですが、基本的には、家族や友人から周囲に説明してもらうようにしましょう。

第三者であれば、落ち着いて、的確な説明をできます。説明を受ける側も、本人には直接聞きにくいことを、家族や知人にであれば率直に聞けます。どちらにとってもよいことです。

学校からのサポート

- PTSD症状への配慮
- いじめ・暴力の防止
- 虐待や被害の把握

職場からのサポート

- 作業内容の見直し
- 風評・中傷の防止
- 生活ストレスの軽減

5

まわりの人にできること

PTSDの治療には、周囲の人の協力が欠かせません。
家族や友人、同僚など身近な人が適切なサポートをすることによって、
トラウマに悩む人の生活は、安定します。
人と接する機会が増えれば、心理的な孤立も防げます。
サポートは、話を聞く、気にかける、受診につきそうなど、
専門知識がなくてもできること。いますぐにでも、はじめましょう。

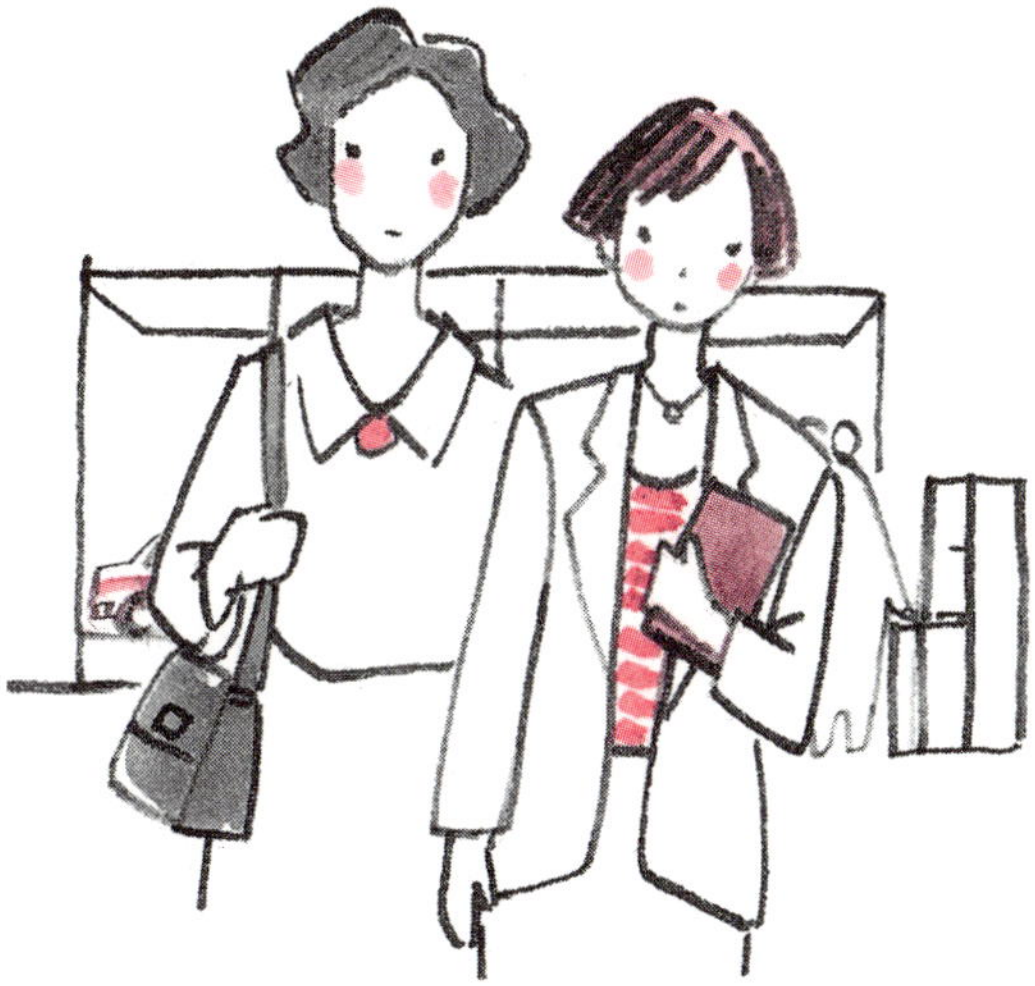

サポートの基本

身近な人の協力が、回復の確かな支えに

トラウマ体験の被害者をサポートすることには、確かな意義があります。まわりの人の支えがあれば、気持ちや生活が安定し、回復がうながされます。

周囲のサポートは回復によい影響を与える

サポートには、回復を助ける効果があります。ストレスマネジメントが治療の補助になるのと同じで、周囲が適切な働きかけをして、暮らしやすい環境をととのえることには、治療の効果を補ったり、高めたりする作用があるのです。

ですから、サポートには意義があるという意識をもって、積極的にとりくんでください。

トラウマ体験に悩む人は、家族や知人の支えをえると、じょじょに立ち直り、自分自身の回復力を発揮するようになります。助ける、支えるという意味だけでなく、本人の力を引き出す意味でも、サポートが役に立つのです。

サポートの効果

まわりの人のサポートには、被害者本人の心身の状態や、生活水準を安定させる効果があります。それが回復の下支えにもなります。

理解を助ける

トラウマ反応や治療に対する理解者となる。本人が状況を受け入れず、自暴自棄になることを防ぐ

生活の安定

体験直後には、日常生活もままならない場合が多い。食事や家事への協力が支えになる

受診のあとおし

本人がひとりで受診の手配をできない場合に、医療機関を紹介したり、連絡をとったりする

セルフケア促進

本人が悲観的、消極的な考え方にならないようにする。心の本来の回復力を引き出す

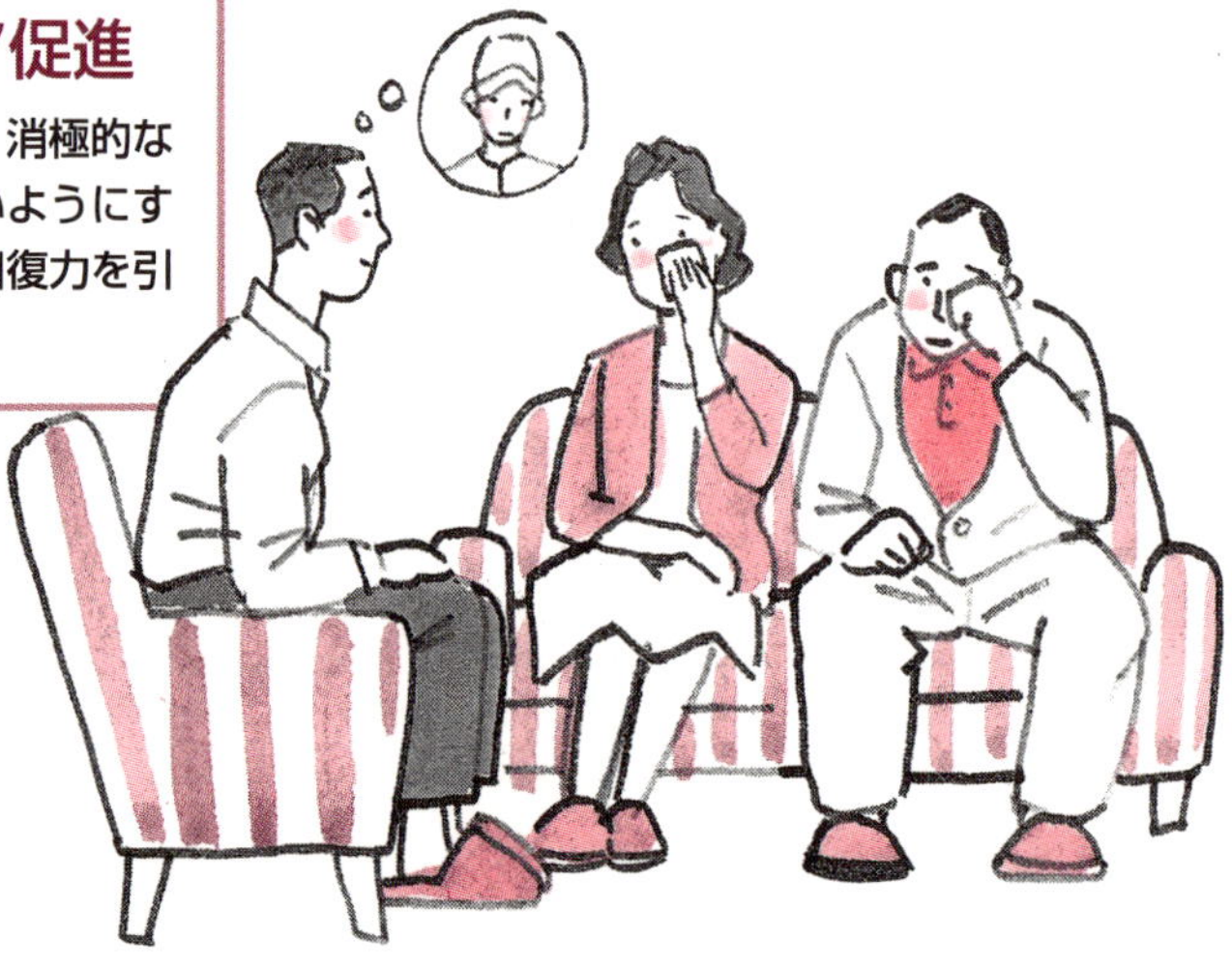

かけがえのない家族の命を突然奪われた衝撃を理解し、手伝いを申し出る

被害者をひとりにさせない

サポートの基本は、トラウマ体験の被害者を孤立させないこと。とくに体験直後は、ひとりで関係者とやりとりをしたり、生活を安定させたりするのは難しく、そこでサポートをえられるかどうかが、その後の回復にかかわってきます。

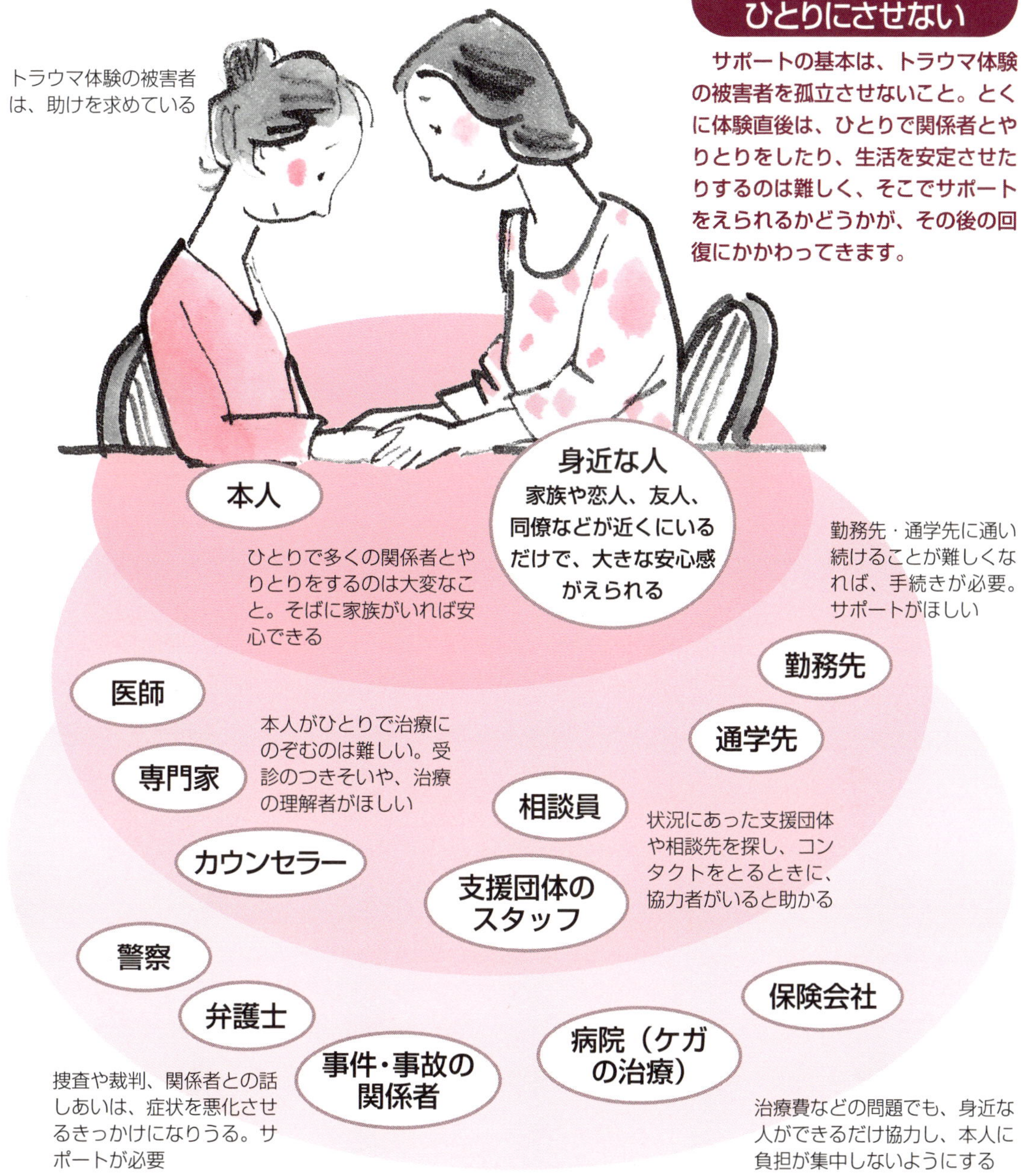
トラウマ体験の被害者は、助けを求めている
本人
身近な人
家族や恋人、友人、同僚などが近くにいるだけで、大きな安心感がえられる
ひとりで多くの関係者とやりとりをするのは大変なこと。そばに家族がいれば安心できる
勤務先・通学先に通い続けることが難しくなれば、手続きが必要。サポートがほしい
勤務先
通学先
医師
専門家
本人がひとりで治療にのぞむのは難しい。受診のつきそいや、治療の理解者がほしい
相談員
カウンセラー
支援団体のスタッフ
状況にあった支援団体や相談先を探し、コンタクトをとるときに、協力者がいると助かる
警察
弁護士
保険会社
事件・事故の関係者
病院（ケガの治療）
捜査や裁判、関係者との話しあいは、症状を悪化させるきっかけになりうる。サポートが必要
治療費などの問題でも、身近な人ができるだけ協力し、本人に負担が集中しないようにする

サポート

よりそうこと、つきそうことが助けになる

サポートをするために、専門的な知識は必要ありません。

いっしょに食事をする、子どもの送迎を手伝うなど、生活面の協力が大きな力になります。

生活面の現実的なサポートをする

PTSD症状の治療は専門家にしかできませんが、生活面のサポートは誰にでもできます。まわりの人に求められているのは、そうした現実的な援助なのです。

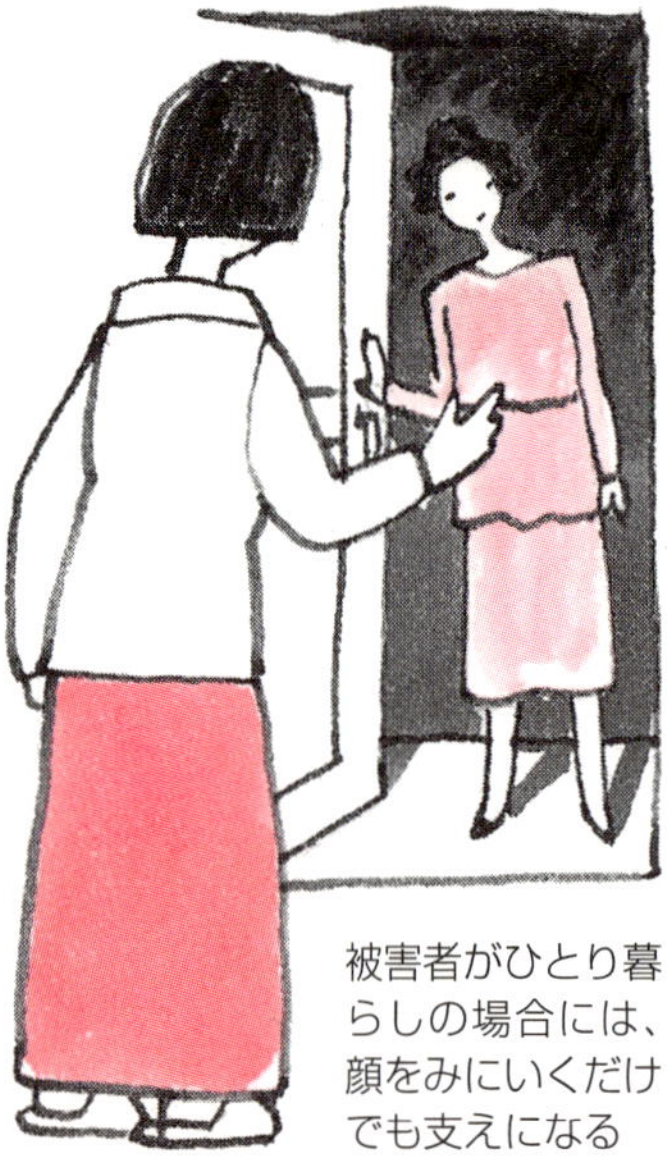

被害者がひとり暮らしの場合には、顔をみにいくだけでも支えになる

よりそう

近くに知人がいるということが大切。事件・事故のあとに休んでいたら、顔をみにいくだけでもよい

気にかける

人とのつながりを感じられると、回復が早くなる。電話やメールをしたり、日用品を届けたりする

つきそう

医療機関を受診するとき、登下校のときなど、ひとりでいくのがつらい場合に、同行者がいると助かる

手伝う

家族だけでは被害者を支えきれない場合もある。子どもの送迎などは知人でも手伝える

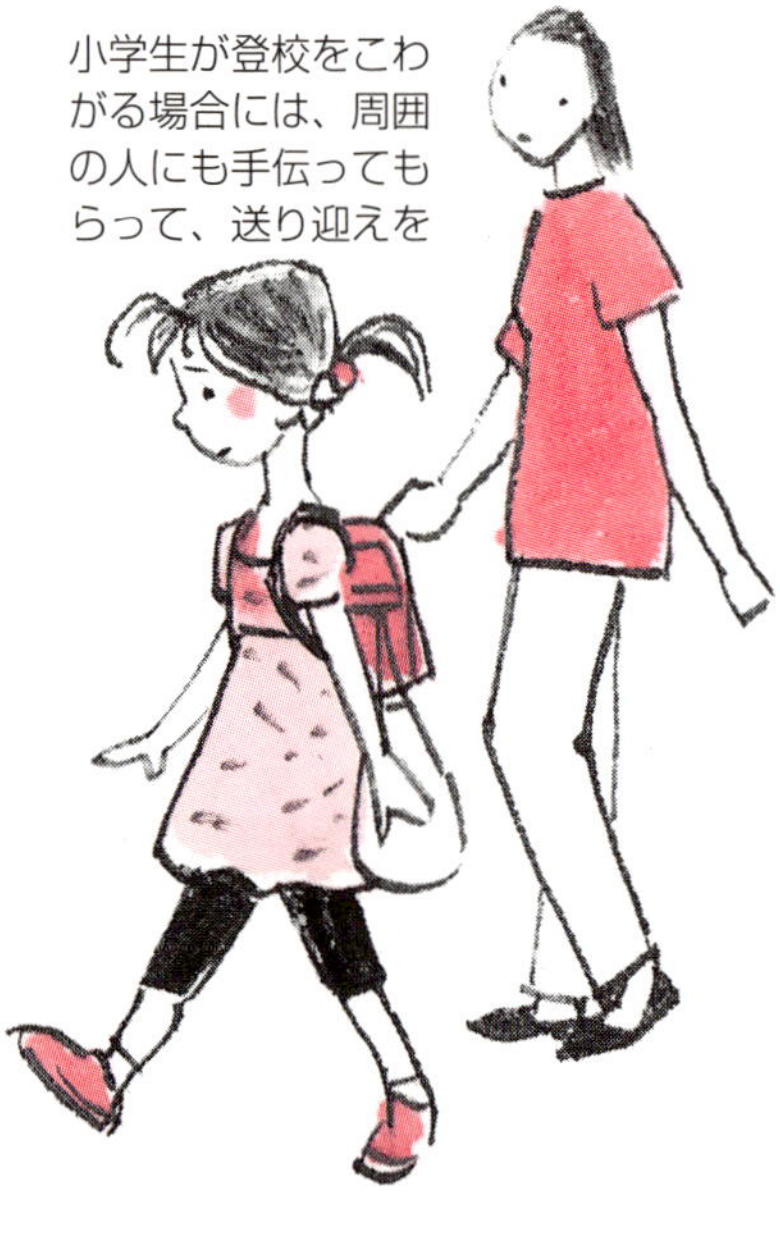

小学生が登校をこわがる場合には、周囲の人にも手伝ってもらって、送り迎えを

話を聞く

気持ちによりそいながら、話を聞くだけでよい。誰かが話を聞いてくれれば、心が軽くなる

回復が進むまでサポートを

サポートは、とにかく手厚くすればよい、というわけではありません。本人の心身が安定して、回復の傾向がみられたら、本人自身の活動意欲を尊重して、サポートの量を調整することも必要です。

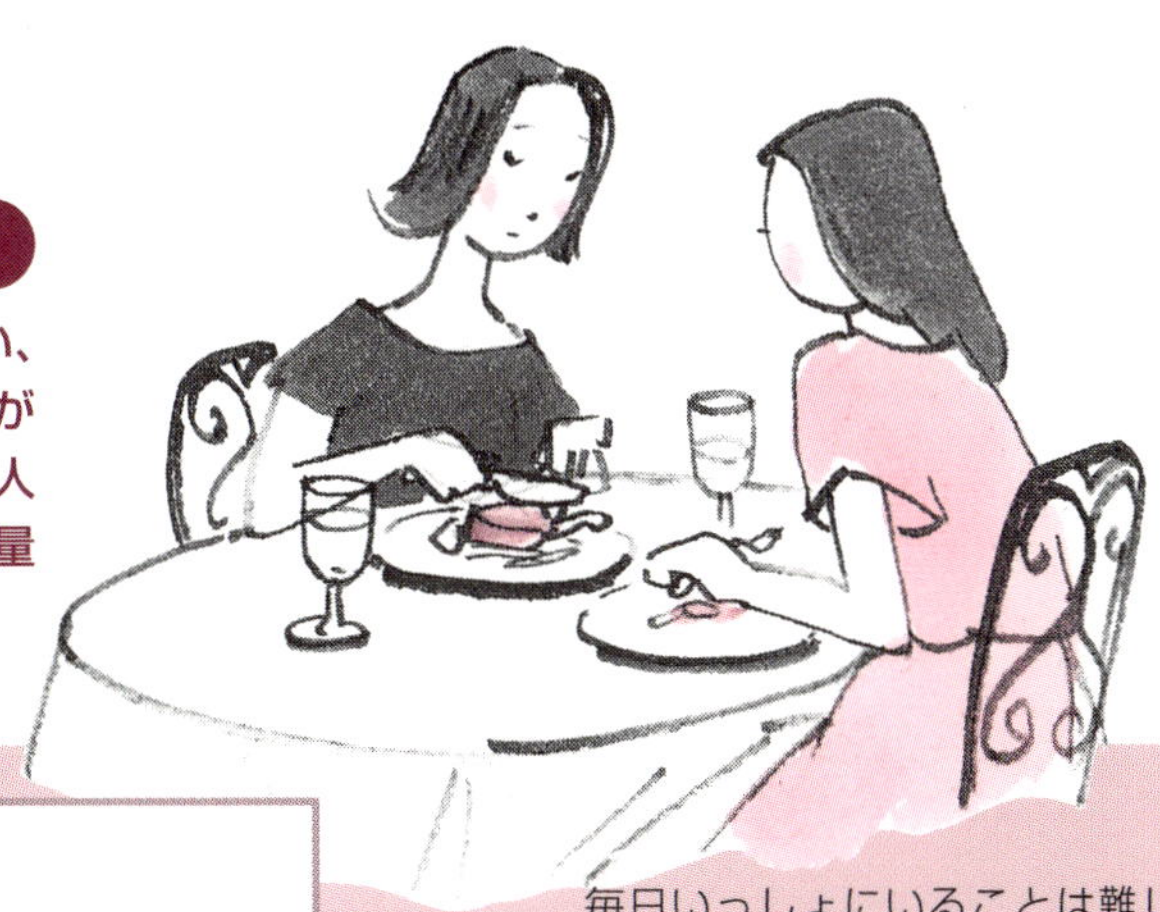

毎日いっしょにいることは難しいが、週に1回くらいの会食なら、サポートする側の負担にならない

サポートの多さ

1 家族・知人でローテーション

最初は多くのサポートが必要。何人かで協力しあって、作業を分担しておこなうようにする

少しずつ、サポートを減らしていく

2 家族だけで支えられる

回復が進むと、家族だけでも支えられるようになる。知人や関係者には引き続き、気にかけてもらう

回復の程度をみながら、対応を変えていく

3 ひとりでも十分に生活できる

ひとりで外出したり、仕事や家事をこなせるようになったら、ときどきみまもる程度のサポートに

最終的には自立した生活をめざす

小さな協力が大きな助けに

ＰＴＳＤ、トラウマと聞くと、深刻な症状で協力するのは大変と思う人もいるかもしれませんが、そんなことはありません。

トラウマ体験に悩む人の支えとなるのは、けっして難しいことではないのです。敬遠せずに、まず行動してみてください。

いっしょに食事をしたり、作業の手伝いをしたり、小さな協力でかまいません。助けあって人間同士のつながりをもてば、それが被害者の心の支えとなり、治療によい影響を与えるのです。

サポート

言い聞かせるのではなく、よい聞き手になる

まわりの人に求められる役割のうち、もっとも重要なことのひとつが、話し相手になること。話すときのポイントは、よく聞くことです。

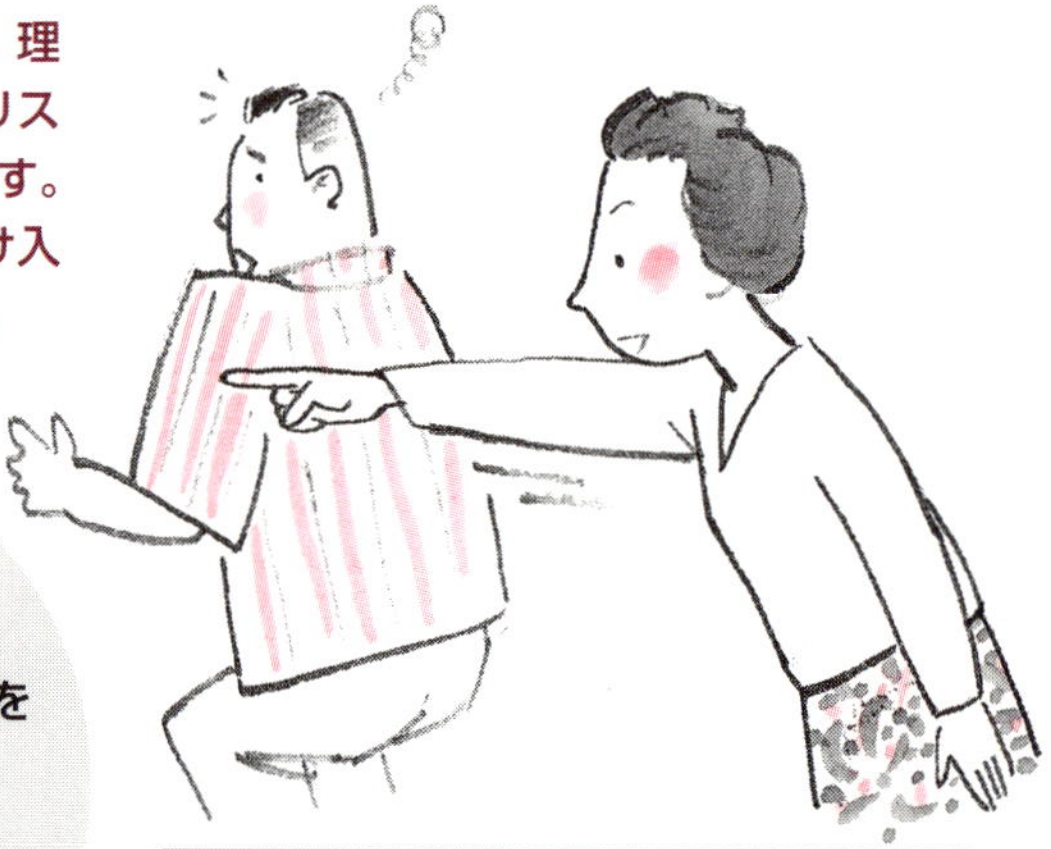

「こうしなさい、ああしなさい」と指示を出し、治療を強要する態度では、サポートにならない

必要なのは「グッド・リスナー」

トラウマに悩む人にとって、理想的な話し相手は「グッド・リスナー」。つまり、よい聞き手です。苦しんでいることを認め、受け入れてくれる人が必要なのです。

× 説得・説教

トラウマの問題にどう対処すべきか、自分の考えを伝えようとする

- よい治療法を受けるよう説得
- 考え方の誤りを指摘して説教

○ 傾聴《けいちょう》・共感

トラウマについてどう思っているか、相手の考えを聞こうとする

- 相手の言うことを否定せずに聞く
- 症状や生活の変化のつらさに共感する

グッド・リスナーになるには

- 相手のペースで対話をする
- なにごとも頭ごなしに否定しない
- 無理に答えを出そうとしない
- 理想を言って励ますことはさける
- 困ったら専門家に相談する

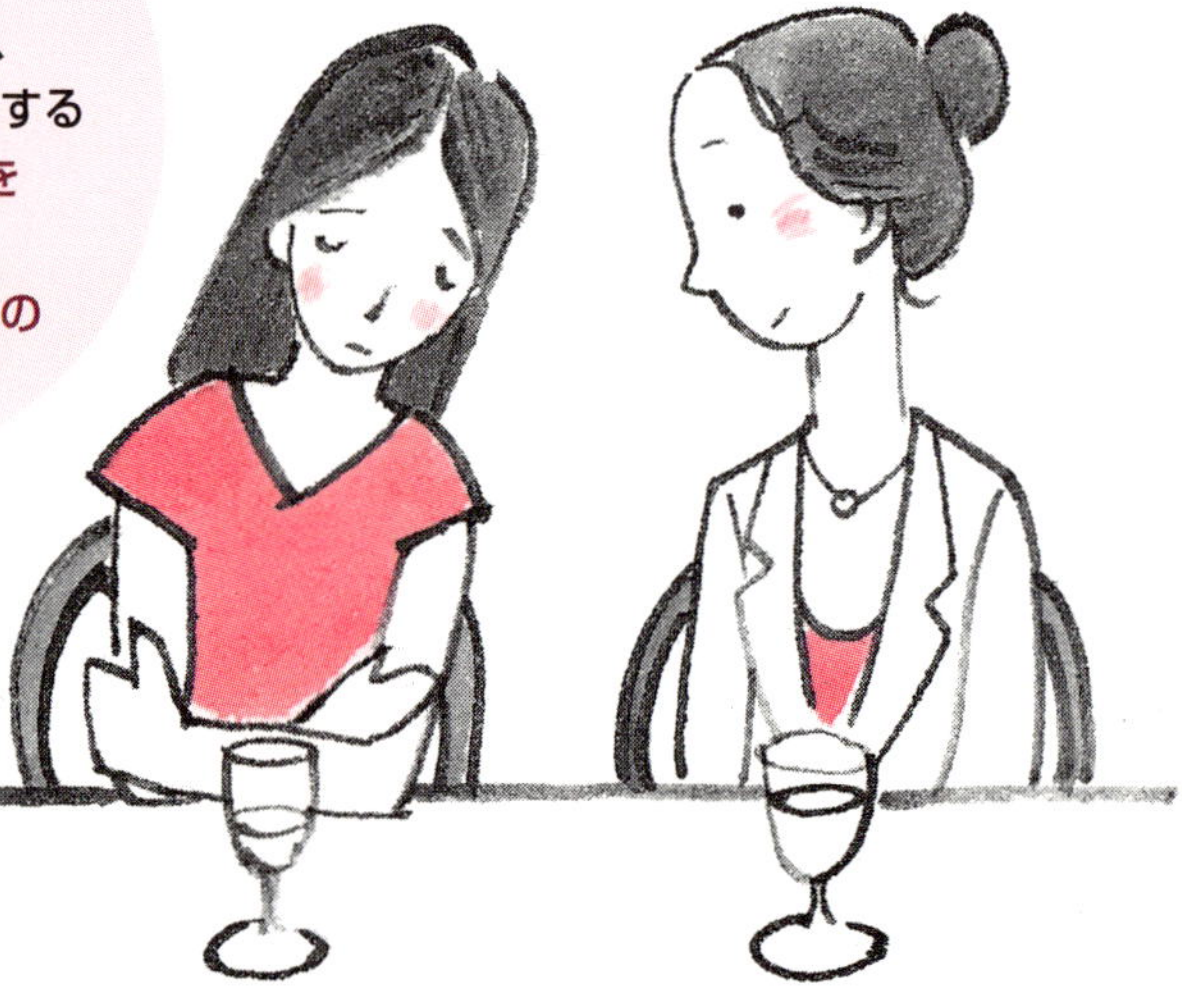

事件や事故のことを話す気持ちになったとき、その話を否定せずに聞いてくれる人がいるとよい

なんと話しかけるべきか

　事件・事故に巻きこまれた人や、身近な人を亡くした人に対して、どのような言葉をかければ、励ますことができるのでしょうか。正解はありませんが、参考になる考え方を紹介します。

○ 言うべき言葉

　誰にでもあてはまる適切な言葉はありません。伝えることよりも、聞くことのほうが大切です。「話したくなったらいつでも言って」というような、相手の気持ちを尊重する言葉がよいでしょう。

× 言うべきではない言葉

　こちらも、絶対にいけない言葉はありません。人それぞれ、状況は異なります。ただし、回復を求める言葉や、努力をうながす言葉は、被害者に負担をかけることが多いため、注意が必要です。

- 絶対治るから、もっとがんばって！
- このくらいの事故で、そんなに落ちこまないで
- 嫌なことは早く忘れて、先のことを考えて
- いつまでも泣いていたらダメだ！
- あなたは助かったんだから、いいじゃないか
- 今後は用心深くなるんじゃないか。いい経験をしたよ
- 君がそんなことでは、亡くなったご家族が浮かばれないよ

相手の話すペースを尊重して

　話をするときのポイントは、つねに相手にあわせること。

　相手がなにかを伝えたいと思っているときには話を聞き、意見を聞きたがっていたら、なにか話すようにします。対話について、あらかじめ目的やねらいを設定する必要はありません。

　トラウマ反応に悩む人は、他人の態度の変化に対して、敏感になっています。強硬な主張や過剰な反応はしないで、相手のペースを尊重して、じっくり話すようにしてください。

対話は基本的に受け身の姿勢で

　対話は終始、受け身の姿勢で進めましょう。話しかけるのではなく、話を聞くという考え方が、基本です。

　話を聞いてくれる人がいるだけで、ＰＴＳＤやトラウマに悩む人は、安心できるのです。

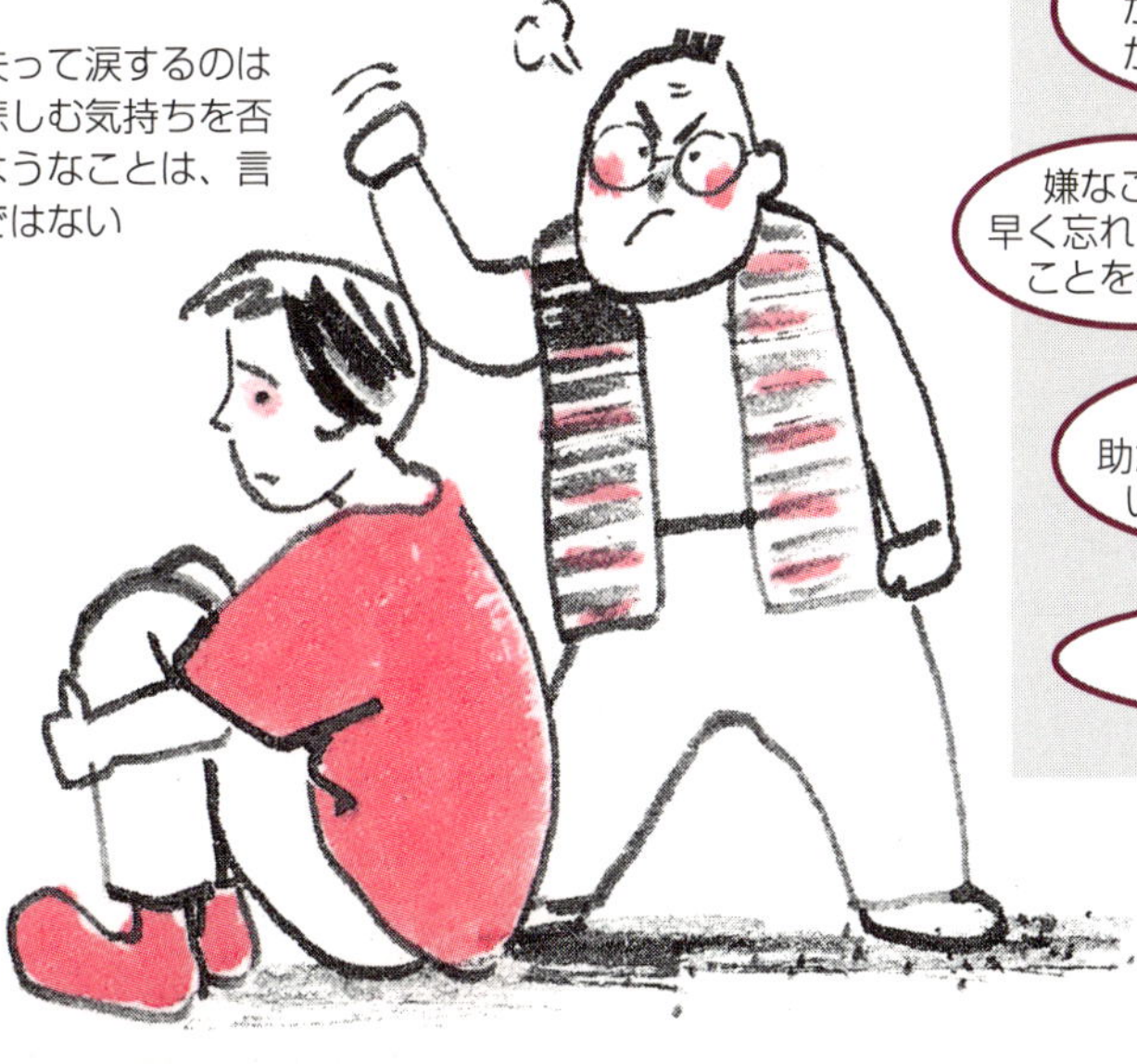

家族を失って涙するのは当然。悲しむ気持ちを否定するようなことは、言うべきではない

サポート

医療機関や支援団体を紹介する

トラウマ体験にあった人のなかには、人と会うことが嫌になる人がいます。そのせいで、医療機関にいくこともできない場合があります。

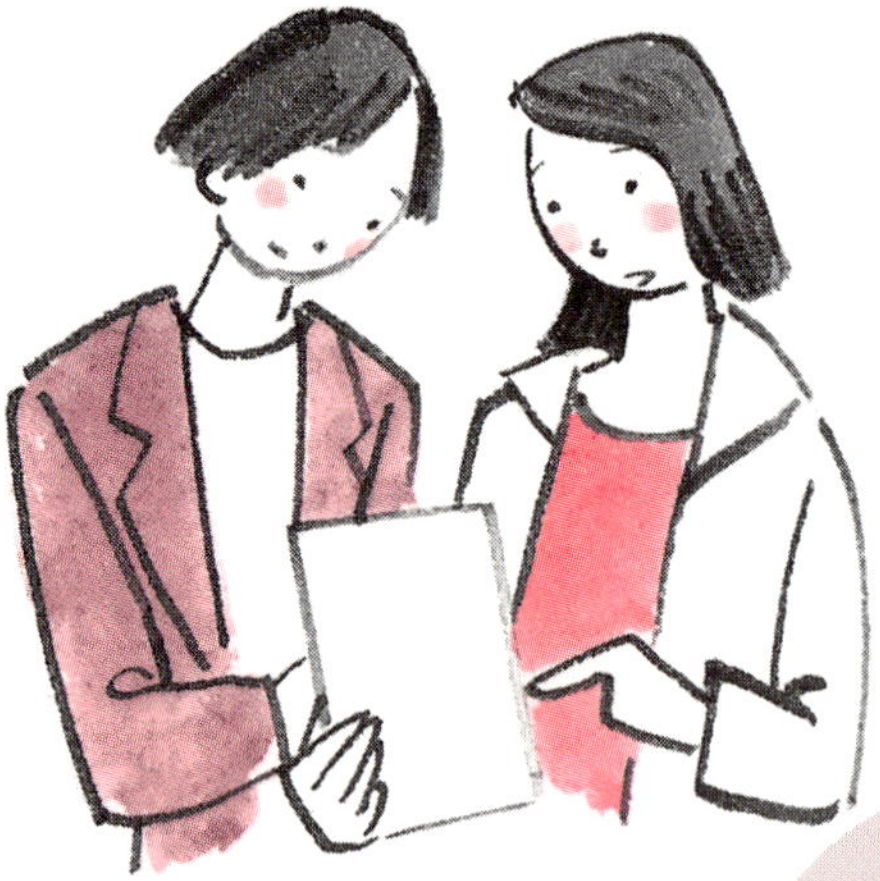

医療機関や支援団体の案内をみせて、本人の希望を聞く

受診の呼び水となる

事件や事故のショックが強く、治療にまで考えがおよばない人もいます。身近な人が情報提供や受診のサポートをすることが、治療の第一歩になります。

話を聞く

本人に話を聞いて、トラウマの影響がどのように出ているか、不安な点や改善したい点はないか、理解する

紹介する

生活に支障が出ていれば医療機関を、問題があって相談相手がほしい場合は支援団体を、紹介する

自助グループ

トラウマ体験にあった人が集まるグループ。対話や共同活動を通して、同じ悩みをわかちあえる

医療機関

地域の支援団体

反対に、医療機関や自助グループから支援団体を紹介されることもある

わからなかったら全国団体へ

支援団体や自助グループの活動内容が自分たちの状況にあうかわからない場合は、下記の全国団体や警察の被害者相談窓口に連絡してみましょう。適切な団体を紹介してもらえます。

●公益社団法人　全国被害者支援ネットワーク
ホームページ：http://www.nnvs.org
●法テラス（日本司法支援センター）
犯罪被害者支援ダイヤル：0570-079714（平日9～21時、土曜9～17時。犯罪被害者支援の経験・理解のある弁護士も紹介している）
ホームページ：http://www.houterasu.or.jp
※ホームページでは全国各地の組織の情報を公開している

本人ができないことは手伝う

本人が受診先や相談先に連絡をとることができなければ、それも手伝いましょう。

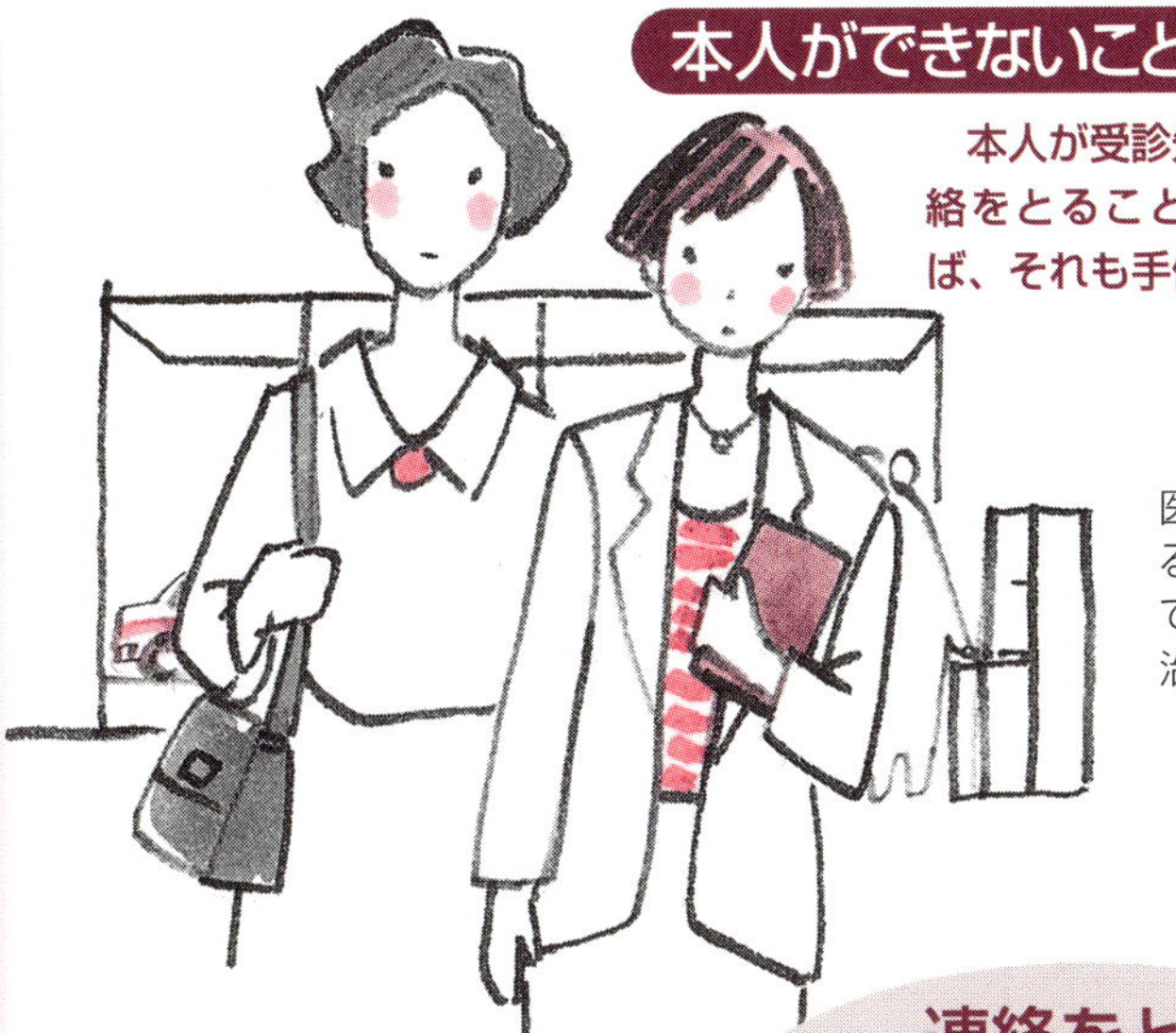

医療機関を受診するとき、つきそっていく。安心して治療にのぞめる

連絡をとる

訪問先に連絡をとり、受診や相談のための手続きをする。必要であれば予約を入れる

受診・相談する

本人につきそって、医療機関や支援団体を訪れる。必要であれば同席して話を聞く

理解する

症状の治療や社会復帰に向けて、どのような対処をしていくか、本人といっしょに理解する。周囲にも理解をうながす

民間の団体で大丈夫？

民間の支援団体や自助グループは、活動の内容も規模も、それぞれに異なります。そのなかから自分たちの状況にあったところを探すのは大変です。

もちろん、自分で探してもよいのですが、それよりも、全国組織に問いあわせて、地域の団体について情報提供してもらったほうがよいでしょう。

個々の状況にあっていて、なおかつ信頼できる組織を、すばやく紹介してもらえます。

回復への道をいっしょに歩む

トラウマ反応に悩んでいる人の多くが、自分は治療しなければいけない状態なのだということを、わかっています。しかし、わかっていても、現実的にはなかなか受診できません。

外出することがこわかったり、治療者と会って、それまでの事情をくわしく説明するのが嫌だったりするためです。

最初からひとりで医療機関を探して、ひとりで治療者と会うのは、簡単なことではありません。

周囲の人が協力して、受診のための呼び水となり、本人が「がんばって、治療をはじめてみよう」と思えるような状況をつくることが、サポートになります。

当事者とまわりの人の温度差を理解して

トラウマやPTSDは、非常に誤解をまねきやすいものです。本人は傷つき苦しんでいるのに、まわりには「考えすぎだ」と言われがちです。

多くの誤解がつきまとう

トラウマ反応のほとんどは、被害者の胸の内で起こります。そのため、周囲からはみえず、疑われたり、誤解されたりしやすいのです。

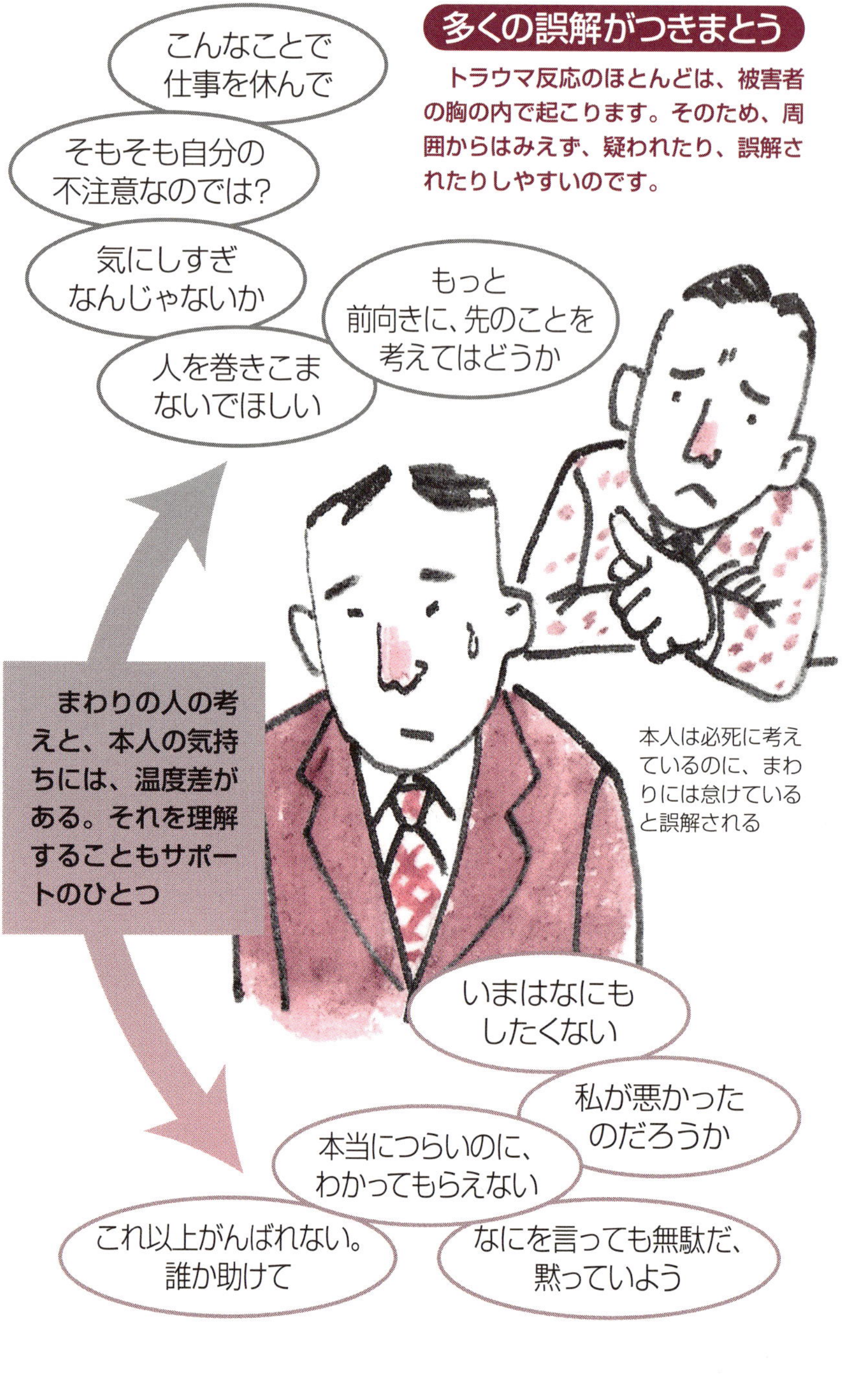
こんなことで
仕事を休んで
そもそも自分の
不注意なのでは?
気にしすぎ
なんじゃないか
人を巻きこま
ないでほしい
もっと
前向きに、先のことを
考えてはどうか
まわりの人の考えと、本人の気持ちには、温度差がある。それを理解することもサポートのひとつ
いまはなにも
したくない
私が悪かった
のだろうか
本当につらいのに、
わかってもらえない
これ以上がんばれない。
誰か助けて
なにを言っても無駄だ、
黙っていよう

本人は必死に考えているのに、まわりには怠けていると誤解される

この温度差が二次被害を招く

自分の気持ちは結局、他人にはわかってもらえないと希望を失う人がいます。しかし、そこであきらめたら、周囲との間の深い溝はうまりません。そしてその溝が、不適切な対応をうみ、二次被害をまねくもとになります。

二次被害を防ぐためにも、感情面や、トラウマの理解度の差を、少しでもなくすことをめざしましょう。家族や知人などが温度差を理解し、周囲に少しずつ伝えるという地道な作業が、症状に悩む人の負担をやわらげます。

温度差を理解し、その差をつめる

誤解しないことも大切ですが、それと同時に、周囲の誤解をとくことも大切です。本人が周囲に説明をしてまわることは難しいため、家族や友人の力が必要とされます。

理解する

どのような誤解が生じやすいのか、理解しておく

間に立つ

本人と誤解している人の間に立ち、両者の溝をうめる

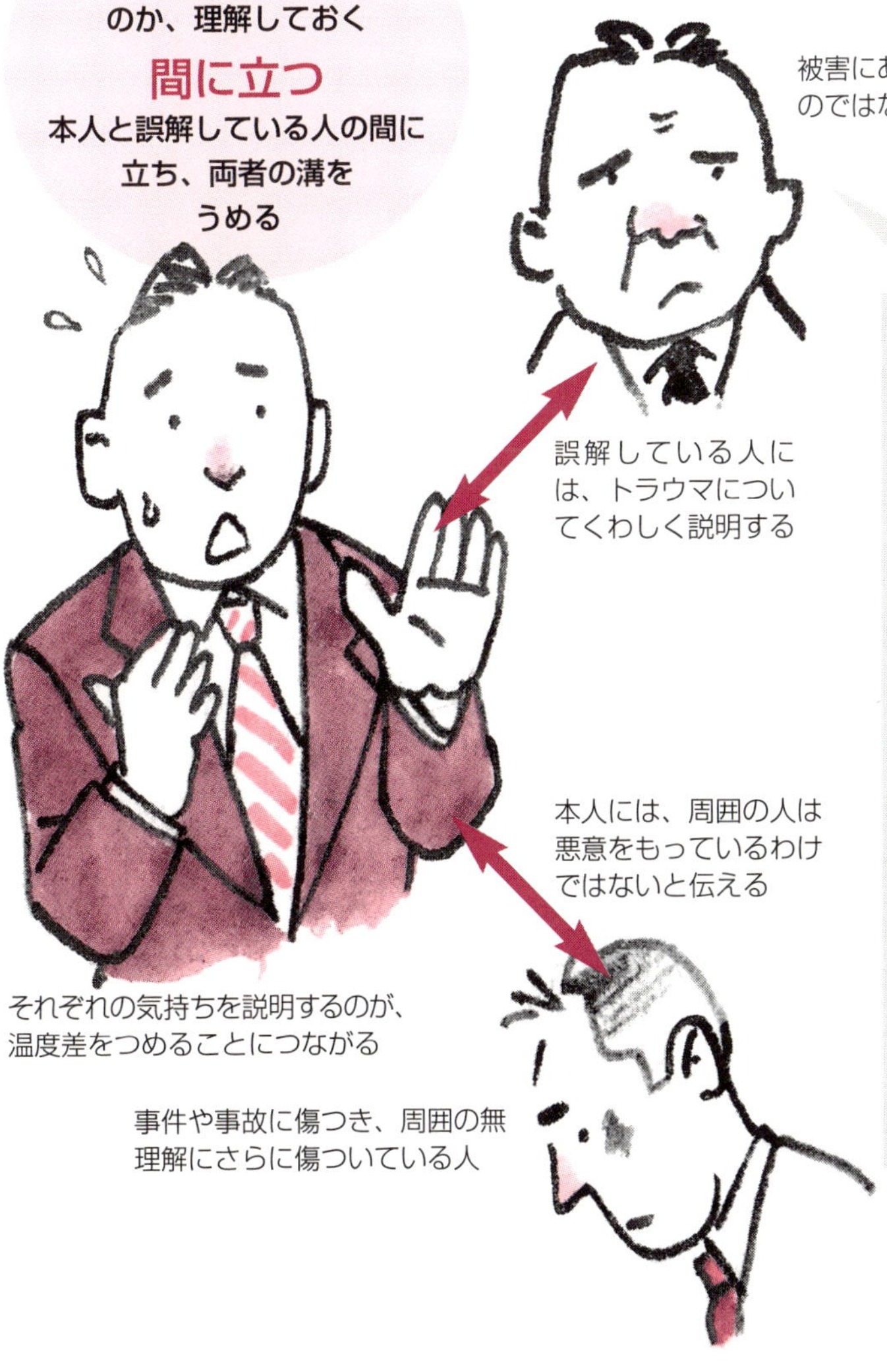

被害にあったことに甘えているのではないかと誤解している人
誤解している人には、トラウマについてくわしく説明する
本人には、周囲の人は悪意をもっているわけではないと伝える
それぞれの気持ちを説明するのが、温度差をつめることにつながる
事件や事故に傷つき、周囲の無理解にさらに傷ついている人

誤解しやすいこと

トラウマ症状を軽視したり、責任の所在を本人にだけ求めたりすることは、さけましょう。

●男性に対して
- なぜ健康なのに出勤できないのか
- これくらいのことで、根性がない

●女性に対して
- 暴力に抵抗できたのでは
- なぜすぐに警察に届けなかったのか

●子どもに対して
- 子どもだからすぐ忘れるだろう
- 不平も言わないし、平気なのでは

●事故に対して
- 一度の事故を引きずりすぎだ
- 不注意だと指摘しなくては

誤解を知る

早期回復を期待しすぎるのは酷なこと

周囲の人の期待が誤解につながってしまうこともあります。がんばって、早くよくなって、という励ましが、被害者に重圧をかけるのです。

最初はサポートがある

事件や事故にあった直後は、被害がみてとれるため、多くの人がサポートをしてくれます。見舞いや手伝いなどの支えをえられます。

手伝い・代行

体がよくなるまでの
一時的なサポートとして、
仕事や家事などを
手伝ってくれる。
●仕事の一時的な引き継ぎ
●家事を手伝う

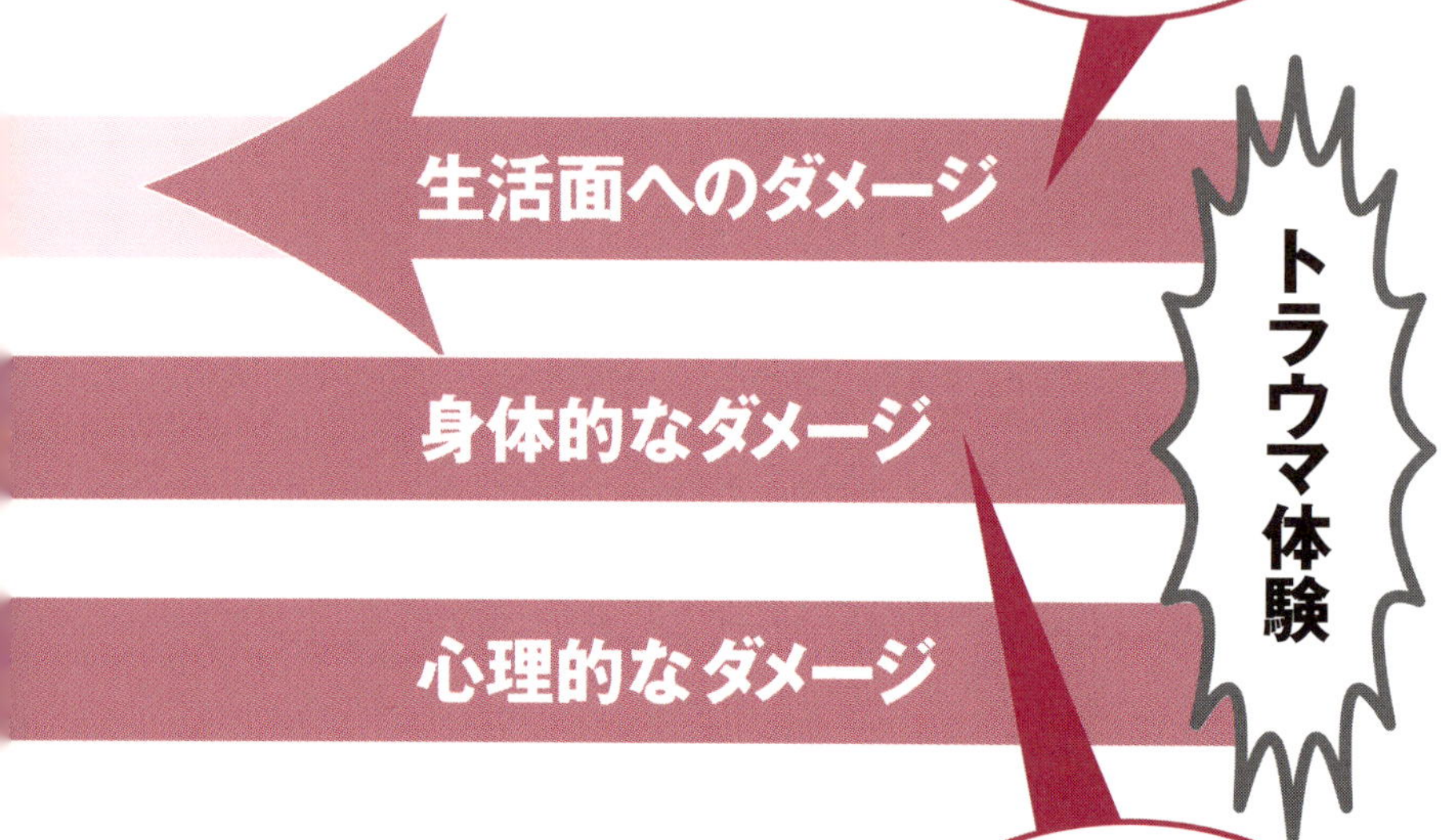
生活面へのダメージ
身体的なダメージ
心理的なダメージ
トラウマ体験

見舞い・心配

ケガや病気で身体的な被害が
はっきりしているときは、みんな
心配してくれるため、孤立しない。
●入院中に見舞いにきてもらう
●病気だからと早退を
許される

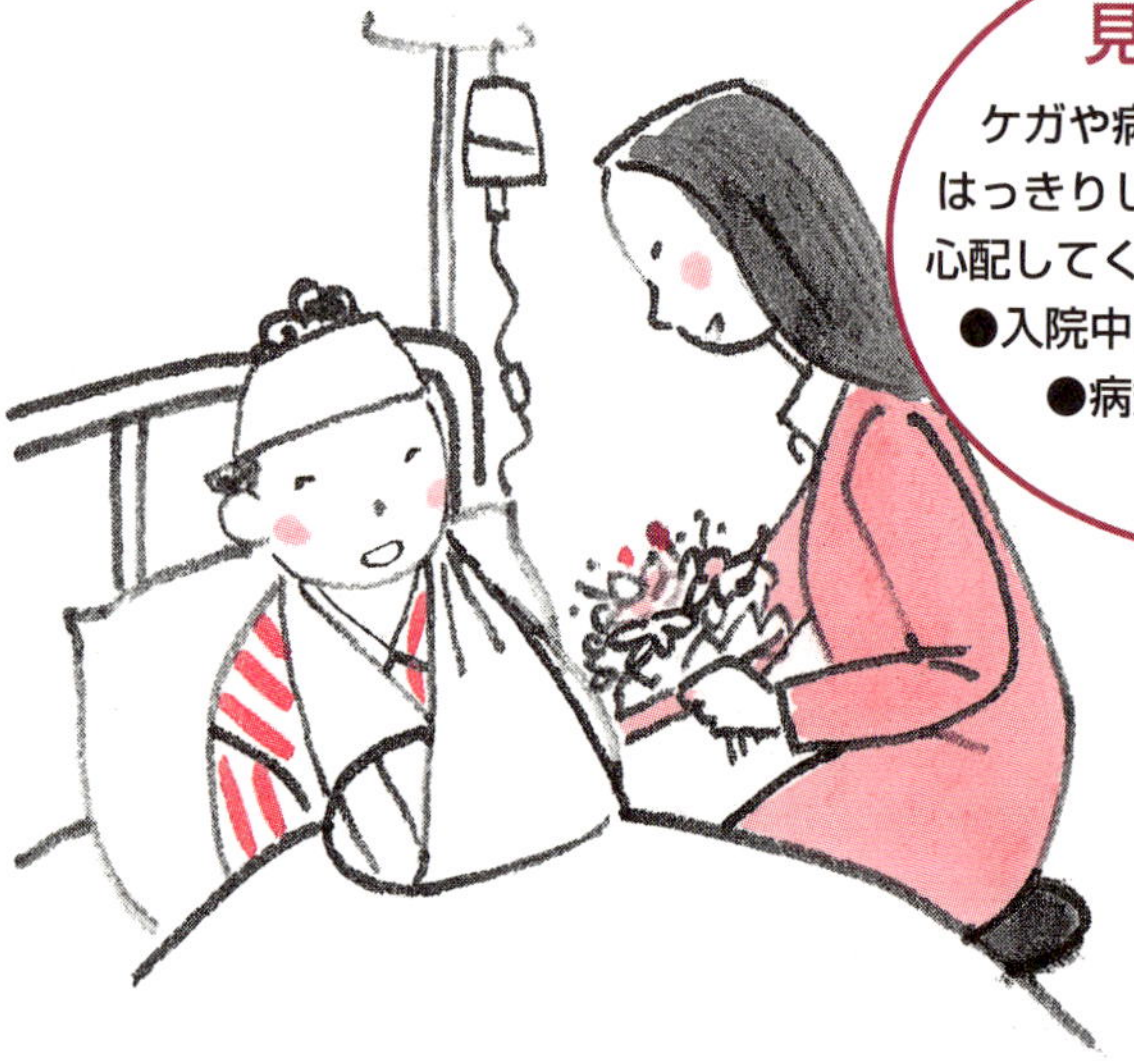

ケガや病気など、被害が表に出ているときは、みんな心配してくれる

じょじょにサポートがへる

時間がたつにつれて、本人と周囲の温度差は広がっていきます。本人は心の傷をかかえて苦しみ続けていますが、周囲はいつまでも完治しないことをいぶかります。

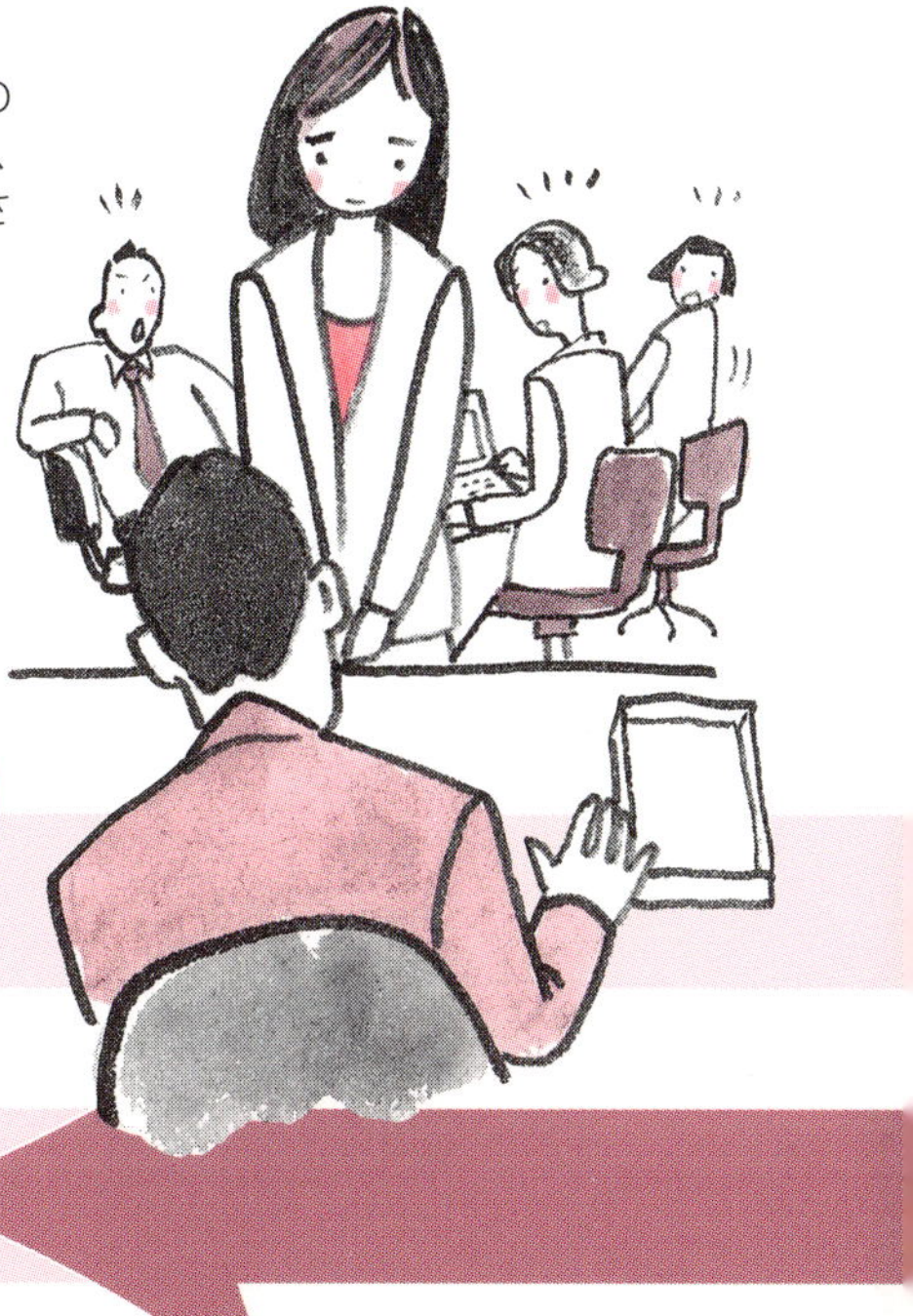

ケガは治っているのに早退を申し出て、まわりをあぜんとさせる

誤解・非難

身体的なダメージがなくなり、生活が落ち着いてくると、自立や、それまでの挽回を求められる。

- PTSD症状への理解がえられない
- 健康管理のミスを非難される

心の傷は長く残る

外見上は健康にみえても、心の傷は残っています。再体験や回避などの症状に苦しみ、もと通りの生活をするほどには回復していません。

体や生活への影響もみえない形で続く

ケガや病気のように目にみえる症状はありませんが、PTSD症状の影響で眠れなかったり、行動範囲が限定されたりして、本人は悩んでいます。

回復は長い目でみて

トラウマ体験をした直後は、多くの人が心配して、頼まなくてもサポートをしてくれます。しかし、ある程度時間がたつと、今度は期待が高まり、それまでの借りを返すことが求められます。

トラウマによる苦しみは、時間がたてば忘れるような問題ではありません。期限をもうけて回復を求めるのは、被害者にとって過酷なことです。

サポートの注意点

がんばりすぎると「バーンアウト」する

トラウマ体験の被害者へのサポートは、年単位で続く、先の長い活動です。最初からあまり力を入れすぎると、被害者以上に自分がまいってしまいます。

サポートに疲れて燃えつきる

トラウマ被害を支援することの重要性に気づき、サポートをがんばりすぎる人がいます。自分にできることの限界を超えて活動し、疲れ切ってしまいます。

サポートする 相談にのる
↓
感謝される やりがいを感じる
↓
もっとがんばる 手を広げる
↓
がんばりすぎる 限界を超える
↓
バーンアウト
心の負担が多すぎて、手に負えなくなる。活動への意欲を一気に失う。燃えつき症候群ともいう

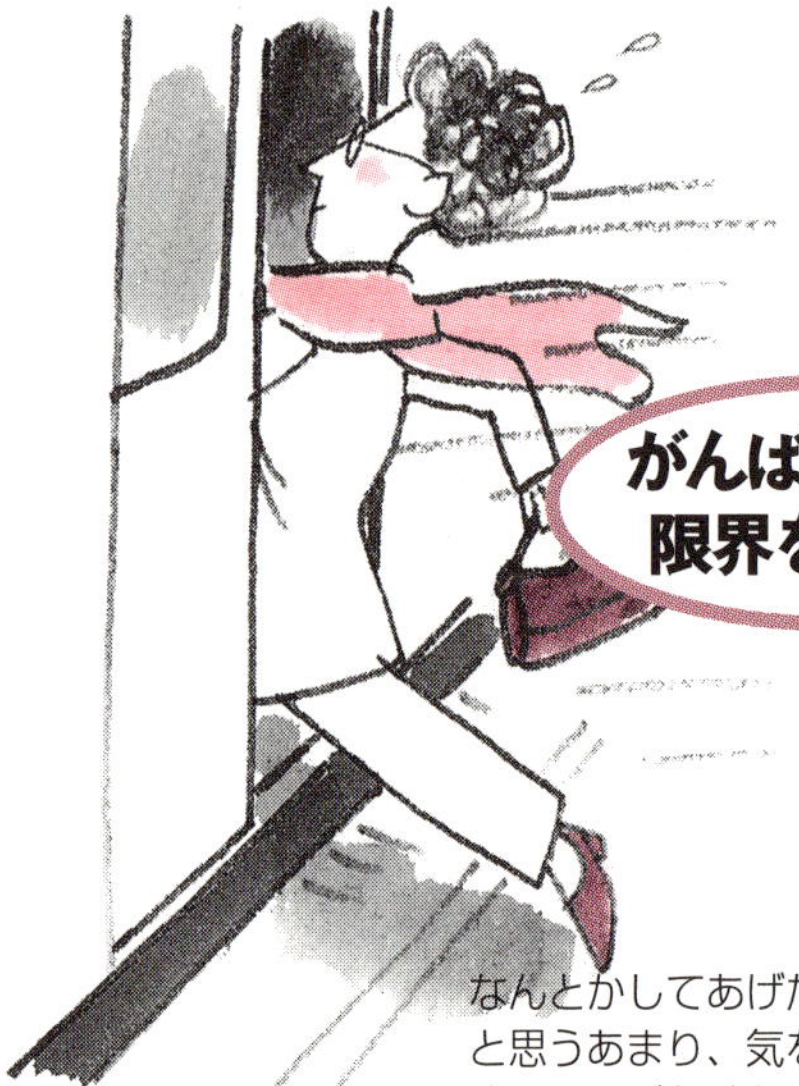

なんとかしてあげたいと思うあまり、気を休めるひまがなくなる

援助への意欲を急速に失う

サポートには確かな意義がありますが、それを意識してがんばりすぎるあまり、サポートする人に問題が起きることがあります。

バーンアウト、燃えつき症候群などと呼ばれる問題で、がんばりすぎて疲れ、援助への意欲を失ってしまう現象です。

トラウマに悩む人を支えるためには、気力・体力を使います。夜中でも話し相手になることがありますし、そのいっぽうで、自分の生活も維持しなければなりません。

そうした負担をひとりで背負っていたら、疲れるのは当然。サポートは、大勢で分担しておこなうことが求められます。

バーンアウトのリスクに早めに対処する

サポート活動が拡大し、限界に近づくと、支援者の生活にさまざまな影響が出てきます。下に挙げたような、バーンアウトの兆候がみえたら、すぐに対処すべきです。

ひとりでがんばる

人には頼れないと考え、自分の力だけですべて解決しようとする

●友人を巻きこまないようにしている

●どこにでもすぐに飛んでいく

聞き疲れる

トラウマ体験の話を聞くことに疲れ、残酷なことに対する感情がまひする

●なにを聞いても驚かない

●相談を形式的に処理してしまう

チームを組む

家族や親戚、知人などでサポートのためのチームをつくる。役割を分担して負担を減らす。

目標を見失う

自分の活動が本当に回復につながっているのか、確信できなくなる

●サポートへの意欲を急速に失う

●効果が確認できないことを不安に思う

効果を再確認

被害者や被害者の周囲の人に話を聞き、サポートの効果が出ていることを確認する。

生活が不安定に

サポート活動にさく時間がどんどん増えて、日常生活に影響が出る

●電話をいつでも受けつけてしまう

●休息をとる時間がほとんどない

活動を減らす

自分の生活に支障が出るようであれば、サポートの規模を縮小する。無理のない範囲で活動を。

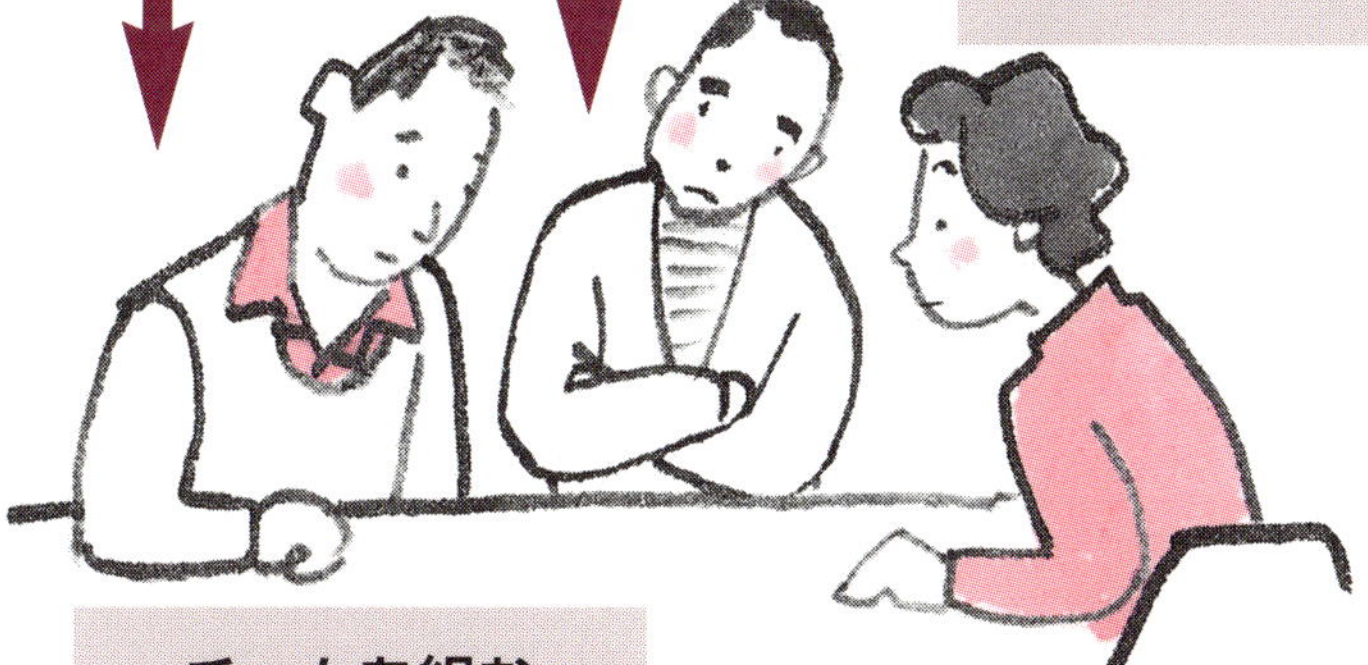

ときおり話しあいの機会をもうけ、負担が集中しないように確認する

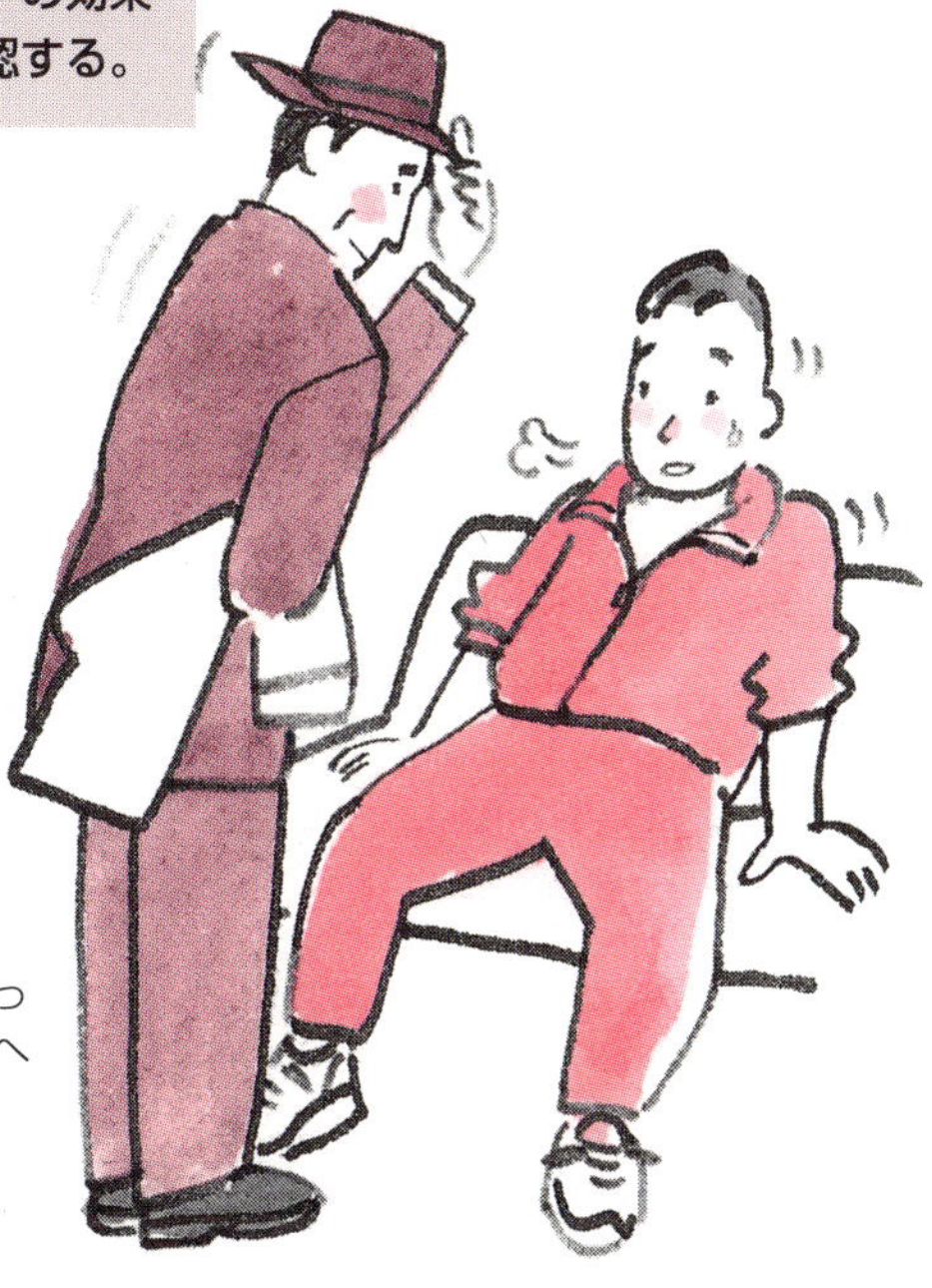

「あなたの援助が役に立った」と言われ、サポートへの意欲がよみがえる

サポートの注意点

本人だけでなく、家族や友人にも症状が出る

トラウマ体験の悩みを共有することは、サポートのひとつの方法ですが、それが場合によっては、まわりの人を悩ませる事態に陥ることもあります。

話を聞いているうちに自分もトラウマに

トラウマ体験の話を熱心にくわしく聞いていると、その状況が鮮明に想像できてしまい、自分もトラウマ体験にあったような心理状態になってしまうことがあります。

心配する
話を聞く

↓

サポートをする
くわしく話を聞く

↓

悩みを共有する
ショックを受ける

↓

自分もつらくなる
心理的に不安定に

↓

二次受傷

被害者のまわりの人が、二次的にトラウマ被害にあうこと。
被害者と同じように再体験や回避の症状が現れる

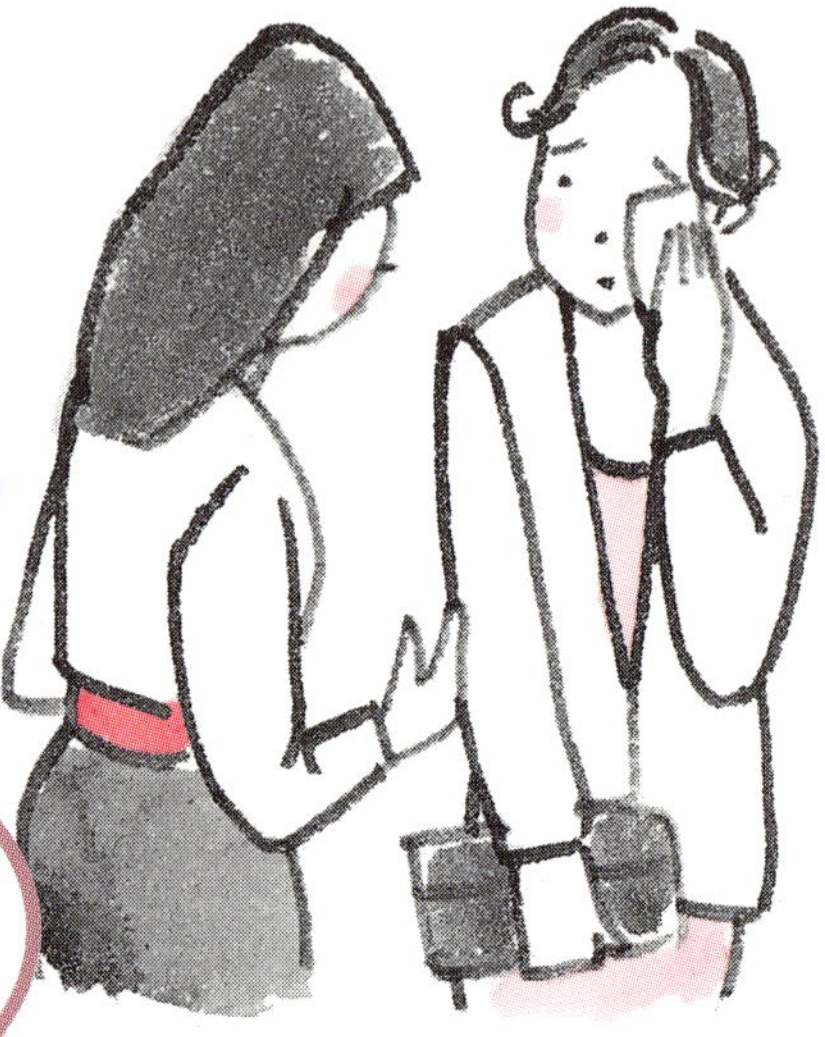

被害体験を聞いているうちに涙が出て、そのひどさが頭から離れなくなる

再体験などの症状が周囲にうつる

トラウマ体験をした人からサポートをする人へ、トラウマ反応が飛び火するようにして、うつってしまうことがあります。二次受傷という現象です。

サポートをする人が、被害者のつらそうな姿を目の当たりにしたり、悲惨《ひさん》な体験の話を聞いたりしているうちに、心の傷を負ってしまい、トラウマ反応が起きます。

被害者の話を親身に聞くことは大切ですが、その際、この二次受傷に注意する必要があります。ひとりで支えようとすると負担が大きくなります。ほかの人とも協力して、自分の健康にも配慮しながらサポートを続けてください。

家族・友人もケアを受ける

被害者を支えていくうちに、自分の心身の状態に不安を感じたら、一度、医療機関を受診してみるとよいでしょう。

ひとりでかかえこまない

サポートを続けることで、自分にトラウマ反応が出るようであれば、ほかの人の力も借りる。

自分の問題も把握

自分自身がかかえている過去のトラウマやストレスによって、症状が出る場合も。自分の側の問題も把握する。

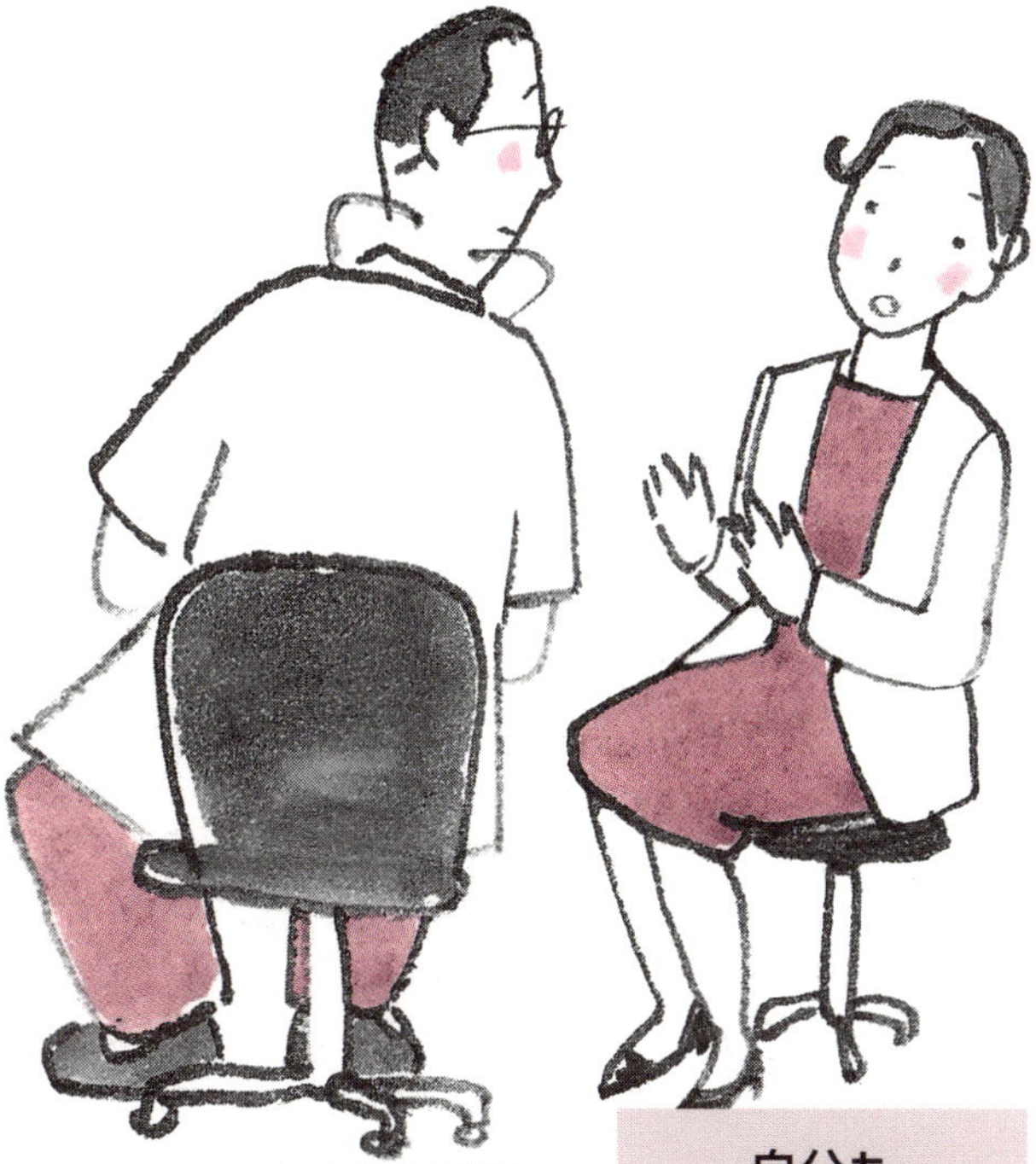

トラウマ反応が思いあたるようであれば、受診して治療者に相談を

自分もケアを受ける

面談や検査を通して、症状を確かめる。必要であれば、治療を受ける。

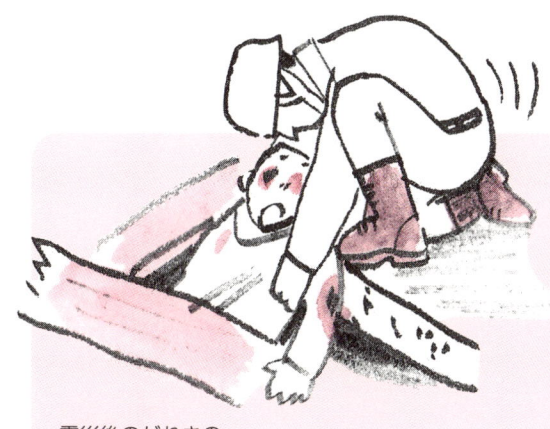

震災後のがれきの山をみて、ショックを受ける

救助者をおそう「惨事《さんじ》ストレス」

「惨事ストレス」は、消防士や自衛官などに特有の症状です。彼らは、被災地や事件・事故現場などを訪れることが多く、身の危険を感じたり、凄惨《せいさん》な状況を目にしたりする機会がよくあります。そういった状況で受けたショックはPTSDにむすびつきます。

救助活動につく人は、職業上、ストレスを周囲にもらしにくい環境にあります。そのため、惨事ストレスは職場としての対策が必要とされています。

まわりの人もつらいと感じたら、受診を考えるべきでしょうか？

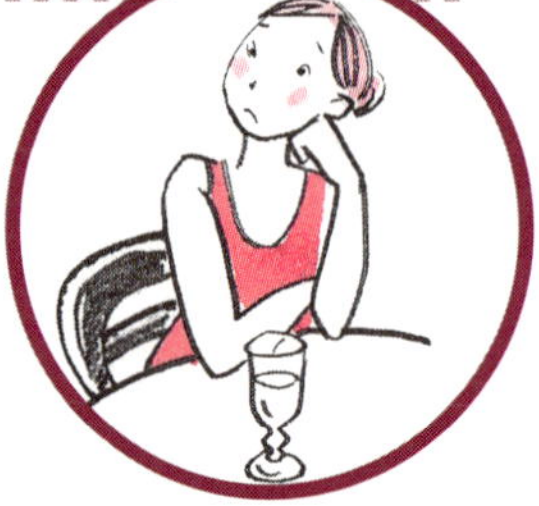

もしもつらくなったら隠さずに打ち明けて

ＰＴＳＤ患者さんを支える側の立場の人は、サポートをすることがつらくなっても、立場上、弱音をもらさずに、我慢してしまうことがあります。

強い意志をもって援助にあたるのはよいことなのですが、つらいときには隠さずに「つらい」と告げることも大切です。

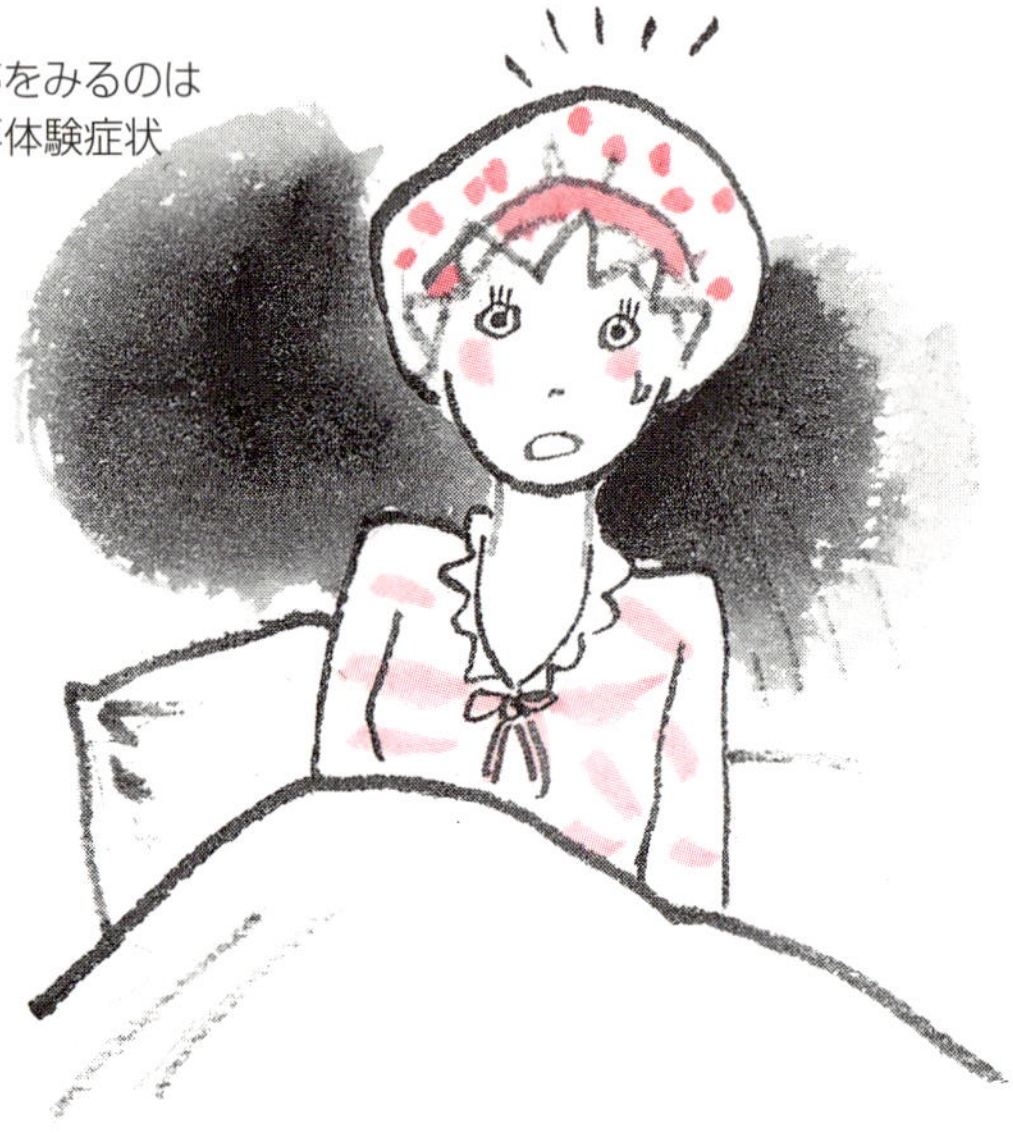

何度も悪夢をみるのは
PTSDの再体験症状

ＰＴＳＤやトラウマの場合、対話を繰り返すうちに、記憶が共有され、二次受傷が起きる可能性もあります。

トラウマ反応があれば受診を考えるべき

自分の身を案じるうえで、判断の基準となるのは、トラウマ反応の有無です。

サポートをするのが心理的につらい程度なら、周囲に相談して、作業を分担すれば、解消されていきます。

ただつらいのではなく、話に聞いたトラウマ体験を夢にみたり、自分にも過覚醒が現れたりしたら、要注意です。トラウマ反応が出る場合は二次受傷が起きている可能性が高く、専門家の診療を受ける必要があります。

■監修者プロフィール

飛鳥井　望（あすかい・のぞむ）

医療法人社団青山会青木病院院長、公益財団法人東京都医学総合研究所特別客員研究員。医学博士。1977年、東京大学医学部卒業。同大医学部附属病院、都立墨東病院勤務をへて、92年より東京都精神医学総合研究所へ。2017年より現職。日本トラウマティック・ストレス学会理事（初代会長）、日本社会精神医学会評議員、日本精神科救急学会評議員、（社）被害者支援都民センター理事長。

専門はトラウマティック・ストレス、PTSDの臨床および研究。

著書に『PTSDの臨床研究─理論と実践』（金剛出版）、監修書に『「心の傷」のケアと治療ガイド』（保健同人社）、共編著に『臨床精神医学講座　外傷後ストレス障害（PTSD）』（中山書店）など。

●編集協力
オフィス201

●カバーデザイン
松本　桂

●カバーイラスト
長谷川貴子

●本文デザイン
勝木雄二

●本文イラスト
市川興一
千田和幸

健康ライブラリー　イラスト版

PTSDとトラウマのすべてがわかる本《ほん》

2007年11月10日　第１刷発行
2023年４月５日　第10刷発行

監　修	飛鳥井望（あすかい・のぞむ）
発行者	鈴木章一
発行所	株式会社講談社 東京都文京区音羽二丁目12-21 郵便番号　112-8001 電話番号　編集　03-5395-3560 販売　03-5395-4415 業務　03-5395-3615
印刷所	凸版印刷株式会社
製本所	株式会社若林製本工場
N.D.C. 493　98p　21cm	

ISBN978-4-06-259420-2

■参考文献

飛鳥井望著『PTSDの臨床研究─理論と実践』（金剛出版）

エドナ・B・フォア、テレンス・M・キーン、マシュー・J・フリードマン編、飛鳥井望、西園文、石井朝子訳『PTSD治療ガイドライン　エビデンスに基づいた治療戦略』（金剛出版）

外傷ストレス関連障害に関する研究会　金吉晴編『心的トラウマの理解とケア　第2版』（じほう）

金吉晴、飛鳥井望ほか著『こころのライブラリー（11）　PTSD（心的外傷後ストレス障害）』（星和書店）

小西聖子・白井明美著『「悲しみ」の後遺症をケアする　グリーフケア・トラウマケア入門』（角川学芸出版）

KODANSHA

講談社 健康ライブラリー イラスト版

新版 入門 うつ病のことがよくわかる本

日本うつ病センター顧問
野村総一郎 監修

典型的なうつ病から、薬の効かないうつ病まで、最新の診断法・治療法・生活の注意点を解説。

ISBN978-4-06-259824-8

トラウマのことがわかる本
生きづらさを軽くするためにできること

こころとからだ・光の花クリニック院長
白川美也子 監修

つらい体験でできた「心の傷」が生活を脅かす。トラウマの正体から心と体の整え方まで徹底解説！

ISBN978-4-06-516189-0

子どものトラウマがよくわかる本

こころとからだ・光の花クリニック院長
白川美也子 監修

虐待、性被害、いじめ…過酷な体験が心に傷を残す
子どものトラウマの特徴から支援法まで徹底解説！

ISBN978-4-06-520432-0

解離性障害のことがよくわかる本
影の気配におびえる病

精神科医 東京女子大学教授
柴山雅俊 監修

現実感がない、幻を見る……統合失調症やうつ病とどう違う？
どう治療する？ 不思議な病態を徹底図解し、回復に導く決定版！

ISBN978-4-06-259764-7

自傷・自殺のことがわかる本
自分を傷つけない生き方のレッスン

国立精神・神経医療研究センター精神保健研究所
松本俊彦 監修

「死にたい…」「消えたい…」の本当の意味は？
回復への道につながるスキルと適切な支援法！

ISBN978-4-06-259821-7

支援・指導のむずかしい子を支える魔法の言葉

特別支援教育ネット代表
小栗正幸 監修

話が通じない、聞く耳をもたない子の心に響く対話術。
暴言・暴力、いじめ、不登校……困った場面も乗り切れる！

ISBN978-4-06-259819-4

講談社 こころライブラリー イラスト版

統合失調症の人の気持ちがわかる本

伊藤順一郎 監修
NPO法人 地域精神保健福祉機構（コンボ） 監修

ほかの人はどうしている？ 自分の気持ちをわかってほしい。
本人や家族の声を集めて、心のありかたを徹底図解！

ISBN978-4-06-278961-5

双極性障害（躁うつ病）の人の気持ちを考える本

順天堂大学医学部精神医学講座主任教授
加藤忠史 監修

発病の戸惑いとショック、将来への不安や迷い……。
本人の苦しみと感情の動きにふれるイラスト版。

ISBN978-4-06-278970-7